AF452290

ANATOMIE

DES

SYSTÈMES NERVEUX

DES ANIMAUX A VERTÈBRES.

DE L'IMPRIMERIE DE PLASSAN, RUE DE VAUGIRARD, N° 15,

DERRIÈRE L'ODÉON.

ANATOMIE

DES

SYSTÈMES NERVEUX

DES ANIMAUX A VERTÈBRES,

APPLIQUÉE

A LA PHYSIOLOGIE ET A LA ZOOLOGIE.

OUVRAGE DONT LA PARTIE PHYSIOLOGIQUE EST FAITE CONJOINTEMENT AVEC

F. MAGENDIE,

MEMBRE DE L'INSTITUT DE FRANCE,

Par A. DESMOULINS, DOCTEUR EN MÉDECINE.

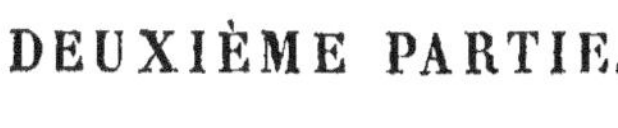

Res, non verba.

DEUXIÈME PARTIE.

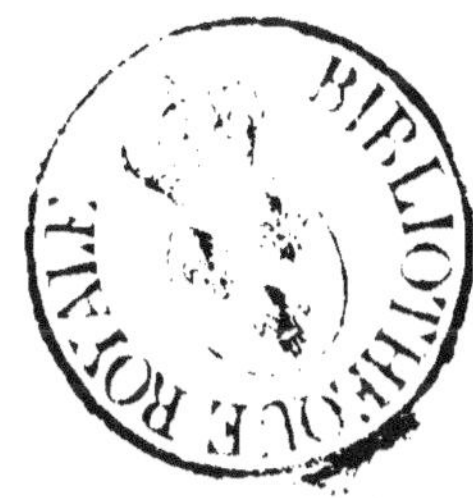

A PARIS,

CHEZ MÉQUIGNON-MARVIS, LIBRAIRE-ÉDITEUR.

RUE DU JARDINET, N° 13,

QUARTIER DE L'ÉCOLE DE MÉDECINE.

1825.

ANATOMIE

DES

SYSTÈMES NERVEUX

DES ANIMAUX A VERTÈBRES.

SUITE DU

LIVRE TROISIÈME.

DES SYSTÈMES NERVEUX LATÉRAUX,

CHAPITRE III.

DE LA CINQUIÈME PAIRE DE NERFS. (1)

On savait que toute la peau de la tête, le pavillon de l'oreille, et même par une anastomose la

(1) Ce nerf a été nommé aussi *trifacial*, ce qui ne veut pas dire à *trois faces*, comme l'impliquerait l'étymologie; mais ce qui, par une forte ellipse, signifie ayant une triple distribution à la face. Cette dénomination, applicable réellement aux trois premières classes de vertébrés, n'est plus admissible, puisqu'on va voir que certains poissons ont à leur 5me paire 6 branches distribuées chacune à des organes très-dif-

cavité du tympan; que la surface libre et même l'intérieur de l'œil; que la pituitaire des narines, que la langue, que les noyaux pulpeux des dents, et que les glandes lacrymales et salivaires, sont dans l'homme et les mammifères en communication avec le lobe du quatrième ventricule par les filets d'une seule paire de nerfs, nommée la *cinquième* à cause de la position de son insertion. La multiplicité des usages si divers de ce nerf avait vivement excité la curiosité et l'intérêt des anatomistes. Mais en considérant l'ensemble des animaux vertébrés, la centralisation de sensibilité qu'établit ce nerf, et dont le foyer est au lobe du quatrième ventricule, est étendue à un bien plus grand nombre de parties, et surtout à des parties infiniment plus distantes entre elles. Chez certains poissons, toutes les extrémités du corps sont rattachées à ce lobe par la cinquième paire, ainsi que tous les organes de la tête; et de plus, soit chez d'autres poissons, soit chez certains reptiles, un assez grand nombre d'organes situés dans la tête et sans analogues chez l'homme et

férents, et que tous les poissons osseux ont une 5ᵐᵉ branche constante, distribuée aux surfaces de leur cavité branchiale. Si l'on devait adopter un nom significatif pour ce nerf, il faudrait, comme on le verra dans le livre V, l'appeler *sympathique de la tête,* à cause de la sympathie véritable qu'il établit entre presque tous les organes de cette partie. C'est au moins jusqu'ici le seul nerf dont il soit prouvé qu'il serve véritablement de moyen d'harmonie et d'unisson entre plusieurs organes.

les mammifères, sont encore mis en commmunica-
tion, par des nerfs particuliers et spéciaux de cette
paire, avec le lobe du quatrième ventricule, dont
nous verrons l'importance s'accroître par l'insertion de la septième et de la huitième paire. Ces
parties nouvelles ainsi centralisées par la cinquième paire, sont les deux paires de nageoires, la
queue, et toute la longueur du tronc de plusieurs
poissons, les batteries électriques de la torpille, les
organes sensitifs spéciaux des raies, d'autres organes sensitifs spéciaux des trigono-céphales et des
serpents à sonnettes, les surfaces muqueuses de
la poitrine des poissons, c'est-à-dire de leur opercule et de leur membrane branchiostège, enfin leurs
barbillons. En outre dans les raies, le nerf auditif est
lui-même une branche de cette paire. Tous ces faits,
jusqu'ici complètement ignorés, ont plus que dou-
blé l'importance de la cinquième paire, et en font
réellement le nerf principal de la sensibilité.

La première découverte importante sur la cinquième paire de nerfs, appartient à M. Gall. Voici
comme en 1809 il détermina son origine (*pag.*
77, in-fol.).

« L'anatomie comparée donne encore à ce sujet
les lumières les plus sûres. Chez les poissons, le
ganglion d'où ce nerf prend son origine, est isolé,
et les filets sont dès leur naissance séparés de la
masse commune. Chez les animaux mammifères,
on voit au bord extérieur de la surface inférieure

du pont, un gros faisceau qui passe sous la bande transversale, prise pour la commissure des nerfs acoustiques, et se détache entre elle et le pont. Chez le singe et chez l'homme, ce faisceau est couvert en partie par la large protubérance annulaire (le pont). Voilà pourquoi il paraît prendre naissance dans le milieu de cette partie. Mais si on enlève avec précaution la partie postérieure du pont jusqu'au faisceau de ce nerf, l'on peut aisément suivre son cours entier jusqu'au-dessous du côté extérieur des corps olivaires. De cette manière, on aperçoit aussi très-distinctement qu'il est divisé déjà dans l'intérieur du pont en trois faisceaux principaux. »

Gall a donc vu que la cinquième paire ne s'insérait pas dans les mammifères à la surface du pont, où elle commence seulement d'être apparente, mais que ses faisceaux se continuent dans l'intervalle des couches de la protubérance, et au-delà même de cette protubérance jusqu'au-devant de la dixième paire de nerfs sous le plancher du quatrième ventricule. Mais cet illustre et ingénieux anatomiste a été beaucoup moins heureux quand il a parlé de la cinquième paire des poissons. Ce qu'il en dit est obscur, et au moins inexact là où il n'est pas obscur.

J'ai dit, en parlant du pont ou de la commissure du cervelet, à quoi tient cette différence entre l'origine apparente et l'origine réelle des cinquième, sixième et septième paires, dans les mammifères.

Chez les poissons, pas plus que dans les trois autres classes, le nerf de la cinquième paire, quel que soit le nombre de ses insertions, ne se termine à un ganglion. Il s'insère, ou bien seulement au-devant de l'acoustique, sur le cordon supérieur de la moelle, dans l'endroit où le cervelet médian se continue avec ce cordon, et quelquefois aussi en arrière de cet endroit, au-dessus du nerf acoustique, sur le bord supérieur de ce cordon. Ce cordon forme même une saillie ou une circonvolution d'autant plus ample que les branches de la cinquième paire qui s'insèrent à cette place sont plus volumineuses (voy. *pl.* I , *fig.* 1; *pl.* III , *fig.* 4 ; *pl.* VII, *fig.* 5).Le trajet que ces racines font dans le crâne avant de gagner leurs trous de sortie, varie, et d'une racine à l'autre dans la même espèce, et à plus forte raison d'une espèce à l'autre , où le nombre de ces racines est lui-même variable. Cette variation est en général proportionnée au nombre des branches du nerf. On ne connaissait que trois de ces branches , et effectivement il n'en existe pas davantage dans les trois premières classes. Chez les poissons, j'en ai découvert trois autres , l'une desquelles est justement la plus importante de toutes , par les fonctions qu'elle remplit. Dans toutes les classes, soit en dedans, soit en dehors, soit dans le trajet même de son trou de sortie

(que ce trou soit unique ou multiple, comme il
arrive dans beaucoup de poissons), les filets d'insertion de la cinquième paire, excepté ceux qui
doivent se distribuer aux muscles, passent à travers un ou plusieurs ganglions , où leur substance et leur texture subissent des changements.
Chez beaucoup de poissons, surtout quand le ganglion est unique, chez la baudroie, par exemple,
où il égale presque les deux tiers du volume de
tout l'encéphale, les filets même qui vont aux muscles, ont aussi passé par le ganglion pêle-mêle
avec les nerfs sensitifs.

La cinquième paire (*V*. sur toutes les figures)
s'insère au même segment indiqué de l'axe cérébro-spinal dans tous les vertébrés. Seulement quand
ses branches, supérieures surtout, sont plus nombreuses ou plus volumineuses, leur insertion se fait
sur les parois mêmes du quatrième ventricule. L'on
conçoit que cela n'a pas lieu dans les animaux, où
ces branches surnuméraires n'existent pas.

La cinquième paire dans les trois autres classes
(excepté plusieurs carnivores et rongeurs parmi les
mammifères) n'a que trois divisions ou branches :
l'une croise en dessus le nerf optique, et se nomme *ophtalmique*; l'autre le croise en dessous, et se
distribue dans les diverses parties de la mâchoire
supérieure; elle se nomme *maxillaire supérieure*;
la troisième et dernière, séparée de la précédente
dans les mammifères dès l'intérieur même du crâ-

ne, ne s'en sépare qu'en dehors chez les oiseaux, et se porte à la mâchoire inférieure. On la nomme *maxillaire inférieure.*

Ces trois branches, sur lesquelles nous reviendrons au sujet des trois premières classes de vertébrés, existent aussi dans les poissons.

1°. *Chez les poissons.*

Chacune des trois branches communes aux vertébrés s'insère ordinairement à la moelle séparément de l'autre ; cela est surtout constant quand chaque branche a son ganglion ou renflement particulier, comme il arrive dans les raies.

Dans les poissons osseux, l'*ophtalmique* ou *première branche* (*a.* sur toutes les figures), sort par le même trou ou fente que le nerf optique. Elle est presque toujours rudimentaire, excepté dans les raies, les squales, et les murènes (voy. *pl.* I, *fig.* 1; *pl.* III et IV, *fig.* 1; *pl.* XII, *fig.* 1); jamais aucun de ses filets ne se réfléchit au-dessus de l'orbite. Sa distribution est variable suivant les genres, et fournit tantôt au bout du museau, comme dans le congre, les gades (*pl.* VII, *fig.* 5), après avoir passé au-dessus des narines sans y pénétrer; tantôt il se perd autour de l'orifice des narines, comme dans les trigles, le brochet. Mais jamais dans ces animaux l'ophtalmique ne fournit de filets à la pituitaire, comme l'ont dit Monro et Sarpa, de la part de qui cette assertion n'était sans doute qu'une induction tirée d'une analogie trompeuse. Le nerf appelé par ces anatomistes, accessoire de l'olfactif, se termine (voy. *pl.* I, *fig.* 1, dans la raie; *pl.* X, *fig.* 1, dans le barbeau; *pl.* XII, *fig.* 1, dans le congre), dans la peau du pourtour extérieur des narines. Il n'y exerce que le tact ordinaire, et ne peut avoir conséquemment aucune action relative aux odeurs.

La *deuxième branche* (*b* ¹ sur toutes les figures) sort constamment par un trou particulier, entre la grande aile du sphénoïde, l'aile orbitaire, et en haut le frontal postérieur. A sa sortie du crâne, elle se trouve au-dessus des muscles élévateurs de la mâchoire inférieure, étendus sur la face supérieure de l'aile orbitaire. Elle fournit d'abord des filets presque capillaires à ces muscles qui meuvent le préopercule, et les mâchoires supérieure et inférieure. Elle passe ordinairement sans se diviser au-dessous de l'œil, et gagne le pourtour de la lèvre supérieure, et les barbillons qui s'y trouvent dans les cyprins, dans les cobitis, etc. Elle s'anastomose quelquefois au-devant du vomer avec la branche palatine proprement dite, l'une de celles qui sont exclusivement propres aux poissons. (Voir par exemple, *pl.* VII, *fig.* 1, et *pl.* XII, *fig.* 2, sur le congre; *pl.* X, *fig.* 1, sur le barbeau.)

La *troisième branche* ou maxillaire inférieure, n'est le plus souvent, comme chez les oiseaux, qu'une division de la précédente; elle donne d'abord des filets aux muscles de cette mâchoire et de l'hyoïde, pénètre dans le canal maxillaire, et se distribue aux dents et à la bouche (*c.* sur toutes les fig.)

La *quatrième branche* est la plus inférieure de toutes pour son insertion et son trajet, dans le crâne ou à travers les os de la tête (*b* ² sur toutes les figures). Dans le genre cyprin, elle offre dans le crâne sous l'encéphale une disposition sans exemple dans les vingt-neuf autres genres de poissons que j'ai pu examiner (voir *pl.* IX, et X, sur la carpe et le barbeau). Au lieu de converger vers l'encéphale, pour y terminer leurs fibres, soit par insertion, soit par continuité ; les deux nerfs de cet embranchement de la cinquième paire, parvenus au contact de la base du quatrième ventricule où ils sont beaucoup renflés, se réfléchissent en dehors, redeviennent parallèles sous forme d'un fuseau qui va toujours en diminuant, et se dirigent sans y adhérer, sous l'insertion médullaire du ganglion pneumo-gastrique, jusques à la racine inférieure du premier nerf spinal, qui n'en est que la continuation. Un peu en avant de cette anastomose, la racine de la cinquième paire communique avec sa congénère par une commissure transversale, un peu plus mince qu'elle-même, et qui passe sans adhérence sous la moelle, en arrière des éminences mamillaires. C'est la seule commissure évidente entre les deux côtés d'une paire de nerfs chez les poissons. Weber (*de aure et audit.*

tabul. IV, *fig.* 23), n'a reconnu que la communication de la branche inférieure de la cinquième paire avec le premier nerf spinal. Mais il est tombé dans une erreur singulière. Il qualifie d'hypoglosse ce premier nerf spinal, qui se distribue tout entier à la première nageoire. Selon Weber, du côté externe de la branche communiquante, qu'il nomme *auditif accessoire*, naissent deux filets qui sortent du crâne, l'un par le trou de la huitième paire, l'autre par un trou séparé; et du côté interne, deux autres filets pour les sacs de la grande et de la petite pierre.

Dans le barbeau, une troisième particularité distingue encore cette branche inférieure de la cinquième paire. Le nerf antérieur de la première branchie (1er *b* sur toutes les figures), qui, chez tous les poissons, ou bien est une division du nerf pneumo-gastrique, ou bien naît à une distance variable entre ce nerf et l'acoustique, se sépare chez le barbeau à l'autre bord de la branche inférieure de la cinquième paire, vis-à-vis de la commissure. D'ailleurs sa distribution à la branchie ne diffère pas de celle du premier nerf branchial ordinaire.

Cette double communication de la quatrième branche avec elle-même et avec le premier nerf spinal, cette troisième circonstance chez le barbeau, de fournir le nerf de la première branchie, enfin, cette insertion séparée au système cérébro-spinal, n'ont rien de commun avec aucune des branches de la cinquième paire dans les autres animaux. Et comme cette branche partout séparée des autres, sort par un trou qui lui est aussi particulier relativement aux autres branches de la même paire, c'est-à-dire par la grande fente médiane du sphénoïde au-dessous des nerfs optiques, toutes ces raisons sont plus que suffisantes pour qu'on ne la rattache à aucune des trois branches communes aux vertébrés. Cette branche est donc proprement *ichtyologique*, bien qu'elle ne se trouve pas dans tous les poissons. Mais par cela même qu'elle ne leur est pas générale, c'est encore une raison de plus de la distinguer. Je l'appelle *sphéno-palatine*, à cause de son trajet.

Sortie par la grande ouverture sphénoïdale, elle reste supérieure à l'épine du sphénoïde, puis au vomer, séparée de la maxillaire supérieure par les muscles des mâchoires supérieure et inférieure. Au-devant du vomer elle se détourne en dehors pour former, dans les cyprins et les murènes, une anastomose ou plexus avec la maxillaire supérieure (voy. *pl.* IX, *fig.* 2; *pl.* X, *fig.* 1 et 2; *pl.* XII, *fig.* 2, et *pl.* VII, *fig.* 1). Je ne l'ai retrouvée que dans deux ou trois autres genres. On verra tout-à-l'heure pourquoi. Elle se distribue principalement chez les cyprins au barbillon externe, et à la lèvre supérieure. Dans le congre, en sortant d'un canal osseux, à travers le vomer (on voit que cette anastomose n'a pas avec les os les mêmes rapports que la naso-palatine des mammifères), elle reçoit l'anastomose de la maxillaire supérieure, et pénètre dans un autre conduit de l'inter-maxillaire, pour s'épanouir derrière les dents dans la membrane palatine (voy. *pl.* VII, *fig.* 1).

Dans les trigles, les gades, le cycloptère, cette branche n'est que rudimentaire, et se perd dans la membrane palatine, derrière les dents vomériennes. Il ne peut donc y avoir alors d'anastomose avec la maxillaire supérieure.

Dans le cycloptère (*pl.* VIII, *fig.* 1) elle naît du point même de l'anastomose du premier ganglion sympathique, avec le tronc de la cinquième paire.

La *cinquième branche* (*d.* sur toutes les figures) est plus évidemment encore, s'il est possible, exclusivement propre aux poissons osseux et aux poissons sturoniens (esturgeons). C'est de tous les nerfs de la cinquième paire, celui dont la proportion de volume est la plus constante. Cette branche se distribue à la face interne de l'opercule et de la membrane branchiostège, panneaux qui forment aux branchies le même appareil de protection et d'impulsion, que le thorax forme aux poumons des mammifères et des oiseaux. Mais comme c'est en dehors et non en dedans des branchies que passe le fluide respirable; les parois internes de l'appareil protecteur de la respiration, du vrai thorax des poissons, devaient être doués d'un sens qui pût en reconnaître les propriétés. C'est un nerf de la cinquième paire, qui va s'épanouir sur les parois intérieures de ce thorax. Le reste de cette branche se porte en longeant l'arc-boutant de ce thorax libre et mobile, à la partie externe de la mâchoire inférieure (voy. *pl.* X, *fig.* 2). Cette branche sort constamment du crâne par un trou particulier, percé sur la partie supérieure de la grande aile du sphénoïde, laquelle n'est percée pour le passage d'aucun nerf, ni dans les mammifères, ni dans les oiseaux et les reptiles. En sortant de ce trou, le nerf divisé se porte en arrière dans un conduit de l'os tympanal, dirigé vers la face interne de l'opercule, puis en devant dans un autre conduit qui se continue sur le préopercule, le long duquel le nerf donne des filets très-petits aux muscles voisins, et gagne inférieurement le dessous de la mâchoire inférieure, dans le conduit de laquelle il ne pénètre jamais.

Dans le canal osseux par lequel ce nerf traverse la grande aile du sphénoïde chez le congre (v. *pl.* XII, *fig.* 9), chez le turbot (*pl.* XI, *fig.* 1), chez la morue (*pl.* VII, *fig.* 4), etc.; ce nerf reçoit l'insertion du cordon par lequel le nerf grand sympatique se prolonge en devant du premier ou du plus antérieur de ses ganglions. Par son volume proportionnel, ce ganglion est aussi remarquable chez le congre que chez l'homme. Par sa distribution principale dans la membrane du demi-thorax correspondant du poisson, on conçoit que la grosseur de cette branche, ou, ce que revient au même, la quantité de ses filets, sont en proportion avec l'étendue de cette membrane. C'est aussi le seul des nerfs de la cinquième paire pourvu constamment d'un ganglion. Car chez les trigles, par exemple (*pl.* VI, *fig.* 5), où toute la surface de la tête, des mâchoires et même de l'intérieur de la bouche, est ou bien osseuse, ou bien d'une consistance rugueuse, presque cornée, où partant il ne peut y avoir qu'une sensibilité très-obtuse ; les quatre nerfs antérieurs de la cinquième paire sont rudimentaires ou nuls. Aussi, ces nerfs n'ont pas de ganglions ou renflements sensibles à leurs trous de sortie. Le nerf operculaire, au contraire, n'en manque jamais. Dans la baudroie, où la membrane branchiostège forme la paroi d'une immense cavité, qui passe pour servir à l'animal, soit de réservoir d'une eau respirable, dans la vase où il va s'embourber pour être à l'affût de sa proie ; soit même pour conserver le poisson qu'il a pêché ; le nerf operculaire est au moins triple de sa dimension ordinaire. Le ganglion de la cinquième paire, laquelle ici n'a que deux filets ou cordons d'insertion, égale en volume près de la moitié de tout l'encéphale. Le grand sympatique, dans la baudroie, le tédrodon et le cycloptère, se termine en grande partie sur le nerf operculaire ; mais en outre, un deuxième filet, beaucoup plus petit, vient aussi du premier ganglion sympathique s'anasto-moser avec la quatrième branche ou sphéno-pa-latine (*b'*). Je n'ai pas retrouvé ailleurs cette anasto-mose, qui n'a qu'une ressemblance très-éloignée avec la communication qu'établit chez l'homme le nerf de Cotunni, entre le ganglion sphéno-palatin et le nerf palatin, par le trou naso-palatin ou incisif.

Un *sixième nerf* de la cinquième paire (*e*, sur toutes les figures), existe dans les gades et dans les silures (excepté peut-être le sil. Glanis, dont le crâne n'en offre pas d'indices). Mais sa direction dans le crâne, le lieu par où il en sort, et sa distri-bution ultérieure, varient dans ces deux genres de poissons.

Dans les gades, d'à côté et au-dessous le bord postérieur du pédoncule du cervelet, ce nerf que je nomme *ptérigo-dorsal*, s'élève verticalement dans le crâne, passe au-devant du canal demi-circulaire antérieur, sans entrer néanmoins dans le vesti-bule, traverse par un conduit oblique en ar-rière et en dehors l'épaisseur du pariétal, et de-vient aussitôt sous-cutané. Il marche obliquement en dehors, le long du bord interne de la fente branchiale (*pl.* VII, *fig.* 4 et 5), jusque derrière la convexité de la grande clavicule. Dans ce trajet son tronc reste unique, ou bien ses filets, s'écartant pour se réunir ensuite, dessinent des espaces appe-lés *iles* par les anatomistes anciens. Le premier de

24

ses rameaux se prolonge d'abord **sur le bord pos-**
térieur, puis sur la face antérieure de la grande
clavicule, et se distribue à la membrane de l'espèce de diaphragme tendu sur ces clavicules.
Un autre rameau se sépare plus loin pour fournir
à la première paire de nageoires et à la seconde.
Le cordon principal, très-peu dévié de sa première
direction, marche parallèlement à son analogue,
le long et au-dessus de la ligne médiane. **Sous-cu-**
tané, quand il ne passe pas sous les muscles des
nageoires dorsales, il parvient et se distribue à la
queue par un épanouissement de filets.

Dans les silures cette branche, née au même
endroit, à peu près, mais plus en arrière (parce
que le plus grand volume des trois nerfs de la mâchoire supérieure, dont les insertions occupent
plus de place, reculent d'autant les autres, c'est-
à-dire, l'operculaire et la sixième), cette sixième branche se dirige en arrière et un peu en
haut à côté du cervelet et au-dessus des bords
du quatrième ventricule, se rapproche de son
analogue au moment de traverser l'occipital latéral, sur la ligne médiane même où un très-mince
filet osseux sépare seul les deux nerfs. Placés dans
la profondeur des muscles cervicaux, et contigus
jusqu'au sommet de la première apophyse épineu-
se, chacun d'eux s'y divise en deux branches. La
supérieure continue la direction primitive jusqu'à
la queue, sous les muscles de la nageoire dorsale;

l'inférieure descend verticalement, se réfléchit à angle droit sur l'apophyse transverse de la première vertèbre, suit la cannelure creusée sur le devant de cette apophyse, croise en dessous le nerf de la ligne latérale, contourne le bord postérieur de la clavicule, et gagne entre les deux premiers rayons de la nageoire thorachique, le tentacule qui s'en détache, et qu'il prolonge jusqu'à son extrémité, c'est-à-dire, jusqu'à la hauteur de la queue. Il n'y a pas de filets pour la nageoire abdominale.

Le volume du sixième nerf ou ptérigo-dorsal est au moins trois fois plus gros à proportion dans le silure que dans les gades.

Dans les autres silures, excepté le glanis, le volume de cette branche, à en juger par la grandeur du trou de l'occipital latéral, n'est guère moindre que dans le silure bagre à longs filets où je l'ai étudié. Les trous manquent tout-à-fait dans le silure glanis (saluth des Suisses); le nerf y manque donc aussi, car je n'ai point trouvé au crâne d'autre trou; à moins que le nerf ne passe par le même trou que la moelle épinière (1).

---

(1) Une dernière observation sur la cinquième paire des silures. Le nerf qui se rend au tentacule de la lèvre supérieure, est au moins double de ce qu'il est dans le barbeau, où, avons-nous dit, ce nerf est absolument aussi gros, sur un poisson de 15 pouces de long, que le nerf d'un des doigts de l'homme adulte. Cette proportion paraît pourtant exagérée dans la figure qu'en a donnée Weber pour le sil. glanis

Dans les *raies* et les *squales*, l'insertion à la moelle et la distribution des branches de la cinquième paire, diffèrent de ce qui se voit chez les poissons osseux. Les différences de distribution tiennent surtout à la situation de la bouche et des narines au-dessous de la tête et en arrière du museau, et à l'absence d'opercule et d'appareil branchiostége. Les différences d'insertion tiennent au volume considérable de chaque branche considérée séparément, volume qui est tel, jusqu'à l'insertion même, que chaque insertion, d'ailleurs distincte, doit occuper nécessairement plus de place. Et comme, ainsi qu'on l'a déjà vu, ce n'est point en avant que cette extension a jamais lieu, il en résulte que les parois du quatrième ventricule correspondent à plusieurs branches de la cinquième paire sur une plus grande étendue que chez pas un des poissons osseux, même dans les silures, les cyprins et les gades.

1°. *L'ophtalmique* comme chez les gades, s'insère sur le bord externe de la paroi supérieure du

(*de aure homin.* et anim., Léipsick, 1820, tab. V, fig. 3o). Néanmoins la proportion de ces deux branches des silures, fait que chez la plupart d'entre eux la cinquième paire y dépasse la mesure de tous les autres animaux, même les raies et les squales. Aussi le cervelet médian, dont le développement est lié avec celui de cette paire, y prédomine-t-il autant sur le reste de l'encéphale, que le cerveau dans l'homme. Il recouvre en avant les lobes optiques et la moitié des lobes cérébraux.

quatrième ventricule, dans un repli plus ou moins
profond suivant les espèces, et dessiné en cet endroit par le cordon supérieur de la moelle. Le nerf,
par sa couleur d'un blanc éclatant, montre bien
qu'il n'est que juxta-posé et non continu avec la
matière grise du cordon médullaire. Cette insertion se fait par deux racines (*pl.* I, *fig.* 1, et *pl.* III,
fig. 4); la disposition de ces racines diffère des raies
aux squales, et aussi dans chacun de ces genres
d'une espèce à l'autre.

L'ophtalmique ainsi divisé en deux cordons ou
rameaux, dès son insertion, ne cesse pas de l'être,
en traversant le crâne, nonobstant l'adhérence plus
grande de ces deux rameaux. Dans leur trajet à
travers l'orbite, ils sont séparés par les muscles
postérieur, supérieur et grand oblique de l'œil.
Ils commencent à se rapprocher en avant du nerf
optique. Avant de pénétrer dans le canal fibro-cartilagineux qui traverse la voûte de la narine, ils
sont accolés l'un à l'autre dans les raies, mais sans
anastomose. En passant sur la narine, entre la capsule membraneuse et le cartilage qui en forme la
voûte, ils sont séparés du nerf olfactif par l'enduit
noir et la membrane exhalante de cet enduit. Un
filet détaché du rameau interne (*pl.* I et II, *fig.* 1),
traverse obliquement la narine, pour se porter vers
la glande qui se trouve en dehors de la narine.
Cette couleur noire, déjà observée sur le nerf ophtalmique des raies et des squales dans son trajet

sur la narine, n'est qu'une transsudation de l'enduit noir tapissant en dehors la membrane qui revêt l'épanouissement du nerf olfactif. Comme cette couleur est extérieure au névrilemme, en disséquant sous l'eau elle disparaît, et le nerf reste aussi blanc qu'aucun autre.

J'ai fait observer (chap. II) qu'il n'en est pas de même pour le nerf optique, depuis la bulbe de l'œil jusqu'à son trou de sortie du crâne. La matière noire qui en forme la seconde enveloppe, est au contraire exhalée à l'intérieur du névrilemme, et en fendant celui-ci, on reconnaît que la matière colorante est un prolongement de l'enduit choroïdien. Mais sous le névrilemme même du nerf optique, la couleur noire reste extérieure à la matière nerveuse, et en disséquant dans l'eau, elle s'en sépare et laisse cette matière parfaitement blanche.

Au contraire, dans les esturgeons, l'ophtalmique est très-rudimentaire (*pl.* IV, *fig.* 4), il ne se prolonge pas jusqu'à la moelle. C'est un rameau du tronc antérieur de la cinquième paire qui donne et des nerfs maxillaires, et le nerf qui se distribue principalement aux barbillons.

2°. Il n'y a, comme dans presque tous les poissons, qu'un nerf commun aux deux mâchoires ; ce nerf (*c.*) est ici une division de celui que j'ai nommé sphéno-palatin. Celui-ci (*b.*²), sorti presque perpendiculairement du crâne, se place entre le nerf maxillaire commun et la membrane palatine, passe sans lui donner un seul filet au-dessus de la mâchoire supérieure (*pl.* II, *fig.* 1), au-delà de laquelle il se ramifie dans l'opercule ou soupape de la narine, sans aller à la pituitaire. La presque totalité du nerf se ramifie dans les petites houppes de l'appareil gélatineux antérieur. Deux filets terminaux, dont l'un traverse l'appareil, vont jusqu'à la pointe du bec.

3°. La branche $b.^1$ inférieure, dans son trajet au globe de l'œil, comme la précédente, est réellement propre exclusivement aux raies. Tout-à-fait étrangère aux mâchoires, elle croise aussi la supérieure en-dessus, et se distribue en grande partie dans le second organe gélatineux $X.'$; il en sort un rameau qui s'accole à l'un des canaux de la mucosité, et le suit jusqu'à la pointe de l'aile de la nageoire.

4°. Enfin la cinquième branche (d) prend nécessairement dans ces deux genres, par le défaut d'opercule et d'appareil branchiostège, et en particulier dans les raies par le voisinage de l'oreille, une disposition tout-à-fait nouvelle.

C'est de toutes les branches celle dont l'insertion est la plus inférieure. Avant de sortir du conduit par où elle traverse le crâne, elle donne en arrière, chez les raies, un gros nerf, qui est l'acoustique. Elle longe ensuite le bord postérieur de l'évent, fournit d'abord des filets aux muscles de la paupière ou soupape de cette ouverture (*pl.* I, *fig.* 1) qui semble servir de glotte dans ces animaux. Au-delà de l'évent, le nerf donne des filets aux muscles voisins, qui sont ici ceux des mâchoires seulement. C'est là le seul point commun pour la fonction entre cette cinquième branche et le nerf analogue des poissons osseux. La plus grande partie du nerf pénètre dans le troisième organe gélatineux; il donne aussi un assez grand nombre de filets juxta-posés, tout le long des rubans formés par des tubes muqueux particuliers (*pl.* II, *fig.* 1), lesquels sont très-distincts des tubes ordinaires, décrits et figurés par Monro, *pl.* 6.

L'on voit donc que la presque totalité des branches de la cinquième paire, au moins les trois quarts de sa masse, aboutissent à trois organes isolés, qui ne servent ni à une sécrétion de liquide, ni au mouvement. Il n'y a aucune trace de ces appareils hors du genre des raies; à plus forte raison dans les poissons osseux ou dans les autres classes. On a vu de plus que la grande majorité des nerfs de la cinquième paire des cyprins et des silures se distribuoit aussi dans des organes spéciaux, autres que ceux du mouvement, et nommés *barbillons* ou *tentacules.* C'est ici le lieu de décrire ces deux sortes d'organes, qui sont réellement pour leurs nerfs, ce que l'œil, l'oreille, les narines, sont pour les nerfs optique, auditif, etc.

Voici d'abord la description des *organes sensitifs propres aux raies.*

ll existe de chaque côté de la tête trois de ces organes disposés symétriquement. Le plus antérieur est situé entre la narine et le bec ; l'autre en dehors de la narine, plus rapproché de la face inférieure de la tête que de la supérieure ; le troisième est situé en dehors de l'évent, derrière l'articulation des deux mandibules et la masse de leurs muscles. Les deux premiers n'ont aucun autre organe continu ou adhérent à eux ; le troisième est continu par la face externe de sa capsule avec les trois rangs ou rubans de tubes qui s'étalent sous la partie antérieure de la face inférieure du corps. La structure de ces trois organes est uniforme. Une capsule fibreuse, très-résistante, fermée de toutes parts, excepté pour les nerfs qui y pénètrent, et qui sont étroitement serrés par leur ouverture, aux bords de laquelle le névrilemme paraît se continuer, enveloppe une masse d'un fluide gélatineux, transparent, de consistance de gelée. Dans cette gelée, se ramifient, sous forme arborescente, les nerfs dont les filets se terminent tous par de petites houppes mamelonnées et opaques. L'ensemble de ces houppes forme une sorte de grappe visible à travers la gelée transparente (*pl.* I et II). Un seul de ces organes avait été reconnu et figuré par Monro (*pl.* VII). Aucun de ces organes ne reçoit de vaisseaux sanguins, apparents sans injection. Et s'il y en existe, ils sont certainement très-disproportionnés aux nerfs. Ce qu'il y a de certain, c'est

qu'aucun conduit ne sert de débouché à ces capsules. L'organe postérieur ne communique aucunement avec les tubes des rubans muqueux qui
l'entourent, et les deux antérieurs n'ont aucun
contact avec rien qui ressemble même à ces tubes.
Tous sont entourés de ce tissu gélatiniforme, qui
ne se voit que dans la tête des raies et des squales.
Ils ne communiquent pas d'avantage avec les conduits de la mucosité ordinaire. Et en outre, ces
tubes disposés en rubans autour du troisième organe des raies, ne se retrouvent plus hors de ce
genre.

Dans les torpilles (voy. *pl.* V, *fig.* 2) cette branche, bien plus considérable à proportion que dans
les raies ordinaires, est de beaucoup la plus grosse
de la cinquième paire. Mais elle se partage en deux
tronçons d'une structure fort différente. Le tronçon
ou rameau antérieur (K^1) de la même texture que
les nerfs ordinaires, contourne le bord postérieur
de l'évent, se dirige en dehors et en avant, et à la
hauteur de l'œil s'approche du bord de l'appareil
électrique, mais sans y envoyer un seul filet. Dans
le reste de son trajet, il contourne en avant et en
dehors cet appareil, jusque près de son extrémité
postérieure, où il se termine vis-à-vis du dernier
nerf électrique venu de la huitième paire. Près de
son embranchement avec le rameau postérieur, il
émet quelques filets pour les muscles des mâchoires.

Le tronçon postérieur, de beaucoup plus volumineux, a, dès son insertion à la moelle, tous ses
filets libres, isolés et parallèles, retenus seulement les uns aux autres par un tissu filamenteux,
lequel à l'extérieur forme une espèce de gaine membraneuse. L'écheveau qui en résulte, se divise en
deux rubans au moment de pénétrer dans le tiers
antérieur de la batterie électrique qu'il anime.
Chacun de ces rubans marche entre les tubes membraneux hexagones et verticaux dont l'aggloméra-
tion constitue l'organe électrique. Le ruban supérieur est à découvert sur la *fig.* **2**, *pl.* **V**; l'autre
parcourt le plan intermédiaire au tiers inférieur et
au tiers moyen de l'épaisseur de l'appareil. Les
filets terminaux de ces deux nerfs se répandent
dans les membranes et dans les diaphragmes
transversalement étagés des tubes hexagones, et
même quelques-unes s'épanouissent dans la gelée
qui les remplit. En quoi ils diffèrent beaucoup
des nerfs des appareils des raies qui se terminent
uniquement dans les houppes opaques, semées
dans la gélatine de ces appareils. Il n'y a de commun entre la batterie électrique des torpilles et ces
appareils des raies, que le parfait isolement des cavités de ces organes, au moyen de l'enveloppe fibreuse circonscrite. L'inspection de la *fig.* 2 de la
pl. V, donne une idée très-juste de cette batterie,
qui a plus d'un pouce d'épaisseur sur l'individu
qui a servi au dessein. On voit que tous ces tubes

ne sont pas d'un calibre uniforme. Les cloisons qui y interceptent des chambres, sont au nombre de sept ou huit par chaque tube. Ces cloisons sont continues à la membrane du tube.

Des barbillons. Dans les poissons osseux et chez les esturgeons, chaque barbillon est formé par de gros nerfs, de gros vaisseaux, et un tube à peu près conique d'un tissu fibreux ouvert seulement aux vaisseaux, et à quelques filets du nerf qui se juxtapose à la surface. Ce tube fibreux à parois albuginées et épaisses, rappelle l'enveloppe des corps caverneux de la verge des mammifères. Son calibre est traversé par des filaments rougeâtres continus à la membrane qui revêt la cavité. Cette membrane semble une expansion de la membrane interne des veines et des artères. Cette cavité paraît toujours pleine d'un sang épanché. Car les intersections filamenteuses qui traversent la cavité, ne sont pas la continuation du calibre même des vaisseaux sanguins. Le sang paraît donc ici épanché entre les extrémités des artères et celles des veines. Les barbillons s'insèrent toujours sur l'os voisin, par un tissu dense, continu au périoste, comme pour les corps caverneux. Les nerfs se distribuent en se ramifiant, aussi peu que ceux des doigts de l'homme, entre la peau et la surface du tube. Très-peu de filets nerveux pénètrent dans la cavité vasculaire. Presque tous se terminent dans les papilles de la peau du barbillon, ou deux jours de macération les rendent très-visibles.

Dans les cyprins (*pl.* X, *fig.* 1 et 2), chaque barbillon reçoit deux rameaux nerveux, l'un supérieur, l'autre inférieur. Il en est de même pour les barbillons maxillaires des silures. Ceux des nageoires reçoivent un rameau unique, qui ne se ramifie qu'à mesure qu'il avance vers la pointe du tentacule.

Dans la lamproie (*pl.* VI, *fig.* 1), la cinquième paire est le seul nerf qui ait un grand volume proportionnel. Le tronc de chaque nerf surpasse au moins deux fois le calibre de la moelle. Il n'a que deux branches, l'ophtalmique et le maxillaire, qui, à l'exception de quelques filets capillaires pour les muscles de la bouche et de l'hyoïde, se distribuent dans le vrai tissu érectile qui forme le bourrelet, ou la lèvre circulaire et mobile de l'anneau maxillaire. L'aspect de ces nerfs est d'un gris cendré particulier aux nerfs, et même au système cérébro-spinal de ce poisson.

L'insertion du tronc de la cinquième paire à la base du lobe du quatrième ventricule, est fort remarquable par sa distance au bord supérieur de ce lobe, et par la continuité de ses fibres avec la matière cérébrale (*pl.* III, *fig.* 10). Ce tronc, après avoir traversé la pie-mère, prend une couleur blanchâtre très-distincte de celle qu'il a en dehors de cette membrane, et de celle même de cette enveloppe qui ne se continue pas sur la moelle par les racines des nerfs, comme dans les autres poissons.

La cinquième paire peut donc, suivant les genres dans les poissons, offrir cinq sortes de nerfs sans analogues dans les trois autres classes : l'une distribuée à la queue et aux nageoires; l'autre aux différentes surfaces de l'opercule et de la membrane branchiostège, dans les poissons à branchies libres; à des organes particuliers et à l'oreille dans les raies; la troisième aux barbillons dans les poissons à branchies libres ; la quatrième à ceux des organes particuliers situés en avant de la bouche des raies; la cinquième à la batterie électrique des torpilles.

Dans les reptiles.

Voici la composition et la distribution de la cinquième paire chez les serpents, d'après la vipère fer-de-lance de la Martinique, et les serpents à sonnette. Les trois branches ophtalmique, maxillaires, supérieure et inférieure, sortent par un même trou où elles sont réunies en un seul ganglion.

L'ophtalmique, presque du même volume que le maxillaire inférieur, traverse d'arrière en avant l'orbite, au-dessus du nerf optique, d'abord placé sous le muscle supérieur de l'œil et sous l'espèce d'arcade que la glande lacrymale, ici réunie à la parotide, forme au globe de l'œil. Il parvient,

après avoir donné à cette glande qui secrète le venin, plusieurs filets, sur le dos de la narine, où il
se divise en deux rameaux ; le plus gros se porte
dans la *fosse préoculaire*, propre à ces vipères et
aux serpents à sonnette; l'autre, plus ténu, semble
pénétrer dans la narine. Je n'ai pu voir aucun
filet se rendre dans l'œil.

Le *maxillaire supérieur* est presque aussitôt
séparé en deux rameaux, chacun aussi volumineux
que l'ophtalmique et le maxillaire inférieur réunis.
Chacun d'eux passe au-dessus des muscles ptérigo-
maxillaires, qui, attendu leur excès d'action, et
partant de volume dans ces animaux, forment le
plancher de l'orbite. Le rameau externe longe le
bord de la lèvre supérieure, et pénètre dans la
partie inférieure de la cavité préoculaire ; l'autre
marche parallèlement au vomer, le long du bord
interne de l'os ptérigoïdien externe, contourne la
partie postérieure de la portion verticale du maxillaire, et débouche dans la fosse préoculaire, où il
s'épanouit dans la membrane qui la tapisse.

Voici donc trois nerfs de la cinquième paire é-
panouis dans la membrane qui tapisse cette cavité, et qui semblent n'exister que pour elle. Le peu
de filets qu'ils fournissent ailleurs, excepté le na-
sal, est presque imperceptible.

Le *maxillaire inférieur* se dirige d'abord entre le crâne et la couche des muscles dilatateurs
de la mâchoire inférieure, puis il traverse ces

muscles, et pénètre dans l'os maxillaire par la face externe de sa partie articulaire. Dans les autres animaux, c'est au contraire par la face opposée qu'il pénètre dans le canal maxillaire. Il ne fournit à ces énormes muscles des mâchoires, que des filets presque imperceptibles, de sorte qu'en entrant dans le canal mandibulaire, il n'a rien perdu de son volume. La mâchoire inférieure n'a de dents qu'à son extrémité antérieure, où elles croisent en avant, au nombre de quatre ou cinq de chaque côté, la pointe des crochets venimeux. Le nerf n'a donc pas eu de filets à fournir le long de l'os, jusqu'au trou mentonnier, qui par une autre anomalie est ici interne, tandis qu'il est externe dans les mammifères et les oiseaux. Les trois quarts du nerf maxillaire inférieur, sortent par ce trou en un gros rameau, qui se réfléchit en arrière, et à travers les plans musculaires, qui, du bord de l'os maxillaire, se portent à la langue, il s'anastomose à la hauteur de la glotte, c'est-à-dire, du fourreau de la langue, avec le rameau lingual de la huitième paire, dont nous parlerons.

De cette anastomose, partent de nombreux rameaux, qui se distribuent dans l'épaisseur et à la surface de la partie antérieure de la langue, et dans ses deux pointes.

Comme chez les poissons, pour la branche operculaire, la cinquième paire de ce reptile, communique, avec la huitième paire, par un filet semblable à celui que l'on voit (*pl.* XI. *fig.* 1) sur le barbot.

Dans les autres serpents, venimeux ou non, mais tous dépourvus de fosse préoculaire, la cinquième paire est moitié plus petite à proportion que dans les deux genres précédents. Son développement n'est pas plus grand dans les lézards, où l'ophtalmique, distribué presque tout entier aux narines, est à proportion plus gros que les autres nerfs de la cinquième paire. Dans le caméléon il est encore moindre relativement. Et ce qui est étonnant, malgré l'excès de grandeur et de complication de la longueur de ce lézard, la cinquième paire n'y envoie pas de nerf. A plus forte raison n'en donnet-elle pas non plus à la langue, si peu protractile, des autres lézards. Le nerf ophtalmique est encore assez développé, il se rend dans un petit organe glanduleux, situé au-devant de l'œil.

D'après M. Cuvier, la branche ophtalmique des tortues de mer se distribue surtout aux deux glandes lacrymales.

Le nerf maxillaire supérieur, en passant sous l'œil, donne aussi beaucoup de filets à la glande lacrymale, puis se divise en deux rameaux, qui sortent de l'orbite par deux pointes opposées et s'anastomosent sur la face, après avoir donné des filets au palais et à l'orbite.

La branche inférieure se comporte comme nous allons voir celle des oiseaux.

Chez les oiseaux.

Le nerf *ophtalmique* sort constamment par un trou particulier en dehors et en avant, du trou optique ; il se contourne sous la voûte de l'orbite, où il ne donne que des filets imperceptibles pour la conjonctive. Il n'a qu'une branche principale, qui pénètre par un trou du frontal antérieur sous l'os du nez, passe au-dessus et en dedans des narines, accolé à la lame ethmoïdale. En traversant le frontal il s'en détache deux filets ; l'extérieur devient sous-cutané, il se dirige vers l'orifice de la narine et s'épanouit dans la peau de cet endroit, appelée *cire*. L'autre est bientôt divisé en deux. Le filament externe s'épanouit sur la partie maxillaire de la pituitaire ; et l'interne, dans la pituitaire du cornet supérieur.

Le nerf, à travers un conduit osseux percé dans l'épaisseur de l'inter-maxillaire, parvient ensuite jusqu'au bout du bec, où il s'épanouit à la surface palatine de l'os, sous la corne ou la membrane de cet endroit, par autant de petites rainures osseuses qu'il y a de filets. Le nombre en est très-variable, aussi-bien que la grosseur même du nerf et le calibre de son canal. Le *minimum*, sous ce double rapport, se trouve dans les gallinacés, le *maximum* dans le scolapax et les palmipèdes, surtout dans les canards et les cygnes. Dans les passereaux l'ophtalmique se divise en deux rameaux au-dessous et au-devant de la narine, l'externe plus gros longe le bord du bec, l'interne plus petit, parallèle à son analogue, est plus rapproché du palais. Tous deux vont jusqu'au bout du bec. Dans les corneilles, en passant au-dessus du nerf optique, la branche ophtalmique reçoit de la troisième paire une anastomose de deux ou trois lignes de long. Le filet de cette anastomose vient de la partie antérieure du plexus iridien ou choroïdien, formé par la deuxième branche de la troisième paire; plexus que je n'ai vu que dans ces seuls oiseaux (voy. chapitre II).

Le *maxillaire supérieur*, chez les canards, les cygnes et autres palmipèdes, sort par le même trou que l'inférieur, justement au-dessus et en dedans de l'os carré ou caisse. Il passe sous l'œil, mais en entrant dans l'orbite il donne aussitôt une branche, qui s'anastomose avec le facial et se porte aux glandes de l'angle postérieur des paupières et au muscle orbiculaire de ces voiles. Le tronc même du nerf ne reçoit aucun filet du facial; il fournit encore un filet divisé, pour les muscles de la mâchoire inférieure, ensuite pénètre dans un canal, formé dans l'épaisseur du maxillaire et du palatin, puis de l'inter-maxillaire chez les palmipèdes, et s'y distribue dans les denticules de la mâchoire supérieure et dans sa lèvre, en s'y épanouissant sous la membrane cornée qui les revêt.

Dans les gallinacés, les passereaux et tous les oiseaux à bec fin, cette branche n'existe pas, et le maxillaire supérieur ne consiste que dans les deux rameaux qui vont l'un aux muscles ptérigo-maxillaires, l'autre dans l'orbiculaire des paupières, et les glandes ou criptes muqueux de l'œil.

Le *maxillaire inférieur* fournit d'abord des filets aux muscles ptérigo-maxillaires, puis pénètre dans le canal maxillaire par la face interne, comme chez les mammifères. Il s'y divise en deux rameaux, l'externe plus petit, perce presque aussitôt l'os maxillaire, et se répand à la face externe de la mandibule sous la peau ou la gaine de corne. L'autre interne, et de beaucoup le plus volumineux chez les canards et les cygnes, où il surpasse absolument le volume du nerf maxillaire inférieur de l'homme, se porte jusqu'à l'extrémité de la mandibule, en s'épanouissant à la manière du maxillaire supérieur, dans les denticules du bec.

Dans les gallinacés et oiseaux à bec fin cette branche n'est que rudimentaire, et l'externe n'existe même pas. Dans les passereaux et gallinacés, il n'y a pas de nerf lingual; les canards, les cygnes, etc., en ont un rudimentaire.

Chez les mammifères.

Mes recherches particulières et celles du professeurRolando donnent aujourd'hui plus de précision aux résultats déjà cités des observations de Gall, sur la terminaison de la cinquième paire à la moelle dans les mammifères. Et d'abord, il est facile d'observer dans les mammifères, où l'étage inférieur de la protubérance est le plus étroit (par exemple, les insectivores et les rongeurs), que les fibres d'insertion se partagent en deux faisceaux. L'un, supérieur et latéral, se réfléchit en haut, et même un peu en avant dans le pédoncule du cervelet qu'il a d'abord recouvert en le croisant ; l'autre, plus profond, se dirige dans le sens de l'axe, dans un sillon du cordon supérieur de la moelle, si élargi au-dessus des olives et des pyramides (voy. *pl.* IV, *fig.* 4), et finit par s'implanter dans ce cordou, au-delà des olives. Plus la protubérance, les pyramides, les olives et les pédoncules moyens et postérieurs du cervelet sont développés, plus ce faisceau, dont le développement est inverse, est situé profondément dans toute sa longueur, et réciproquement. Voilà pourquoi il est si apparent dans la taupe, où, avec son analogue, il forme un encadrement si prononcé aux olives et aux pyramides (*pl.* IV, *fig.* 4), et pourquoi il est d'autant plus caché profondément, qu'on passe des ruminants aux carnassiers, aux singes et à l'homme. Ainsi, l'on voit (*pl.* XIII, *fig.* 7), sur une coupe de la protubérance de l'homme faite près du bord postérieur de cet organe, sur une autre coupe faite deux lignes plus en arrière (*fig.* 9), sur une troisième (*fig.* 10) faite à l'extrémité postérieure des olives, que ce faisceau (le seul qui existe dans l'homme et les singes), situé dans une rainure de la face extérieure du cordon supérieur de la moelle, reste toujours très-distant de la surface inférieure de la moelle allongée. Et comme ce faisceau est relativement très-petit, il ne se prononce pas à l'extérieur par le relèvement des parties qui le recouvrent.

Une coupe faite à la hauteur de l'angle du quatrième ventricule (*fig.* 11 bis) ne montre plus que les tubercules cendrés dans le prolongement de la direction de ce faisceau. On voit sur cette figure combien, depuis la diminution et surtout la disparition de ce faisceau, les cordons supérieurs de la moelle diminuent de volume et se rétrécissent, conformément à la loi, suivant laquelle les segments du système cérébro-spinal se renflent, là où s'insèrent les nerfs de sensibilité ; combien au contraire grossissent et s'élargissent les cordons inférieurs. Une coupe faite sur la pointe postérieure des pyramides inférieures, montre combien ce rapport inverse entre les deux paires de cordons se prononce rapidement au-delà.

Dans les ruminants (le bœuf, par exemple), où la proportion de la cinquième paire est bien plus grande que dans l'homme, une coupe faite près du sommet du quatrième ventricule, montre ce faisceau plus calibré relativement, et plus rapproché de la surface, parce que les pédoncules moyens et postérieurs du cervelet sont relativement moins épais.

On voit donc clairement pourquoi dans les trois classes d'ovipares où il n'existe ni protubérance, ni olives, ni pyramides, ni lobes latéraux du cervelet, où par conséquent les pédoncules postérieurs de cet organe sont au minimum ; toutes les branches de la cinquième paire, qu'elles restent ou non distinctes et séparées jusqu'à la moelle, y sont à découvert jusqu'au sommet de leur insertion.

Tout le monde connaît la distribution des branches de la cinquième paire, chez l'homme : comme elle est à peu près la même chez les autres mammifères, nous n'en rappellerons que le plan général.

L'ophtalmique sort par la fente sphénoïdale : en entrant dans l'orbite, il se divise en trois rameaux ; 1° le nazal, inférieur et interne, se sépare en deux filets. L'un dirigé, vers le nerf optique, sur son bord externe, s'unit à un filet de la troisième paire, pour former le ganglion ophtalmique, d'où part le plus grand nombre de nerfs ciliaires. D'autres nerfs ciliaires viennent directement du rameau ethmoïdal, et semblent avoir d'autres propriétés que ceux qui proviennent du ganglion.

Le filet ethmoïdal se divise en deux filaments. Le plus postérieur rentre dans le crâne, où il se place à la superficie de la lame criblée de l'ethmoïde sous le lobe olfactif, et la traverse d'arrière en avant pour pénétrer dans la narine au-dessus des cornets supérieurs.

Le filet facial du rameau nazal se porte vers l'angle interne et supérieur de l'orbite, près de la poulie du rotateur supérieur de l'œil, et se distribue à la peau du voisinage, et à la conjonctive. Il va au larmier dans les ruminants pourvus de cet organe.

2°. Le rameau frontal contourne la voûte de l'orbite, envoie un filet aux parties supérieures de la peau de l'angle interne de l'œil ; le rameau principal se réfléchit sur l'arcade du sourcil, et se répand sur le front et le crâne.

Dans les animaux qui n'ont qu'un rudiment de l'œil, sans nerf optique, le desman et la taupe, par exemple, tous ces rameaux cutanés se prolongent dans le museau ou dans l'espèce de trompe que forme le nez, et y augmentent la proportion des nerfs. Deux filaments très-minces et séparés, comme les précédents, du tronc du maxillaire supérieur à son entrée dans la fosse temporale, se rendent seulement à l'espèce de pédicule fibreux, sur lequel est porté le vestige d'œil de ces animaux. M. Magendie ni moi n'avons jamais pu suivre jus-

que dans l'intérieur de ce petit œil celui de ces filaments qui s'en approche le plus Tous deux ont été
fort exactement représentés par Carus. (*Zootomie,
pl.* XIX , *fig.* 6. Pour la cinquième paire du desman, voy. Pallas, *in act. petrop.*, t. V, *pl.*V, *fig.* 6.)

Enfin, le troisième rameau de l'ophtalmique,
toujours proportionné au volume de la glande lacrymale, en porte aussi le nom. Ce sont surtout
des filets de ce rameau qui se distribuent à la conjonctive. Quelques-uns percent l'os jugal et s'anastomosent avec des filets du temporal profond.

Le ganglion ophtalmique n'a aucune connexion
avec le moindre filet du grand sympathique. Il se
trouve formé sur le point où tendent à se réunir le
principal filet oculaire du rameau nazal et le rameau oculaire ou iridien de la troisième paire.
Tous les nerfs iridiens, excepté ceux qui viennent
directement du rameau nazal de l'ophtalmique ,
sortent du ganglion. Il est toujours plus constant
et plus gros à proportion dans les espèces de chats
et les ruminants, que dans l'homme.

Les mammifères offrent trois combinaisons différentes, relativement aux nerfs qui pénètrent dans
l'œil pour se rendre à la choroïde et à l'iris. 1°Dans
les espèces du genre des chats, le ganglion ophtalmique a les mêmes connexions que dans l'homme ;
mais son volume est au moins triple à proportion,
et les nerfs iridiens sont plus gros et plus nombreux
dans le même rapport.

2°. Dans les espèces de genre chien , ce ganglion ophtalmique , plus gros à proportion qu'il ne l'est ordinairement chez l'homme , est formé par l'intersection de deux, trois ou quatre filets partis de l'embranchement de la branche musculaire externe, avec la branche musculaire interne de la troisième paire. Il ne reçoit aucun filet de la cinquième paire. Les filets iridiens provenant du ganglion , marchent en spirale autour du nerf optique. Au moment de pénétrer dans la sclérotique, l'un d'eux s'anastomose avec un filet de la cinquième paire, séparé de la branche nazale de l'optalmique près de son origine.

3°. Dans le cheval il n'y a pas de trace du ganglion ophtalmique. Aucun filet de la cinquième paire ne pénètre dans l'œil. Un ramuscule très-petit de latroisième paire , et moindre que la quatrième paire de l'homme, se divise en trois ou quatre filets, qui entrent dans l'œil à environ trente degrés de l'insertion du nerf optique. Un seul de ces filets est bien apparent dans les graisses qui entourent le nerf optique. La somme des filets iridiens, vus sur la choroïde, n'est pas les deux tiers de celle des mêmes nerfs dans l'homme, ni le douzième de celle du lion. Il en est de même dans les lapins et les cochons-d'Inde que dans le cheval.

La branche *maxillaire supérieure*, sortie du crâne par le trou du sphénoïde, appelé rond, se porte presque horizontalement en avant , et d'autant plus que le museau est plus allongé dans les chiens et les ruminants, par exemple.

Chez l'homme, avant d'entrer dans l'orbite, cette branche fournit presque aussitôt un petit filet qui y pénètre par la fente sphéno-orbitaire, et va se réunir à un autre filet du lacrymal, avec lequel il sort de l'orbite par un trou de l'os jugal, pour s'anastomoser en dehors avec quelques filets du rameau frontal du nerf facial.

Dans les chiens, le rameau lacrymal vient tout entier du maxillaire supérieur avant son entrée dans l'orbite. Il ne reçoit point de filets de l'ophtalmique, sort par une petite poulie sous le bord extérieur de l'arc de l'orbite, et, en s'épanouissant sur la peau de l'angle externe de l'œil, s'anastomose avec la grande arcade nerveuse que le facial donne au-dessus de l'œil.

Avant d'entrer dans l'orbite, à la fosse ptérigomaxillaire, il se détache inférieurement un ou deux rameaux, qui, presque toujours, subissent un renflement nommé *ganglion sphéno-palatin*. De ce ganglion ou, quand il manque (et il n'en existe aucune trace dans les chats, les chiens, les ruminants, les rongeurs, le cheval, etc.), de la partie correspondante du rameau unique descendant, naissent intérieurement deux ordres de filets, appelés sphéno-palatins; ils entrent dans la narine par le trou de ce nom. Les antérieurs se portent sur la paroi externe de cette cavité et dans les cornets;

les postérieurs, plus gros, passent au-devant du
sinus sphénoïdal; l'un deux, appelé nerf de *Cotun-*
ni, se porte le long de la cloison jusqu'auprès
du trou incisif, au-devant duquel il traverse
le palais par un trou séparé, et s'épanouit derrière les incisives supérieures, dans le tissu érectile de cet endroit. De la partie postérieure du ganglion, ou du rameau palatin, quand le ganglion
manque, part, en se dirigeant à travers un canal
qui traverse l'apophyse ptérigoïde à sa base, le nerf
vidien, qui dans le sinus caverneux se divise en
deux filets. Le supérieur rentre dans le crâne sur
la pointe du rocher, et, passant par l'aquéduc de
Fallope, va s'unir au nerf facial avant la séparation de la corde du tympan d'avec ce nerf. Le filet
inférieur, plus gros, descend dans le canal carotidien, et va se réunir à ceux des filets du grand
symphatique, qui ne vont pas à la sixième paire.

Les nerfs palatins naissent, ou du bord inférieur du ganglion, ou de ce bord et du tronc même du maxillaire supérieur, ou seulement de ce
tronc, quand le ganglion manque. D'abord réunis
en un seul cordon, engagé dans le conduit ptéri-
go-palatin, ce cordon se divise bientôt en rameaux
engagés eux-mêmes dans autant de conduits osseux séparés. Les uns se portent vers la narine et
s'épanouissent sur les cornets moyens et inférieurs,
d'autres sur la membrane gutturale du voile du
palais. Le plus gros de tous est le nerf palatin. Il

sort de celui de ces conduits osseux qui débouche par le trou palatin postérieur, se réfléchit sous la voûte du palais, et se porte en avant en deux ou trois filets sous la voûte palatine.

Au-delà du tronc sphéno-palatin, la branche maxillaire, avant d'entrer dans le canal sous-orbitaire, fournit d'abord le nerf alvéolaire, dont le plus grand nombre des filets pénètre dans les alvéoles des molaires. Un seul, plus antérieur, pénètre dans le sinus maxillaire par la partie la plus reculée, et s'y anostomose avec d'autres filets récurrents du sous-orbitaire, avant son débouché sur la joue. D'autres filets, l'un, entre autres, qui vient du tronc même du maxillaire en avant de l'alvéolaire, se porte dans les muscles des lèvres, et surtout dans le muscle canin.

Enfin, engagés dans le conduit sous-orbitaire, tous les filets, excepté le récurrent qui pénètre dans le sinus maxillaire, vont s'épanouir à la peau des joues, de l'aile du nez, et des lèvres, où ils s'anastomosent avec des filets du facial.

Dans le lapin et le cochon-d'Inde, c'est du maxillaire supérieur que vient le nerf du muscle de la paupière supérieure.

Dans le chien, les chats, etc., les communications de la cinquième paire, soit avec le grand sympathique, soit avec le nerf facial par le nerf vidien, n'existent plus. Ce nerf et le ganglion sphéno-palatin n'existent pas eux-mêmes. Le tronc

même du maxillaire supérieur reçoit cette communication avant de sortir du crâne, par la prolongation du filet du grand sympathique, qui s'est
réuni lui-même avec la sixième paire, dans le sinus
caverneux. C'est par la convexité d'un arc décrit
par ce filet, que cette dernière réunion a lieu.

Dans les lapins, il n'existe ni nerf iridien, ni
ganglion sphéno-palatin, ni nerfs nazaux qui en
émanent, ni communication directe ou indirecte
du tronc du maxillaire supérieur ou de toute
autre branche de la cinquième paire avec le nerf
facial.

Dans les mammifères où manque le ganglion
sphéno-palatin, le nerf maxillaire supérieur s'a-
vance sans division, jusqu'au-dessus du renflement alvéolaire de la deuxième molaire supérieure. Là il se divise en deux faisceaux. Les filets du
faisceau interne sont supérieurs et pénètrent dans
la narine par des trous correspondants du maxillaire; les filets de l'autre faisceau traversent le palatin obliquement de dehors en dedans, et débou-
chent sur la voûte palatine, au-devant de son tiers
postérieur.

Les filets nazaux se divisent en deux fascicules:
1° l'interne plus petit passe au-devant du corps du
sphénoïde, divisé en deux filaments, qui se prolongent sur toute la moitié inférieure de la cloison;
2° l'antérieur, plus volumineux, se réfléchit sur l'os
maxillaire en avant, en suit la paroi, et se dis-

tribue inclusivement dans les cornets moyen et inférieur. Ces filets ont dans les chiens plus de volume que le rameau palatin. Les filets dentaires, provenant des uns et des autres, sont très-petits.

La masse du nerf, plutôt accrue que diminuée après la séparation de tous ces filets, parcourt le conduit sous-orbitaire et sort par la fosse canine. Des filets épanouis dans la peau, les plus gros se distribuent aux bulbes des poils. Mais le principal rameau de chaque côté, après avoir contourné la lèvre, se replie en haut dans le sillon muqueux de la cloison extérieure des narines, où les filaments s'entrelacent dans un vrai tissu érectile avec beaucoup de vaisseaux sanguins. Ce filet, toujours très-remarquable dans les animaux pourvus de mufle, l'est surtout par son volume dans les chiens à narines fendues, et renommés pour l'excellence de leur odorat.

Dans un lapin, la masse de ces nerfs égale absolument celle du même nerf dans l'homme. Par la différence des proportions des têtes, on peut juger de l'excès des nerfs du lapin.

Chez l'ours (*noir d'Amérique*), trois petits rameaux seulement dont la somme est moindre que la moitié des mêmes nerfs du lapin, se distribuent principalement aux bulbes des moustaches, et fournissent à peine des filets au reste des lèvres et du nez (1).

(1) Je n'ai pu, malgré mes recherches réitérées, trouver

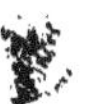

3°. Le *maxillaire inférieur*, la plus grosse branche de la 5me paire dans l'homme et les singes, sort par le trou ovale du sphénoïde. C'est à ce nerf et sur sa face inférieure que se rendent les filets d'origine inférieure de cette paire, et qui ne passent point par son ganglion. Aussi des trois divisions de la cinquième paire, fournit - elle seule des rameaux musculaires. Sœmmering a le premier observé cette composition du maxillaire inférieur par des filets d'origine différente. Il a aussi observé qu'au sortir du trou ovale, cette portion d'origine inférieure devient antérieure à l'autre, avec laquelle elle se confond bientôt. Il est aisé de voir que le nerf lingual et le nerf dentaire ne sortent point de cette partie du faisceau commun, où sont entrés les filets d'origine inférieure.

Dans l'homme, le nerf maxillaire inférieur se divise en sortant du crâne en deux portions, l'une supérieure et externe, où entrent les filets d'origine inférieure, l'autre inférieure et interne.

De cette première portion, viennent les rameaux musculaires pour le temporal, le masseter, le buccinateur, et les ptérigoïdiens. Ceux du temporal vont, en suivant les parois osseuses de la fosse zygomatique et temporale, se perdre dans les fibres du muscle de ce nom. Celui du masseter passe entre le

___

dans les chiens et les lapins ce ganglion de la branche sphéno-palatine, dont parle M. Cuvier, t. II, pag. 210, de ses leçons.

condyle et l'apophyse coronoïde de la mâchoire inférieure. Le buccal se dirige en avant entre les
deux muscles ptérigoïdiens. Le ptérigoïdien est le
plus petit et le plus interne de tous. Enfin le temporal superficiel passe entre le conduit auditif et
le condyle, et se distribue à la face antérieure de
l'oreille et à la peau de la tempe, après s'être anastomosé avec le facial.

Le lingual se sépare le premier de la partie interne et inférieure de la branche. Il reçoit, un pouce au-dessous, l'anastomose de la corde du tympan,
puis se place entre le ptérigoïdien interne et la
mâchoire, puis entre la glande maxillaire et la
membrane de la bouche, et se rend vers la surface
supérieure de la langue dans l'intervalle du génio-
glosse et du muscle lingual.

Le nerf dentaire, avant d'entrer dans le canal
maxillaire, donne un rameau ou faisceau de filets,
appelé mentonnier. Il finit par contourner le bord
de l'os maxillaire inférieur, donne quelques filets à
la glande maxillaire, ou quelquefois il forme un
plexus avec des filets du lingual qui s'y rendent
aussi. Quelquefois il y a un ganglion. Puis il se
distribue à la peau et aux bulbes des poils de la
barbe.

Le nerf dentaire ne donne aux dents que des
filets très-petits. Il sort presque tout entier par
le trou mentonnier pour se distribuer à la peau
de la lèvre inférieure et un peu à ses muscles.

Dans le chien et le lapin il n'y a de différence que pour le nerf temporal superficiel, qui se rend à l'oreille. Ce rameau né, ainsi que le masseterin, dès la sortie même du nerf, traverse la cavité glenoïde derrière le condyle. Enveloppé dans ce trajet, par le tissu fibreux de la capsule articulaire, il se replie en haut pour se distribuer à la partie antérieure de l'oreille. Ce nerf manque aux lapins et autres rongeurs, où la cavité glenoïde, étendue longitudinalement, mettrait obstacle à son passage. Il est en partie remplacé par des filets prolongés de la branche auriculaire du premier nerf cervical.

Le masseterin du chien passe comme celui de l'homme, dans l'échancrure sigmoïde de la mâchoire.

Dans le lapin, où le masseter est en-dedans, ce nerf se rend à l'oreille, et représente le temporal superficiel.

Enfin il faut observer que dans les chiens la cinquième paire se confond avec l'auditif, en s'insérant au cerveau de la même manière que l'on a vue dans les raies.

La cinquième paire ne communique donc pas constamment avec le grand sympathique, dans les mammifères et les autres classes.

Elle communique constamment avec le facial dans les mammifères par la corde du tympan.

Elle ne communique avec le facial chez les oiseaux que dans les palmipèdes, les stryx, et point chez les passereaux, les galinacés, etc., où ce nerf manque.

Elle communique avec le sympathique, chez les poissons, par la branche operculaire sans analogue, dans les autres classes; chez l'homme par le ganglion sphéno-palatin; chez les chiens par le filet terminal du sympathique, filet déjà anastomosé lui-même avec la sixième paire. Il en résulte dans le chien une relation de la cinquième avec la sixième paire, qui n'existe pas dans l'homme.

Dans les mammifères elle communique avec le facial par le rameau temporal superficiel de la troisième branche; par le rameau jugal du lacrymal, lequel vient de l'ophtalmique chez l'homme et du maxillaire supérieur dans le chien; par le frontal et le nazal cutané, tous deux séparés de l'ophtalmique chez les chiens. Ces deux anastomoses n'ont pas lieu chez les lapins; la dernière seule a lieu chez l'homme, par les nerfs sous-orbitaires, dentaire et mentonnier. Chez l'homme et les singes elle communique encore avec le nerf facial par le filet crânien du nerf vidien.

Dans les serpents avec le rameau glosso-laringien du nerf vague.

Dans les oiseaux, elle ne communique ni avec le nerf vague, ni avec le sympathique.

C'est dans les chiens que les communications sont le plus nombreuses, puisqu'elles ont lieu avec le facial, le sympathique, et la sixième paire. Cette dernière communication manque dans l'homme. Dans le lapin, il n'y en a qu'avec le facial, mais il y en a une nouvelle avec l'auditif même.

On n'avait pas encore remarqué que chez les chiens, parmi les carnivores, les lapins et les cobaies, parmi les rongeurs, le nerf auditif est réellement un embranchement de la cinquième paire. Cela est pourtant de toute évidence. En soulevant le cervelet, sur l'encéphale en position, on voit la cinquième paire obliquement en avant, et l'acoustique perpendiculairement en dehors, sous forme de ruban médullaire horizontalement aplati, se réunir par leurs bords opposés avant l'insertion de chacun des deux nerfs à la bande de la protubérance qui se rend dans la partie postérieure du pédoncule du cervelet. Et comme la protubérance est extrêmement étroite et mince dans les rongeurs, à cause de la presque disparition des hémisphères du cervelet, la partie supérieure de la protubérance paraît seulement formée par la continuation du ruban médullaire, dans lequel s'enchâssent la cinquième et la septième paire, dont les fibres se continuent réellement avec celles de la partie blanche du cervelet. Cela est surtout visible dans les cobaies et les lapins. En outre, dans ceux-ci, le bord du quatrième ventricule, correspondant à l'insertion commune des deux nerfs, au pied même du pédoncule du cervelet, est renflé en un petit mamelon où se terminent les fibres les plus postérieures des deux nerfs.

Dans plusieurs espèces de ces deux ordres de mammifères, le nerf acoustique est donc une division de la cinquième paire.

En outre, comme dans les rongeurs les hémisphères du cervelet n'existent plus, et que le lobe médian est au contraire réciproquement développé; comme les fibres des deux nerfs se continuent évidemment avec celles de la partie blanche de ce lobe, il en résulte une preuve nouvelle du rapport précédemment établi entre la cinquième et la septième paire d'une part, et, d'autre part, le lobe médian du cervelet et la partie antérieure du quatrième ventricule.

Une preuve que malgré l'interposition des lames du pont de varole, entre l'insertion apparente de la cinquième paire à ces lames, et son insertion réelle à la moelle, ces lames ne sont pour rien dans l'action de cette paire, c'est que, chez les lapins, après la section du ruban antérieur de la protubérance, à travers lequel la cinquième paire va s'insérer à la moelle, les fonctions de la cinquième paire continuent. Elles seraient détruites si la protubérance était son aboutissant réel.

CHAPITRE IV.

DU NERF ACOUSTIQUE ET DE L'ORGANE DE L'OUIE.

Le nerf acoustique, destiné à sentir le son ou le bruit causé par les vibrations des corps élastiques, a besoin, chez les vertébrés, d'être précédé du côté d'où arrivent ces vibrations d'un ou plusieurs instruments, qui paraissent susceptibles de concentrer, de renforcer et de moduler le son. Un seul de ces instruments existe chez les poissons; deux chez les oiseaux et les reptiles. Un troisième, tout-à-fait extérieur, fait, pour ainsi dire, l'embouchure des deux autres chez les mammifères.

1°. *De l'organe mécanique de l'audition.*

Le premier de ces instruments, qui existe seul chez les poissons, est ce qu'on appelle groupe des trois *canaux demi-circulaires*. Dans les mammifères ce groupe est accompagné d'une espèce de cor en spirale, nommé *limaçon* à cause de sa forme. Le canal tubulaire qui le parcourt est souvent partagé en deux demi-canaux cylindriques, par une cloison régnant du sommet à la base, ce qui lui donne alors deux ouvertures, l'une dans le vestibule et l'autre à l'extérieur.

Les trois canaux demi - circulaires et ce limaçon répondent toujours en-dedans à une capsule membraneuse, nommée *vestibule*. Ces trois canaux et ce limaçon sont de véritables prolongements tubuleux de cette membrane. Ce vestibule est formé de deux membranes, l'une extérieure et *fibreuse*, et susceptible d'incrustation; l'interne, *vasculaire* et *celluleuse*, et toujours souple et élastique. Il n'y a pas de troisième tunique ou membrane *nerveuse*. Le nerf acoustique se termine toujours par des digitations filiformes, et n'est pas suivi d'une membrane ou toile, comme le nerf optique l'est par la rétine. Ce vestibule est au moins percé d'un orifice du côté du cerveau, pour laisser pénétrer le nerf acoustique. Telle est sa structure dans les lamproies, où le vestibule existe seul, et où il n'y a pas la moindre trace de canaux demi-circulaires, comme le docteur Polh l'a observé le premier en 1818. La cavité de ce vestibule est remplie par plusieurs humeurs, dont la principale est contenue, comme l'humeur vitrée dans l'œil, par une sorte de réseau membraneux qui lui conserve une forme propre et indépendante. C'est dans cette humeur, chez les reptiles, ou dans un appendice du réseau qui la contient, chez les poissons, que se forment des dépôts crétacés et ces espèces de concrétions calcaires, formées comme une coquille de mollusque. Entre le réseau qui contient cette humeur centrale (et qui constitue dans les poissons osseux ce qu'on nomme le sac des pierres, parce que les concrétions calcaires y ont réellement une dureté pierreuse) et la membrane vasculaire qui tapisse l'enveloppe fibreuse ou cartilagineuse, est une autre humeur. Elle est aqueuse, c'est ce que l'on appelle lymphe de Cotunni; elle s'étend dans toutes les cavités des canaux demi-circulaires et du limaçon. C'est dans cette lymphe que baignent les rameaux et les filets terminaux du nerf acoustique (1).

(1) On a dernièrement (Mém. du Muséum, t. XII) établi une analogie entre les pierres de l'oreille des poissons, et les concrétions qui se forment quelquefois par maladie dans le tambour de l'oreille des mammifères et de l'homme. Cette comparaison porte sur la fausse supposition que ces deux sortes de concrétions sont formées dans le même organe; ce qui n'est pas. Les pierres des poissons sont formées dans un appendice du vestibule, c'est-à-dire, dans l'oreille interne. Les concrétions des mammifères le sont dans le tambour de l'oreille, c'est-à-dire, dans l'oreille moyenne. L'explication de la formation constante et régulière des pierres et des concrétions calcaires, dans l'oreille des poissons, par le défaut d'issue au dehors pour l'humeur, dont le durcissement les produit, et de la formation accidentelle des concrétions des mammifères, par l'occlusion pathologique de l'issue habituelle que présente au mucus la trompe d'Eustache, tombe ainsi d'elle-même. Pour qu'il y eût analogie il eût fallu que les concrétions des mammifères se trouvassent aussi dans leur vestibule. Or, ce vestibule n'y a pas plus d'issue extérieure que chez les poissons. Les pierres de l'oreille de ces animaux n'ont donc rien qui leur soit analogue chez les mammifères.

Dans tous les poissons, le vestibule n'a d'autre orifice extérieur que l'entrée des canaux demi-circulaires, toujours renflés à leur origine. Ce renflement s'appelle *ampoule*. Quoiqu'il y ait ordinairement six ampoules dans les poissons (voy. *pl.* V, *fig.* 4), il n'y a pourtant presque toujours que trois orifices au côté externe du vestibule, parce que le confluent des ampoules mitoyennes des deux canaux verticaux, et le confluent de chaque ampoule externe des mêmes canaux avec l'ampoule correspondante du canal horizontal, s'opèrent à une certaine distance du vestibule, et que c'est un canal simple qui achève le trajet du confluent au vestibule. Mais comme les canaux demi-circulaires ne s'ouvrent sur aucun point de leur contour, la membrane du vestibule n'est réellement ouverte que du côté où elle reçoit le nerf. Tel est l'état du vestibule dans tous les poissons osseux, moins les cycloptères. Dans ce genre (sur le cyclopt. lumpus) j'ai découvert un canal long de quinze à vingt lignes, dirigé à peu près dans le même plan que le canal demi-circulaire horizontal, à travers le rocher jusque sous la peau dont l'épaisseur est réduite à une ligne et demie en cet endroit, au lieu de trois et de quatre qu'elle a sur le reste du corps. Enfin dans les raies et les squales (voy. *pl.* III, *fig.* 5), les canaux demi-circulaires verticaux, d'un côté, communiquent sur le milieu de la nuque, avec les canaux de l'autre côté. Et les ampoules mitoyennes communiquent aussi ensemble par une sorte d'arcade transverse, continuation du canal membraneux. Les parois cartilagineuses des canaux ont tout-à-fait disparu au pourtour de cette anti-chambre commune des deux appareils, qui n'est séparée de l'eau où se meut l'animal, que par une peau amincie. Les canaux demi-circulaires, dont l'expérience prouve que la sensibilité est si grande, sont ici séparés par le plus petit intervalle possible, du milieu d'où viennent les vibrations.

Dans les raies, les squales, les esturgeons, et cycloptères, les canaux demi-circulaires membraneux sont flottants dans d'autres canaux, dont est percée l'épaisseur du cartilage qui enveloppe toute l'oreille et lui forme une paroi complète du côté du crâne. Dans les poissons osseux il n'y a ordinairement qu'une partie du contour du canal vertical postérieur et de l'horizontal qui traverse un canal osseux, pris sur le pariétal. D'ailleurs toute la cavité auditive n'est qu'une dilatation de la cavité cérébrale ; et les membranes du vestibule et des canaux demi-circulaires, excepté les deux arcs osseux que parcourent ceux-ci, ne sont maintenus en position que par des brides filamenteuses et par la résistance que s'opposent et le liquide où baigne le cerveau, et celui qui remplit le vestibule, et celui qui entoure et remplit les canaux demi-circulaires membraneux.

Dans tous les reptiles le vestibule et les canaux demi-circulaires sont complètement inter-osseux, mais leur proportion est infiniment plus petite que dans les poissons, où les dimensions de cet appareil paraissent mesurées sur la densité du milieu d'existence de ces êtres. Il n'y a plus de sac ou d'appendice particulier du vestibule, où puissent se former des concrétions pierreuses. Mais la proportion de la matière crétacée dans l'humeur qui remplit le vestibule, est bien plus grande que dans les oiseaux. L'enveloppe osseuse du vestibule et des canaux demi-circulaires est ouverte du côté extérieur (voy. au premier liv. la description de la cavité auditive). Mais cette ouverture, qu'on nomme *vestibulaire*, est toujours fermée par la membrane du vestibule.

Cette ouverture osseuse met en contact la membrane du vestibule avec l'adossement d'une autre membrane, toujours muqueuse, qui tapisse une cavité extérieure, toujours pleine d'air, communiquant avec la bouche, et que l'on nomme *caisse du tympan* ou *tambour de l'oreille*. C'est une sorte d'instrument qui semble destiné à l'unisson et au renforcement du son. Cette partie de l'organe, nommée aussi *oreille moyenne*, quand elle est suivie extérieurement d'un troisième appareil qui manque toujours aux reptiles, n'a donc rien qui lui soit comparable chez les poissons.

On a vu (livre premier) comment ce tambour

osseux est composé. Il est tapissé par un prolongement de la membrane buccale. Mais dans la plupart des sauriens ce tambour de l'oreille n'est réellement qu'une dilatation latérale de la bouche, dont l'entrée est plus large que le fond, comme on peut le voir sur le lézard ocellé, où je l'ai davantage étudié. Cette membrane, en s'adossant à la peau sur le contour d'une échancrure de l'os de la caisse, forme la membrane du tympan des reptiles. Mais dans un grand nombre de sauriens, dans les caméléons, par exemple, les orvets, les ophisaures, et chez tous les vrais serpents, il n'y a pas de vestiges de cette membrane. Cela n'empêche pas que dans le caméléon le tambour auditif ne soit aussi bien fermé et circonscrit que chez pas un mammifère. J'ai trouvé dans ce reptile que le tambour de l'oreille ne communique avec la bouche que par un petit canal d'environ une ligne de long, et au plus un cinquième de ligne de diamètre. L'orifice de ce canal se trouve sous le bord antérieur du vestibule. Le tambour règne entre les deux couches de muscles cervicaux, tout le long du cou, se prolonge sous l'omoplate, puis sous les deux premières côtes, où il vient s'adosser à la membrane du poumon, occupant ainsi une longueur plus grande que celle de la tête. Il n'y a pas ici d'osselet auditif.

Dans les sauriens, les tortues et les oiseaux, l'osselet auditif, sous forme de stylet évasé à se

deux extrémités, par où il s'applique intérieurement sur la membrane vestibulaire , et en dehors
sur celle du tympan , n'est mu que par un seul
muscle court et épais, inséré à la plaque extérieure
qu'il tire en dedans et en arrière. Dans les ophidiens l'osselet auditif s'arrête dans les muscles
cervico - maxillaires , et ne va pas jusqu'à la
peau.

Excepté quelques oiseaux de nuit , du grand
genre des stryx, entre autres les effrayes, où existe la troisième sorte d'instrument constituant un
cornet pour recueillir et diriger les rayons sonores, l'oreille des oiseaux resssemble à celle des
reptiles ; le vestibule et ses canaux y sont seulement taillés sur de plus grandes proportions. En
outre, les canaux demi-circulaires, au lieu d'être
enfermés par un amas de cellules osseuses comme
chez les reptiles, sont libres dans tout leur contour,
et font saillie dans la cavité du tympan, laquelle,
chez les effrayes et plusieurs autres stryx, les ducs,
par exemple, n'est séparée du cerveau et du cervelet que par une simple lame compacte, si mince
qu'elle est transparente. Les canaux demi-circulaires s'ouvrent dans le vestibule par cinq orifices
résultant du rétrécissement des ampoules. C'est le
confluent des deux canaux verticaux qui donne
lieu à un orifice unique. Ce qu'on appelle limaçon
dans les oiseaux, n'est qu'un petit prolongement
arqué du vestibule, dirigé d'arrière en avant, et de

dehors en dedans. Dans ce limaçon est une vési-
cule de même forme que la cavité osseuse et remplie d'une matière pulpeuse sur laquelle s'épanouissent les filets nerveux. Ce vestibule communique
avec la caisse par deux orifices. (Pour la construction osseuse du tambour et de ses cellules, voyez
livre premier.) Le tambour est aussi bien circonscrit que dans le caméléon, et ne communique avec
la bouche que par un canal à parois osseuses, le
plus souvent complettes, ce qui n'arrive même pas
chez les mammifères, où il n'y a qu'un demi-ca-
nal osseux.

Une membrane élastique particulière, doublée
en dehors par la peau, en dedans par la muqueuse
du tambour, est encadrée par un cercle osseux,
pris sur plusieurs os, comme on a vu (loc. cit.).
Elle n'adhère pourtant pas à l'arc que la caisse
donne à ce cadre. Un canal extérieur formé par un
court repli de la peau qui double en dehors la
membrane du tympan, conduit à cette membrane
chez les oiseaux.

Excepté tous les cétacés, tous les phoques (car
ceux mêmes qu'on appelle *otaries* n'ont qu'un
vestige de conque), plusieurs rongeurs et insectivores souterrains, les ornithorinques et les échidnés, etc., une sorte de cornet plus ou moins évasé,
formé par un fibro-cartilage mince très-élastique,
et recouvert d'une peau mince aussi presque toujours nue dans la concavité du cornet, et quelquefois

sur ses deux faces, par exemple, dans les chauve-souris et les didelphes, est ajustée chez les mammifères en dehors du tympan. Ce cornet, appelé *pavillon* ou *conque de l'oreille*, est porté sur un pédicule creux nommé *canal auditif externe*. Ce conduit résulte de l'enroulement en spirale d'une lame cartilagineuse assez étroite, adhérente par son contour au périoste du canal osseux formé par la réunion de la caisse, du temporal écailleux et du rocher. La peau de l'intérieur du pavillon tapisse les parois de ce conduit jusqu'à la membrane du tympan, qu'elle double au-dehors, en faisant un cul-de-sac. Ce prolongement cutané est le siége d'une sécrétion oléagineuse, appelée *cerumen*, dont l'objet est d'entretenir la souplesse du canal et de la membrane du tympan. C'est aussi par un ou deux tours de spirale que l'extrémité rétrécie de la conque s'ajuste sur l'extrémité du conduit car-tilagineux. Nous ne décrirons pas ici toutes les con-figurations, toutes les proportions si variées de la conque et de ses différentes parties. Mais il est bon d'observer que la plus parfaite sculpture, et le plus grand développement de ce cornet acoustique, ne coïncident avec une plus grande perfection et un plus grand développement de l'oreille moyenne et de l'oreille interne, que dans quelques chauve-souris. Ainsi, dans plusieurs espèces des genres ves-pertilions, mégaderme et phyllostome, il y a réel-lement deux cornets inscrits l'un dans l'autre. Et telle est la proportion de la conque externe qu'elle égale dans l'oreillard la longueur du corps, et que dans tous les mégadermes, surtout chez le mégaderme lyre, les deux grandes conques n'en font qu'une par la soudure d'environ la moitié de leur hauteur sur le milieu de la tête. Et non-seulement la conque interne des chauves-souris est un appareil de renforcement pour recueillir et diriger le son, mais aussi, c'est un moyen de s'y soustraire. Elle se replie au gré de l'animal sur le trou du conduit auditif qu'elle peut ainsi fermer. Le contour des deux grandes conques du mégaderme tendues transversalement au-dessus de la tête, représentant une surface presque égale à celle de la plus grande section du corps de l'animal ; on conçoit quelle prodigieuse quantité d'ondes sonores sont interceptées et réfléchies vers le canal auditif. Dans ces mêmes genres, le limaçon, plus développé à lui seul que le reste du vestibule ou labyrinthe, occupe plus d'espace que la caisse, et sa forme extérieure est justement celle de la coquille d'un limaçon. Mais dans les autres mammifères, les trois appareils de l'organe de l'ouïe ne sont plus en proportion. Ainsi les ruminants et l'âne, par exemple, où la conque de l'oreille est si grande, ont la caisse et l'appareil vestibulaire assez peu développés. Ces deux appareils le sont au contraire beaucoup chez les chats, les genettes et civettes, et les martes, où la conque l'est médiocrement. Ils le sont encore davantage chez les phoques, plusieurs rongeurs souterrains, où il n'y a pas de conque; mais leur saillie est presque nulle à l'extérieur, par exemple, chez la taupe.

Enfin, dans tous les mammifères, le tambour de l'oreille est traversé par une chaîne de quatre osselets, dont l'interne, appelé *étrier*, adhère par une platine à la membrane de la fenêtre vestibulaire. Il est mu par un petit muscle particulier. Vient ensuite *le lenticulaire*, puis *l'enclume*, dans une échancrure de laquelle s'articule la tête du *marteau*, dont le manche coudé s'applique par une partie de sa longueur à la membrane du tympan. Ce marteau a ordinairement deux muscles; l'antérieur a son point fixe au sphénoïde, sur le contour de l'orifice de la trompe, et s'insère par un court tendon à l'apophyse du marteau.

Le muscle interne du marteau, beaucoup plus long, commence à la partie fibro-osseuse de la trompe et hors du tambour de l'oreille, parcourt un petit canal de la base du rocher, et s'insère à la réunion du col, avec le manche du marteau.

Une particularité du vestibule dans cette classe, c'est d'être situé entre ses deux appendices de perfectionnement. Le groupe des canaux demi-circulaires est en arrière et en-dessus, le limaçon, en avant et en dessous. La cavité osseuse du vestibule est remplie d'une liqueur très-limpide, circonscrite à la capsule vestibulaire, dont l'intérieur contient une sorte de gelée transparente, assez consistante pour conserver sa forme hors de la capsule, et laissant voir deux petits amas un peu opaques, d'une substance amylacée, où vont s'épanouir quelques filets nerveux. Comme, dans l'humeur cristalline du vestibule des reptiles et des oiseaux, il existe une proportion un peu plus grande de cette substance opaque; comme dans les squales et les raies cette proportion est fortement accrue et que les masses opaques y prennent des formes régulières et constantes, si l'on voulait absolument trouver quelque chose d'analogue, par position, aux pierres des poissons, ce serait dans ces deux petits magmas opaques du vestibule des mammifères qu'il le faudrait chercher.

C'est dans les chauves-souris que le limaçon est le plus parfait. L'axe ou la columelle sur laquelle s'enroule le canal spiral, est lui-même creux, et sa cavité tordue en spirale. C'est dans cette cavité que pénètre le rameau de l'acoustique. La cloison qui partage en deux rampes la grande spirale creuse du limaçon, est formée par un pli de la columelle criblée de petits trous sur sa longueur. Sur ce pli de la columelle règne une lame d'un blanc mat, très-fragile, dont l'épaisseur décroît de la base au sommet, et dont les très-minces parois interceptent une cavité partagée en un très-grand nombre de petits tubes par des cloisons aussi fort minces. En-dessus s'applique une couche de la matière pulpeuse qui remplit les tubes de la lame ou zone précédente. Plus extérieurement est une zone plus étroite formée d'une membrane très-mince. Enfin et 4°, la cloison des deux rampes du limaçon est terminée par une production gélatineuse, logée dans une demi-excavation du canal spiral. M. de Blainville, qui nous sert ici de guide, pense que cette production, peut-être tubuleuse et continue avec la membrane du vestibule, n'est autre chose que le tube transverse de Comparetti (Blainville, *princip. d'anat. comp.*, t. I, pag. 458 et suiv.). Ces deux rampes communiquent à leur sommet; mais à leur base la cloison se continue avec la paroi de la caisse. De sorte que la rampe supérieure, un peu plus longue, s'ouvre en s'élargissant dans le vestibule, près du confluent antérieur des canaux demi-circulaires, et que l'inférieure, plus courte et plus large, n'est séparée de la caisse du tympan que par une membrane. L'ouverture osseuse s'appelle fenêtre *cochléaire*, ou *ronde* (voyez livre premier).

2°. *Nerf acoustique.*

Dans les quatre classes de vertébrés, le nerf acoustique, quel que soit le nombre de ses filets d'origine, s'insère au-dessous et sur le côté du quatrième ventricule, un peu en arrière du bord postérieur du pédoncule du cervelet. Son insertion est toujours, relativement au diamètre vertical de la moelle, inférieure à celle de la cinquième paire dans les ovipares. Chez les mammifères elle est au contraire supérieure, quand la cinquième paire n'a qu'un faisceau d'insertion, par exemple, dans l'homme et les singes.

Comme pour la cinquième paire, cette insertion est découverte ou cachée, suivant l'existence ou l'absence de la commissure des lobes latéraux du cervelet, c'est-à-dire, suivant que les animaux sont ovipares ou mammifères. Néanmoins, même chez ces derniers, soit dans le cas d'excès de volume du nerf, comme dans la plupart des carnassiers et des rongeurs, soit par le peu de développement de la protubérance, dépendant lui-même du petit développement des hémisphères du cervelet, l'insertion de ce nerf est plus ou moins à découvert, comme nous l'avons vu pour la cinquième paire, de laquelle d'ailleurs, dans les cas en question, l'acoustique fait souvent partie.

Dans les poissons.

Le volume proportionnel du nerf acoustique est beaucoup supérieur à ce qu'il est dans les autres animaux. Sa structure ne diffère pas de celle des autres nerfs. Et comme les bruits qui peuvent se produire dans l'eau sont beaucoup plus faibles que ceux qui se produisent dans l'air, comme en conséquence la susceptibilité acoustique doit être supérieure dans les poissons, il suit que l'état pul peux d'où l'on avait dérivé les propriétés de ce nerf chez les mammifères et les oiseaux, n'en est pas la condition essentielle.

C'est surtout le nerf acoustique qui, dans la plupart des poissons, offre plus évidemment la simple insertion par juxta-position, et non par continuité de matière. Les insertions des filets de ce nerf ne sont pas sessiles, c'est-à-dire, le filet lui-même ne se fixe pas sur la moelle, mais par l'intermédiaire d'un petit pédicule, qui n'est continu, ni avec la moelle, ni avec le nerf. Celui-ci, renflé à son extrémité, adhère au pédicule, dont la couleur nacrée tranche fortement, et sur le blanc mat du nerf, et sur le blanc de la moelle.

Les filets d'origine de l'acoustique sont toujours séparés de ceux de la cinquième paire par un intervalle. Et quand cet intervalle est fort étroit, il est toujours facile de reconnaître que les filets de l'acoustique sont groupés ensemble, et convergent vers un même point de la moelle, différent de celui où s'insère la cinquième paire (voy. *pl.* XII, *fig.* 1 et 2).

C'est donc à tort que Scarpa, et, depuis lui, tous les autres anatomistes, ont fait du nerf acoustique une division de la cinquième paire chez les poissons. Dans les trente genres que j'ai disséqués, je n'ai trouvé cette dernière disposition que dans les raies. Dans le cyclopterus lumpus et tous les squales, excepté peut-être la roussette, espèce du sous-genre scyllium (*pl.* IV, *fig.* 1 et 2), il n'y a que contiguité du nerf acoustique avec le filet le plus voisin de la cinquième paire. Dans la roussette une rainure marque la séparation du nerf acoustique d'avec la branche de la cinquième paire qui passe derrière l'évent. Dans tous les poissons osseux, sans exception, et dans les squales autres que la roussette, le nerf acoustique a constamment trois filets d'insertion, un pour le nerf de chaque ampoule; le sac des pierres recevant ses filaments de l'un des précédents, quand il n'en a pas un particulier. Mais dans l'esturgeon tous les filets des ampoules et du sac des pierres, se réunissent à plus d'un demi-pouce de la moelle, en un tronc commun de plus d'une ligne et demie de diamètre, dans un individu de quatre pieds. Ce tronc unique est renfermé dans un conduit cartilagineux, seule issue de la cavité auditive (*pl.* V, *fig.* 4). L'intervalle de l'insertion du nerf acoustique à celle de la cinquième paire, est de presque deux lignes.

On voit aussi sur cette figure, qu'aucun filet du nerf acoustique ne peut avoir d'anastomose, ni même de contact avec le premier nerf branchial qui sort aussi du crâne par un conduit cartilagineux, dans lequel il ne donne pas le moindre filet.

Dans tous les poissons osseux (voy. toutes les *pl.*) l'intervalle de l'acoustique à la cinquième paire est tel, qu'il faut croire que Scarpa et les auteurs qui ont parlé de la jonction de ces deux nerfs, n'y ont pas regardé ailleurs que sur les raies.

Dans les gades, ceux de tous les poissons osseux qui ont les nerfs acoustiques les plus nombreux et les plus développés, les insertions de ces nerfs doivent nécessairement occuper plus de place. Or, le premier des quatre filets d'origine du nerf acoustique (c'. : les trois autres filets sont marqués c'. c^3. c^4.), s'insère bien nettement au-dessous et à distance du pédicule, par lequel s'insère le ganglion même de la cinquième paire. Les trois autres filets, réunis presque en un seul faisceau, s'insèrent en arrière, et débordent un peu en-dessous, l'insertion du premier nerf branchial (1). Il est encore évident ici que le premier nerf branchial ne s'anastomose pas avec l'auditif. Seulement les filets des ampoules postérieure et intermédiaire, adhèrent quelquefois au premier nerf branchial, qui les croise en dessous; mais cette adhérence n'est jamais constante.

Dans la morue (voy. *pl.* VII, *fig.* 4) il y a deux filets de moins au rameau destiné au sac

---

(1) On voit (*pl.* IX, *fig.* 5) les quatre parties du nerf acoustique en position sur le merlan; la pierre a été enlevée pour laisser voir les filets nerveux.

des pierres. Dans le merlan, au contraire, il y en
a quatre (deux de plus), nés de la même insertion, et ensuite réunis à un gros rameau, qui
longe en-dessous le sac des pierres. Ce rameau est
soutenu à son extrémité postérieure, par une petite lame cornée transparente (*o.*), appuyée sur la
ligne médiane contre son analogue, de sorte que
les deux sacs membraneux et leurs nerfs, sont
presque contigus en dedans.

Cet excès de développement de l'appareil nerveux de l'ouïe, chez les gades et surtout chez
le merlan, est indiqué sur le squelette, par le développement du basilaire, en une sorte de tambour saillant dans la gorge. Je n'ai retrouvé, ni
cette grande cavité osseuse, ni ce développement
des nerfs acoustiques, sur aucun autre poisson (1).

L'on voit sur le merlan une anomalie sem-
blale à celle du premier branchial naissant de
la cinquième paire dans le barbeau, et de l'a-
coustique, naissant de cette même paire dans la
raie. La sixième paire est réunie en un seul faisceau avec le rameau de l'acoustique, distribué au
sac des pierres. Cette réunion dépend de l'excès

____

(1) L'appareil nerveux est en position à gauche sur le merlan, et à droite sur la morue, où le premier rameau nerveux du
sac de la pierre se montre coupé. De l'autre côté les appareils sont renversés en dehors, pour montrer leurs insertions
à la moelle (voy. les figures citées).

de volume de ce rameau, qui lui fait occuper plus de place.

Sur la morue, au contraire, la sixième paire s'insère séparément, comme à l'ordinaire, par des filets tres-déliés.

Aucun des filets du nerf acoustique ne se propage dans les canaux demi-circulaires. Comme on le voit (voy. *pl.* VIII, *fig.* 1, pour le cyclopterus lumpus ; *pl.* III, *fig.* 4, pour la raie, etc.), le rameau acoustique, destiné à chaque ampoule, s'épanouit dans sa cavité en une pate d'oie de trois courtes digitations. C'est donc à tort que Gall, pag. 79, a dit que les filets de l'acoustique se ramifient dans les canaux demi-circulaires. La pate d'oie, ou digitation terminale de chaque filet acoustique, est flottante dans l'espèce de gelée qui remplit cette cavité, et s'étend de l'une à l'autre, par le calibre des canaux demi-circulaires. Dans les poissons osseux cette gelée doit contribuer à transmettre les mouvements vibratoires, renforcés encore par l'élasticité de la matière même des canaux, et par leur mobilité au milieu de la cavité générale qui les contient. Quand les canaux demi-circulaires sont engagés dans des conduits, soit osseux, soit cartilagineux, comme chez le cycloptère, l'esturgeon, les squales et les raies, le grand excès du diamètre intérieur de ces conduits, sur le diamètre extérieur des canaux demi-circulaires, laisse à ceux-ci presque autant de mobilité que s'ils étaient tous dans une seule cavité commune. Il est donc toujours très-facile, à cause de cet état de liberté, d'étudier la structure et la disposition des nerfs et des canaux demi-circulaires, dans tous les poissons. Au contraire, dans la plupart des reptiles, dans tous les mammifères et les oiseaux, la matière osseuse, en se déposant tout autour, comprime les ampoules et les canaux demicirculaires, et l'on ne peut y prendre une idée de ces parties membraneuses, que par leurs moules, empreints sur les anfructuosités intérieures du rocher.

Il y a chez le cycloptère un long canal qui fait fonction de tambour et qui, dans un trajet de presque un pouce et demi, traverse l'épaisseur du cartilage, jusque sous la peau dont il n'est séparé que par une lame très-mince du périoste ou périchondre.

Dans les squales et les raies il y a une sorte de tambour commun, placé sur le milieu de la voûte du crâne (*pl.* III, *fig.* 5), et vers lequel s'inclinent pour y communiquer, les conduits cartilagineux, où flottent, dans une sorte de gelée, les canaux demi-circulaires verticaux, de chaque côté.

Dans tous les autres poissons la cavité auditive n'a aucune espèce de prolongement vers l'extérieur du crâne. Jamais non plus il n'existe aucun canal analogue à celui qui, dans les animaux aériens, introduit l'air dans la caisse du tympan.

Ainsi le nerf acoustique n'est pas une division constante de la cinquième paire, ce qui n'arrive que dans les raies; et l'anastomose du prétendu *nerf facial* de Scarpa (c'est-à-dire du premier nerf branchial), avec le filet de l'ampoule postérieure (ce qui est encore une particularité chez les seules raies), n'est pas plus générale. Effectivement ce n'est que dans ce seul animal que Scarpa a fait figurer cette double disposition, laquelle est pourtant moins bien représentée que dans mon atlas.

Chez quelques reptiles la disposition intérieure des nerfs acoustiques est semblable à celle des poissons, dans les amphisbènes, par exemple. Chez d'autres, elle ressemble à celle des oiseaux ; dans les tortues et les sauriens.

Dans les oiseaux.

Le nerf auditif naît par une insertion grosse et unique, près du rebord du quatrième ventricule, en arrière du bord postérieur du pédoncule du cervelet, à égale distance à peu près de l'insertion de la cinquième paire, en bas et en avant, et de la huitième en arrière. Les filets des ampoules sont à proportion un peu plus longs que dans les poissons.

Il n'y a pas plus de nerf facial dans les passereaux, dans les gallinacées et les oiseaux de proie diurnes, que dans les poissons et les reptiles. Ce n'est que dans quelques palmipèdes, et surtout chez les effrayes et les ducs, pourvus d'une conque extérieure, qu'il existe un très-mince et très-court nerf facial (c'est-à-dire, une branche musculaire de la septième paire), exclusivement distribuée à cette conque et aux fibres musculaires destinées à la mouvoir.

Dans les mammifères.

Le recouvrement de la face inférieure de la moelle, à l'opposite du cervelet et des lobes optiques, par la commissure des lobes cérébelleux latéraux, avait induit en erreur sur le point d'insertion de ce nerf, comme pour celui de la cinquième paire.

Depuis Varoli, beaucoup d'anatomistes avaient donc assigné l'origine de l'acoustique au point où ce nerf pénètre dans la protubérance (voy. *pl.* XIII, *fig.* 2, 3, 4, 5, et 13).

Depuis Picolhomini, plusieurs anatomistes ont supposé une continuité des fibres transversales blanches, qui forment une sorte de crénelure sur le fond du quatrième ventricule de l'homme, avec les fibres du nerf acoustique; et ils ont fait de ces fibres, les filets d'insertion du nerf. Sœmmering avait pourtant objecté que la plupart de ces fibres s'enfoncent dans les pédoncules du cervelet, qu'en conséquence, celles-là au moins étaient étrangères au nerf acoustique. Enfin, j'ai vu ces fibres manquer entièrement ; je les ai vues, au contraire, plus grosses et plus nombreuses chez des idiots. Gall dit (p. 75) que certainement quelques-unes se réunissent *souvent* au nerf auditif (cette réunion n'est donc pas constante), mais que d'autres vont en partie dans les lobules antérieurs, que d'autres s'enfoncent dans le milieu même du cervelet.

Or, chez la plupart des mammifères, le nerf auditif a une proportion de développement bien supérieure à celui de l'homme. Et si les fibres en question étaient ses racines, comme on l'a imaginé, elles seraient proportionnées au nerf lui-même. Au contraire, selon les observations de Gall, que j'ai vérifiées sur les mêmes amimaux et étendues sur beaucoup d'autres, ces fibres médullaires blanches manquent alors entièrement.

Ces fibres ne sont donc pas l'aboutissant du nerf auditif, puisqu'elles n'ont encore été jusqu'ici observées que dans l'homme, où elles ne sont pas constantes, et où, quand elles existent, elles ne sont ni toutes ni toujours continues avec les fibres d'insertion de ce nerf.

Quant au renflement de matière grise, dont Gall suppose l'existence constante dans l'épaisseur des parois du quatrième ventricule, et d'où il dérive le nerf auditif, son existence n'est pas non plus générale. Ce renflement, qu'il nomme *ruban gris*, n'est donc pas non plus en connexion constante avec le nerf acoustique.

Comme la matière grise n'existe pas constamment dans l'épaisseur des parois supérieures du quatrième ventricule, chez les mammifères, on ne peut donc dériver ce nerf, de cette matière.

Dans les mammifères, derrière *le pont* règne une bande ou demi-ceinture, d'une largeur variable, suivant les genres. Cette bande transversale est recouverte sur son milieu par les pyramides. Les nerfs auditifs s'insèrent sur elle, comme la cinquième paire sur la grande commissure du cervelet. De même que cette grande commissure se prolonge dans les pédoncules du cervelet, au-delà de l'insertion de la cinquième paire, la bande en question se continue en contournant les flancs de la moelle, vers le bord postérieur des pédoncules du cervelet, et vers la partie immédiatement continue du bord du quatrième ventricule.

Or, Gall (p. 76), qui observe, après Willis, que chez l'homme cette bande est couverte par la couche postérieure du pont, la suppose composée des fibres de communication des deux nerfs acoustiques, dont elle formerait ainsi la commissure.

Si cela était, pourquoi les fibres de cette bande se continueraient-elles au-delà de chaque nerf, pour se porter au cervelet et au corps *restiforme?*

Cette demi-ceinture, qui n'est pas interrom-

pue aux pyramides, mais seulement recouverte
par elles, n'est que la partie postérieure et supérieure de la commissure du cervelet, deve-
nue visible, parce que la bande postérieure inférieure, qui existe dans l'homme et quelques singes, vient à manquer. Or, la quantité de ces fibres postérieures et inférieures qui viennent ainsi
à manquer, est d'autant plus grande, que les lobes
latéraux du cervelet, dont elles forment la commissure en arrière, diminuent eux-mêmes dans ce sens.
Voilà pourquoi la largeur de la bande supérieure
aux pyramides, et que traversent les nerfs acoustiques pour pénétrer à la moelle, est réciproque au
volume des lobes latéraux du cervelet, et n'a aucun rapport de proportion avec le nerf acoustique
lui-même, pas plus que le reste de la protubérance
n'a de proportion avec la cinquième paire. Ainsi,
quand on a enlevé chez l'homme la couche la plus
postérieure de la protubérance, on retrouve au-
dessus des pyramides une bande analogue, et qui
se continue dans la partie postérieure du pédoncule du cervelet.

Comme enfin cette bande elle-même, ainsi que
la protubérance, sont réduites à leur plus petit volume dans les rongeurs, où le cervelet latéral est
lui-même plus rudimentaire, quoique la cinquième et la septième paire soient alors à leur maximum; on voit qu'il n'y a qu'un simple rapport mécanique entre cette bande et la septième paire,

pour laisser pénétrer ce nerf vers la moelle.

Le nerf acoustique naît donc, chez les mammifères comme chez tous les autres vertébrés, de la partie latérale du quatrième ventricule, un peu en arrière d'un plan vertical, passant par le bord postérieur du pédoncule du cervelet.

Le nerf facial naît au-dessous de l'acoustique, c'est-à-dire, plus rapproché du milieu de la face inférieure de la moelle (*pl.* XIII, *fig.* 3). Mais, comme lui, il sort d'entre les fibres de la bande en question, que Tiedemann (*Icon. cerebr. Simiar. et quorumd. mamm. rarior.* Heidelberg, 1821, in-fol.) nomme *corps trapézoïde.* On ne voit pas pourquoi Gall, p. 76, a voulu assigner à l'origine de ces filets un autre plan transversal qu'à l'acoustique. Ce nerf facial est réellement à la septième paire ce que les filets musculaires de la cinquième paire, qui lui sont inférieurs pour l'insertion, et qui ne traversent pas le ganglion, sont à cette même paire. Gall (p. 75) a bien reconnu, pour cette partie de la septième paire, qu'elle ne se continue pas avec les fibres de la bande postérieure à la protubérance, ou avec la prétendue *commissure des nerfs auditifs;* mais qu'elle passe au-dessous de cette bande, et la perce de part en part. Si dans l'homme, ajoute-t-il, quelques filets du facial, ou tous, semblent naître du pont, cela vient de ce que des fibres transversales du pont sont placées dessus.

Le nerf facial s'insère donc sur le même segment

de la moelle que l'auditif, mais bien plus rapproché que lui de la ligne médiane, et par conséquent sur le faisceau inférieur de la moelle, le nerf auditif naissant du faisceau supérieur.

Ces dispositions s'observent assez aisément, ainsi que dans la cinquième paire, lorsqu'au préalable on a fait bouillir le cerveau bien frais dans l'huile. Cette préparation vaut mieux que la macération dans une eau chargée d'acide nitrique ou muriatique, qui rendent les fibres nerveuses, fragiles, et même friables.

Dans tous les mammifères, les deux nerfs acoustique et facial, pénètrent hors du crâne par le conduit auditif interne du rocher. Suivant les genres, le facial est accolé à la face inférieure ou supérieure de l'acoustique, sans adhérence, tout comme les filets musculaires de la cinquième paire par rapport au tronc sensitif.

La distribution des filets de l'acoustique ne diffère guère que pour les degrés de leur prolongement, dans les quatre classes de vertébrés. Chez le chien, le chat, avant d'émettre les différents filets qui passent par les trous du fond cribleux de son conduit, le nerf auditif, jusque-là très-mou et pulpeux, se renfle légèrement et prend une consistance de véritable ganglion.

Dans l'intervalle du ganglion à la moelle, le nerf est à l'état de pulpe homogène, sans filaments visibles, comme pour l'intervalle du ganglion de la huitième paire à la moelle chez les cyprins. Le nerf facial, au contraire, dont la structure sur le ganglion auditif est celle d'un cordon nerveux ordinaire, s'insère à la moelle par sept ou huit filets disposés sur un même plan horizontal, à une demi-ligne ou même plus du bord inférieur de l'acoustique, selon les espèces et la taille des animaux.

Ces deux modes d'insertion sont, comme on a vu, d'une grande conséquence. Les nerfs olfactif, optique, la partie sensitive de la cinquième paire et l'auditif des mammifères et des oiseaux, s'insèrent ou se terminent par un ruban de matière pulpeuse. Tous les autres nerfs encéphaliques au contraire, si petits qu'ils soient, la quatrième paire de l'homme, par exemple, s'insère par une digitation de deux ou trois filets pour chaque nerf; et toujours, excepté cette quatrième paire, ces insertions filamenteuses se font sur le cordon inférieur, plus ou moins près de la ligne médiane.

Dans son trajet à travers l'épaisseur de la voûte de la caisse, le nerf facial reçoit l'anastomose du nerf *vidien,* introduit dans le rocher par l'aqueduc de Fallope. Un peu au-delà et à angle rétrograde, il donne inférieurement un filet connu sous le nom de *corde du tympan,* et qui va s'anastomoser, aussi à angle rétrograde, avec le nerf lingual, à une distance variable de l'embranchement de celui-ci avec le nerf dentaire. Dans les chiens, c'est tout près de cet embranchement.

Enfin, au milieu du conduit osseux par lequel il sort du crâne, le nerf facial du chien par un rameau qui égale bien le tiers de son volume, communique à travers, un conduit percé dans l'épaisseur du rocher, avec le nerf pneumo-gastrique, ou, pour mieux dire, avec le ganglion commun à ce nerf, au glosso-pharyngien, et au spinal, dans le trou osseux même qui le transmet hors du crâne. Cette communication est donc bien différente de celle que ce même nerf présente, soit avec le sympathique, soit avec d'autres nerfs. J'observe par anticipation que le ganglion commun des huitième, neuvième et douzième paires, communique avec la onzième ou hypo-glosse, par un cordon des trois quarts plus court que le précédent. Il n'y a pas de ganglion au point de jonction de cette réunion à l'hypo-glosse. M. Cuvier avait déjà observé dans le veau une semblable communication du facial avec la huitième paire. Mais chez cet animal le rameau de cette dernière origine ne se réunirait pas entièrement au facial; il ne lui donnerait qu'un filet, et continuerait de se porter en dehors, au-devant et au-dessous de l'oreille.

Dans le chien la réunion est complette, et les nerfs des muscles de l'oreille ne peuvent pas être dérivés plutôt de l'une des racines que de l'autre.

En sortant du crâne, par le trou de la base de l'apophyse mastoïde, au-devant et un peu en dehors duquel vient constamment se souder plus ou moins étroitement l'os styloïde, le facial se partage en plusieurs rameaux. Les postérieurs, au nombre de deux ou trois rameaux primitifs, se distribuent aux muscles de l'oreille, et leur volume est en proportion de la grandeur et de la mobilité de cette partie, par exemple, dans les lièvres et l'âne. Le tronc principal traverse la glande parotide, dans l'épaisseur de laquelle il se partage en trois branches bien distinctes, surtout dans les chiens, les chats, le cheval, dans tous les animaux enfin à physionomie très-mobile. Le *supérieur* remonte au-devant de l'oreille, et se ramifie à la partie antérieure de la tempe, et aux muscles du sourcil et des paupières. Dans le chien il forme au-dessus de l'œil une arcade qui ne se termine qu'au-dessous du tendon du muscle orbiculaire des paupières. Dans ce trajet l'arcade s'anastomose avec trois nerfs orbitaires, savoir : 1° le rameau jugal du nerf lacrymal, sorti ici par une échancrure du bord de l'orbite; 2° avec le rameau frontal; 3° puis enfin avec le rameau cutané du nerf nazal. Dans le lapin il n'y a pas d'arcade ; le facial s'arrête à la hauteur du nerf lacrymal.

L'intermédiaire ou *labial supérieur*, ainsi nommé, de la destination principale aux muscles de la lèvre supérieure et des ailes du nez, suit exactement, pour le volume et le nombre de ses branches, la mobilité de ces différentes parties. Il est très-gros, par exemple, dans les lapins, où les lèvres et les ailes du nez sont toujours en mouvement, et dans les chiens. Il est bien moindre à proportion dans les ruminants, plus gros au contraire dans le cheval, le chameau, etc.

Dans les ruminants et les carnassiers ce nerf s'anastomose par quatre ou cinq arcades avec des filets correspondants du sous-orbitaire. Aucun filet de ce nerf ne pénètre, ni dans les narines, ni dans les bulbes dentaires, ni dans la bouche.

Le plus inférieur, ou *labial inférieur*, contourne l'angle de la mâchoire, et le long de sa face externe parvient aux muscles de la lèvre. Dans les chiens et le mouton il reçoit de nombreuses anastomoses du nerf dentaire, par deux trous mentonniers de l'os maxillaire.

Dans tous ces animaux il est très-apparent que le nerf facial se termine partout dans les muscles, et non à la peau et aux bulbes des poils, comme les filets des nerfs maxillaires.

Les filets que la parotide reçoit de ce nerf sont très-petits.

Dans les ruminants le labial inférieur est très-petit, et moindre même à proportion que dans l'homme.

Dans le chien les trois branches du facial, en traversant la parotide, reçoivent de fréquentes et grosses anastomoses du nerf temporal superficiel, et de ceux des nerfs de la cinquième paire, qui se détachent du masseterin et du buccinateur pour se porter à la peau. Ces anastomoses n'existent ni dans l'homme ni dans le lapin.

La grosseur du nerf facial, comparée, soit à celle de la cinquième paire, soit à lui-même, est plus considérable dans l'homme que dans aucun animal. Cette grosseur va en diminuant comme la mobilité de la face, aux mouvements inspirateurs et physionomiques de laquelle il se rapporte (1).

CHAPITRE V.

DE LA HUITIÈME PAIRE OU NERF PNEUMO-GASTRIQUE.

On savait que ce nerf met en rapport le pharynx, le larynx, la glande thyroïde, les gros vaisseaux du cou, les poumons, le foie, la rate, l'estomac, et quelquefois le diaphragme avec le lobe du quatrième ventricule, ou moelle allongée, dans les mammifères; que dans les poissons un de ses rameaux règne tout le long du corps, sous le nom de

(1) Dans les tortues (Bojanus, tab. 23, *fig.* 117) il existe une *portion dure* de la septième paire, anastomosée et avec le grand sympathique et avec le nerf vidien dans le canal jugulaire. En sortant de la caisse, ce nerf se termine dans le muscle digastrique. Pour la distribution ce n'est donc pas un nerf *facial.* Aussi Bojanus dit-il, « igitur nullus facialis, ut taccam de chordâ minimè expectandâ, ut pote linguali absente. »

nerf latéral; qu'ainsi la huitième paire se distribue et a des organes musculaires contractiles, et a des glandes ou organes sécrétoires. J'ai découvert chez les cyprins que les plus gros nerfs se ramifient dans un organe sensitif, et chez la torpille dans les deux tiers postérieurs de l'appareil électrique; que chez les reptiles et les oiseaux, sa principale branche se rend aux muscles de la langue. Ces trois nouvelles distributions justifient le nom de *vague*, que lui donnaient les anciens anatomistes, à cause, et du grand nombre d'organes qu'il anime, et du grand nombre de nerfs avec lesquels il communique.

Néanmoins au milieu de cette apparente confusion, il est des branches principales constantes distribuées, les unes dans l'organe de la respiration, les autres dans l'œsophage, l'estomac et les glandes annexées. C'est de là que lui est venu le nom de *pneumo-gastrique :* car il est essentiellement le nerf de la respiration et de la digestion stomacale.

Chez les oiseaux à poumons si développés, et chez les reptiles à poumons tellement restreints que la moitié postérieure du poumon unique des serpents n'est qu'une simple poche vésiculeuse à parois transparentes et sans vaisseau, le nerf pneumo-gastrique est également au *minimùm* de volume. Chez les poissons, dans son moindre développement il est relativement de beaucoup supérieur à celui des mammifères, où il présente une proportion moyenne entre les poissons et les deux autres classes d'ovipares. La masse de la partie respiratoire de ce nerf, paraît donc en relation directe avec la densité du milieu où l'animal respire. Et dans le même milieu, dans l'air, la coïncidence de l'atrophie du nerf, d'une part avec la faiblesse, d'autre part avec la plus grande énergie de la respiration, est liée dans le premier cas avec le *minimum* et dans le second cas avec le *maximum* des puissances mécaniques de la respiration ; comme si dans les oiseaux ce maximum et la multiplicité des contacts du sang avec l'air, suppléaient à l'action du nerf, ou seulement l'exigeaient moins intense.

Chez les mammifères les poumons beaucoup plus petits que chez les oiseaux, mais beaucoup plus grands toutefois que chez les reptiles, coïncident, avec une proportion moyenne, et du nerf pneumo-gastrique et de la puissance mécanique qui sert à la respiration.

1°. Dans les *poissons* le pneumo-gastrique s'insère sur les côtes de la moitié postérieure du quatrième ventricule, plus près du bord supérieur de ses parois que pour la septième paire ou acoustique, par conséquent sur le cordon supérieur ou seulement en partie sur l'inférieur, par un nombre de filets ou de rubans extrêmement variable d'un genre à l'autre, et qui n'est nullement proportionné au nombre des branches de distribution qui en émanent. A l'exception des cyprins, qui offrent sous ce rapport une double anomalie, il y a une règle constante dans le mode d'insertion de ses racines : c'est que le nerf qui se porte au bord antérieur de la première branchie, dans les poissons soit à branchies libres soit à branchies fixes, excepté l'esturgeon et la lamproie, s'insère toujours séparément à la moelle. Cette insertion se fait à une distance variable en avant des autres, que celles-ci soient séparées ou soient groupées en une seule masse.

Ce dernier mode, y compris le nerf de la première branchie, a lieu dans les cyprins, moins le barbeau. Un court ruban de matière médullaire, qui pour la consistance et la couleur ne diffère en rien de la moelle, est interposé entre cette partie et un ganglion unique sémilunaire, de la convexité duquel (voy. *pl.* IX, *fig.* 1) naissent les différentes branches du nerf. Ce ganglion est absolument plus gros dans une carpe de douze ou quinze pouces, que ne l'est le renflement correspondant du même nerf dans l'homme.

Chez la carpe le premier nerf branchial sort de l'extrémité antérieure de ce ganglion. J'ai déjà dit que chez le barbeau, espèce pourtant si voisine, ce même nerf est une division de la branche sphéno-palatine de la cinquième paire.

Dans le cas si général de l'insertion isolée du premier nerf branchial à la moelle, il est toujours

séparé des autres filets du pneumo-gastrique, par
un intervalle assez variable pour être quelquefois
plus voisin du nerf auditif que du nerf vague.
Mais quels que soient ses rapports de distance
entre ces deux nerfs, il traverse toujours obliquement et d'arrière en avant la cavité auditive, entre la paroi osseuse et le sac des pierres; croise en-
dessous le filet nerveux de l'ampoule postérieure,
et sort du crâne par un trou de la grande aile du
sphénoïde, qui, dans les poissons osseux, forme la
plus grande paroi de la cavité auditive. Dans le
crâne il est ainsi de plus en plus séparé du reste du nerf pneumo-gastrique. A sa sortie il continue de s'en éloigner, et presqu'aussitôt après avoir
traversé les muscles moteurs du premier arceau branchial, il en prolonge tout le bord
antérieur.

Dans les seules raies ce nerf s'anastamose avec
le rameau acoustique postérieur, par une adjonc-
tion réelle de filets qui vont grossir ce dernier
nerf. Partout ailleurs il n'y a qu'adhérence entre
ces deux nerfs, dans une étendue variable, au
moyen d'un tissu cellulaire très-dense, très-résis-
tant, qui paraît n'avoir d'autre objet que de
maintenir ces nerfs en situation fixe dans une cavité, où d'ailleurs ils sont libres et flottants. Ce
tissu forme dans les gades, où l'appareil nerveux
de l'ouïe est au *maximum* de tous les degrés exis-
tant dans le reste des vertébrés, une sorte de voi-

le, dans laquelle sont tendus, comme des baguettes de parasol, les nerfs du sac membraneux des pierres. Il est très-difficile de séparer les nerfs de cette sorte de tente. C'est sans doute la difficulté d'opérer cette séparation, qui a induit Scarpa en erreur sur l'anastomose du premier branchial avec l'acoustique postérieur, anastomose qu'il croyait commune à tous les poissons.

Cette communication ligamenteuse entre ces deux nerfs, manque dans le genre cycloptère.

A sa sortie du crâne, le premier nerf branchial se divise en deux filets. Le postérieur, de beaucoup le plus gros, longe le bord antérieur du premier arceau. L'antérieur (voy. *pl.* XI, *fig.* 1) se perd dans la membrane buccale; ses plus longs filaments vont même quelquefois jusqu'au-dessous de la pointe de la langue. En quoi il ressemble au rameau lingual de la huitième paire des reptiles.

Ce nerf étant quelquefois plus voisin de l'acoustique que du pneumo-gastrique, avait été pris pour l'analogue du facial, par les anatomistes qui n'avaient considéré que son origine et son trajet dans l'oreille. Cette méprise est une nouvelle preuve de la nécessité, pour bien déterminer les nerfs, de les considérer depuis une de leurs extrémités jusqu'à l'autre. Scarpa (pag. 20, parag. VI) avait déjà reconnu qu'aucun des filets de ce nerf ne se rend à l'extérieur de la face, pourtant si bien pourvue de nerfs dans la plupart des poissons, et qu'il se distribuait à la partie antérieure de l'organe respiratoire. Enfin M. Duméril (*Mém. sur l'odorat des poissons*) l'a pris pour l'analogue du glosso-pharyngien.

Or, attendu la distribution invariable et principale de ce nerf au bord antérieur de la première branchie, ce ne peut être l'analogue ni du glosso-pharyngien, ni du facial, car aucun des filets de ces nerfs, là où ils existent, ne se termine dans l'organe de la respiration. La prolongation sur la face buccale de l'appareil branchiostège, de ses filets les plus antérieurs, et même à la face inférieure de la langue, ne motive nullement la détermination prétendue. Car ces différentes parties, selon les nerfs qui se distribuent aux organes adjacents, reçoivent des filets de chacun de ces nerfs. Ainsi, dans les mammifères, l'hypo-glosse, la cinquième paire, la huitième paire et le glosso-pharyngien, ont cela de commun. Or, on ne peut tirer des caractères d'individualité, de ce qui est commun et accidentel.

Dans tous les cas, jamais les filets de cette branche, distribués à la langue, ne suivent l'accroissement de volume de cet organe.

D'ailleurs, dans tous les animaux, comme on va voir, les filets les plus antérieurs du rameau laryngé du nerf vague, vont à la langue. Le premier nerf branchial, par sa distribution, appartient donc à des surfaces respiratoires et digestives, comme le reste du pneumo-gastrique, excepté le nerf latéral.

Enfin, dans l'esturgeon, toutes les insertions du nerf pneumo-gastrique sont contiguës sur la même ligne horizontale, et pénètrent ensemble et par un seul faisceau dans un conduit unique. Ce n'est qu'au milieu de ce conduit (voir *pl.* V, *fig.*4) que le premier branchial se sépare du tronc commun du nerf. Il suit alors un canal fibro-cartilagineux qui croise la direction du troisième filet acoustique. L'épaisseur des parois de ce canal sépare donc les deux nerfs dans toute l'étendue de leur voisinage. Il y a donc impossibilité même à leur contiguïté.

Il n'y a pas non plus de séparation primitive du premier branchial dans la lamproie (voir *pl.* VI, *fig.* 1); chaque rameau branchial se sépare du tronc commun au passage de ce tronc, vis-à-vis de chaque branchie.

Outre les nerfs pneumo-gastriques proprement dits, la huitième paire donne dans tous les poissons que j'ai examinés, excepté dans les cycloptères et tétrodons, un nerf exclusivement propre à cette classe, étendu tout le long des flancs de l'animal jusqu'à la queue (c'est le nerf mal à propos nommé de la *ligne latérale*, puisque, le plus souvent, il ne coïncide pas avec cette ligne). Elle donne en particulier, 1° dans les cyprins, un système de nerfs absolument sans analogues dans les autres poissons (excepté peut-être les scares), et à plus forte raison dans le reste des animaux vertébrés ; 2° dans la raie électrique, les quatre cinquièmes des nerfs électromoteurs.

I. Voici comme, dans tous les poissons, les branches antérieures se distribuent aux branchies. Une grosse branche suit le bord antérieur, et un petit rameau le bord postérieur de la même branchie. La grosse branche du bord antérieur d'une branchie se sépare du même tronc commun que le petit rameau du bord postérieur de la branchie précédente. Il n'y a que le premier branchial qui ne se divise pas entre deux branchies.

Ces nerfs branchiaux ou respiratoires sont d'une proportion de volume d'autant plus petite, que le poisson habite des eaux plus limpides et plus agitées, et par conséquent plus aérées. Réciproquement ils grossissent en raison de la profondeur, de la stagnation et de la qualité vaseuse des eaux. Cette proportion n'est nullement en rapport, soit avec la grandeur de l'animal, soit avec son genre de vie carnivore ou autre.

II. Les branches, moyennes pour l'origine entre celles-ci et les suivantes, donnent principalement les nerfs de l'œsophage et de l'estomac ; d'autres, plus petites, vont aux muscles du pharynx, des branchies, et sur la face branchiale de l'espèce de diaphragme tendu sur la glande clavicule.

III. Le plus postérieur des nerfs de cette paire

est celui qu'on a appelé de la *ligne latérale*. On supposait ce nerf constamment unique, situé le long de la ligne latérale, et sous-cutané.

Or, suivant les genres, ce nerf est simple ou double, c'est-à-dire séparé dès son origine en deux branches à-peu-près égales, lesquelles dans leur trajet sont ou toutes deux superficielles et sous-cutanées, comme dans les gades, ou bien l'une sous-cutanée et l'autre profonde et intermusculaire, comme dans les vives, les trigles. Quand il est unique, ou bien il est sous-cutané comme dans les cyprins, ou bien profond et intermusculaire, comme dans les brochets, les orphies, etc.

Dans tous les cas, il s'étend le long des flancs jusqu'à la queue sans donner de filets, mais en décroissant toutefois de calibre au-delà du milieu de sa longueur. On dit qu'il s'épanouit en rayonnant sur chaque face de la nageoire caudale; je n'ai pu le constater nulle part; l'extrême petitesse de ce nerf près de la queue m'en fait douter.

Dans tous les cas le nerf passe au-dessous de l'épaule, c'est-à-dire du pédicule de la grande clavicule. La branche sous-cutanée, quand il y en a deux, se sépare de l'autre à une ou deux lignes de l'origine. Dans les trigles, les vives, etc., la branche profonde s'enfonce dans les muscles latéraux, presque perpendiculairement, et paraît presque aussitôt à leur surface abdominale sous le péritoine. Elle passe d'abord sur la concavité des deux premières côtes, puis sur la convexité des suivantes, toujours subjacente au péritoine dans leurs intervalles. Ce n'est qu'après la septième côte qu'elle pénètre le plan moyen du muscle latéral, dans l'épaisseur duquel elle marche jusqu'à la queue.

S'il y a deux branches sur chaque flanc, leurs extrémités terminales ne s'anastomosent pas.

Dans le genre gadus, où les deux nerfs de chaque flanc sont sous-cutanés, séparés dès l'origine ils ne divergent qu'arrivés à la peau au-delà de la clavicule. Alors ils s'écartent d'une quantité variable presque à angle droit. Celui qui s'est dévié, parvenu à huit, neuf, dix ou douze lignes de son congénère, se réfléchit brusquement pour lui redevenir parallèle, et ils conservent entre eux ce parallélisme jusqu'à la queue. Quelquefois l'un des deux se termine dans le trajet. Alors l'autre se divise et envoie à angle très-ouvert un filet qui bientôt se réfléchit pour continuer la direction de celui qui est interrompu.

Dans les murènes, les esox, les squales, les raies, les esturgeons, le nerf unique et situé dans l'épaisseur des muscles dorsaux, est ordinairement moins distant de l'axe du corps que de la surface.

Dans aucun genre, ce nerf n'est contigu et encore moins coïncident sur tout son trajet avec la ligne de *pores* connue sous le nom de *ligne latérale*. Il est constamment situé au-dessous d'elle, d'une quantité qui peut égaler le quart ou le tiers du diamètre du corps, par exemple dans les smarris.

Tel est le plan général des branches de la huitième paire, communes à tous les poissons.

Voici la disposition particulière de celles qui sont propres à quelques genres ou à quelques espèces dans un même genre.

1°. Dans les cyprins, de la partie inférieure et intérieure du bord externe du ganglion de la huitième paire, naît un système de nerfs distribués à un appareil qui n'avait pas encore été ni décrit ni déterminé. Comme ces nerfs font une grande partie de la masse de cet appareil, qui ne paraît exister que pour servir à leur action, nous en plaçons ici la description.

L'existence de cet appareil n'avait été qu'indiquée, t. III, p. 225 de l'anat. de M. Cuvier. Il y est considéré comme une glande salivaire.

La moitié postérieure du palais des cyprins est plafonnée d'une couche charnue à fibres musculaires très-fines, très-intimement entrelacées, et dont la texture rappelle celle du plan supérieur de la langue de l'homme (*pl.* IV, *fig.* 3; *pl.* IX, *fig.* 1).

Mieux encore que l'examen anatomique, les mouvements spontanés qui s'y exercent après la mort, montrent que la direction de la plupart de ces fibres est longitudinale. Cette couche musculeuse est revêtue d'une membrane muqueuse à papilles très-distinctes, surtout en arrière au-devant d'une plaque calcaire fixée sur l'os basilaire. (Cette plaque sert de frottoir aux dents pharyngiennes qui se meuvent horizontalement sur elle.) Un appareil véritable de manducation et de trituration, se trouve donc contigu à cet organe, comme les arcades dentaires le sont à la langue. Une partie des substances triturées se trouve nécessairement en contact avec la partie postérieure de ce palais charnu. Cela est d'autant plus inévitable que cette partie postérieure est très-érectile.

Cinq gros troncs nerveux (voyez les figures citées), chacun de plus d'une ligne de diamètre, sur une carpe d'un pied de long, et disposés sur deux rangs , se rendent dans ce plafond, à travers une plaque cartilagineuse, à - peu-près quadrilatère. L'office de cette plaque paraît être d'empêcher la compression des nerfs et des vaisseaux. Ceux-ci sont presque aussi gros chacun que le tronc même de l'aorte. Le nerf postérieur, toujours le plus gros, passe ordinairement par une échancrure du bord correspondant de la plaque. Le volume des autres nerfs va en diminuant en avant, à peu près comme l'épaisseur de l'appareil charnu : la structure papilleuse diminue aussi dans ce sens. Cette épaisseur, sur une carpe d'un pied de long, n'est pas moindre de quatre lignes près de la plaque basilaire. Cette épaisseur, la structure papillaire, et le volume proportionnel des nerfs, sont beaucoup moins prononcés chez le barbeau, où l'organe est bien moins parfait que chez la carpe (*pl.* X, *fig.* 2). En entrant dans le tissu charnu, les nerfs se ramifient en filets très-fins, et peuvent être suivis jusqu'à la membrane muqueuse bien plus facilement que ne le peuvent être les filets du nerf lingual à la langue d'aucun mammifère. Dans la carpe la somme en volume de ces nerfs, surpasse celle des nerfs branchiaux, œsophagiens et latéraux.

Dans aucun des autres genres que j'ai examinés, quelle que soit la mollesse de la membrane palatine, il n'y a pas le moindre vestige de cet ordre de branches du pneumo-gastrique.

2°. Dans la torpille (*pl.* V, *fig.* 2) les quatre premiers nerfs branchiaux se divisent à leur embranchement même, sur le tronc de la huitième paire, en deux rameaux. Le supérieur, des deux tiers plus gros que l'autre, se rend dans la partie correspondante de l'organe électrique. Le cinquième nerf branchial seul ne s'y rend pas. Aussi ce cinquième nerf est-il à son embranchement avec le tronc, presque moitié plus petit que chacun des précédents. On se souvient que le cinquième nerf de la cinquième paire de la torpille se rend dans la partie antérieure de cet organe.

Ces nerfs électriques de la huitième paire ont, comme celui de la cinquième du même animal, leur filets libres et disposés en écheveaux.

On doit aussi se souvenir que conformément

à la loi suivant laquelle l'axe cérébro-spinal se
renfle aux points d'insertion des nerfs sensitifs, en
proportion du volume de ces nerfs, l'excès de volume du nerf pneumo-gastrique des poissons, coïncide constamment avec un développement proportionnel de différentes parties du quatrième ventricule. Les extrêmes de cette proportion s'observent dans l'orphie et aussi dans les trigles (voy.
pl. VII, *fig.* 2 et 3), pour le moindre développement; et dans les squales, les raies et surtout la
carpe (*pl.* I, *fig.* 2), pour le plus grand développement.

On a déjà vu que le tronc même du nerf pneumo-gastrique à sa naissance, varie d'un genre à
l'autre. 1° Dans les cyprins un ganglion semilunaire,
communiquant avec la moelle par un ruban médullaire blanchâtre, donne origine à tous les nerfs
de la huitième paire, y compris le premier branchial (*pl.* IX, *fig.* 1). 2° Dans l'esturgeon tous les filets d'insertion à la moelle sont bientôt réunis en un
faisceau unique, plutôt plexiforme que ganglifor-
me. 3° Dans les raies, les squales et les murènes, chaque filet d'origine ne s'insère pas immédiatement à la
moelle, mais par l'interposition d'un petit pédicule
nacré, dont la couleur et la texture diffèrent à
la fois et de celles du nerf et de celles de la moelle.
Ce mode d'insertion, déjà observé pour la cinquième paire de plusieurs poissons, prouve que
les nerfs ne sont pas continus à la moelle, et

l'on sait d'ailleurs qu'ils n'en sont pas une production (*pl.* I, *fig.* 1; *pl.* III, *fig.* 2 et 4; *pl.* XII, *fig.* 2). 4° Dans les baudroies et tétrodons, le nerf, s'insérant par des filets analogues à ceux des nerfs spinaux des mammifères, présente aussi, comme ces mêmes nerfs, un ganglion d'une structure tout-à-fait pareille (*pl.* V, *fig.* 1). Dans les tétrodons surtout, ce ganglion est à lui seul presque aussi volumineux que tout l'encéphale. Or, les nerfs n'en sont pourtant pas, à beaucoup près, d'une proportion semblable. 5° Dans les pleuronectes (*pl.* XI, *fig.* 1) il n'y a pas, sur le tronc du nerf à sa sortie du crâne, un ganglion unique, qui intercepte la totalité des filets nerveux : mais il existe sur la longueur du nerf une suite de ganglions au point de séparation de chacune de ses branches. 6°. Enfin, dans la lamproie (voy. *pl.* VI, *fig.* 1; *pl.* III, *fig.* 10), le tronc unique de la huitième paire, ou mieux du pneumo-gastrique (puisqu'il n'y a que six paires de nerfs qui le précèdent dans ce poisson), s'insère par quatre ou cinq filets, non pas à la moelle même par juxtaposition et continuité, mais sur la meninge, qui, depuis le premier nerf spinal jusque près de la cinquième paire, sur une longueur de près de quatre lignes, est écarté de plus d'une demi-ligne de toute la surface de l'encéphale par un fluide interposé.

Il n'existe dans aucun poisson le moindre vestige du nerf accessoire de la huitième paire, autrement dit nerf spinal ou de Willis.

2°. Dans les *reptiles*, beaucoup plus petit à proportion que dans les poissons et surtout que dans pas un des mammifères et des oiseaux, ce nerf se distribue à la langue, à l'œsophage, à l'estomac et aux poumons. Les branches pulmonaires sont justement les plus rudimentaires de toutes.

Dans la vipère fer-de-lance de la Martinique, dans les serpents à sonnette, et à très-peu de différences près dans les autres serpents, dans les lézards, par exemple le lézard ocellé et le caméléon, le rameau le plus remarquable du nerf vague, séparé de son tronc après la sortie du crâne, se rend à la langue.

En voici la disposition chez les serpents à sonnette. Le tronc du nerf pneumo-gastrique se dirige d'abord obliquement en arrière et en bas, en contournant d'abord les muscles spinaux, puis l'œsophage, jusqu'à l'angle du levier coudé, que représente chaque branche de la mâchoire inférieure, allongée dans ces serpents par un os enclavé partout ailleurs dans les parois du crâne, ou très-peu mobile sur quelque point de sa surface. A cet angle le pneumo-gastrique se divise en trois branches : les deux postérieures vont à l'estomac et au poumon. La branche pulmonaire n'est qu'un filet souvent difficile à disséquer.

La branche antérieure, dirigée en avant, donne bientôt un gros rameau pour les muscles rétracteurs de la langue; plus loin, d'autres filets aux muscles de la glotte; plus loin, d'autres encore aux muscles protracteurs de la langue, et au-delà un rameau s'enfonce dans les muscles intrinsèques et moteurs des deux languettes terminales.

Après avoir donné tous ces filets, la branche linguale de la huitième paire, à-peu-près vers la hauteur du trou mentonnier (ouvert ici à la face interne de l'os), s'anastomose avec le nerf maxillaire inférieur sorti par ce trou. De cette anastomose partent trois ou quatre filets distribués à la surface de la langue jusqu'à ses pointes.

La huitième paire est donc le seul nerf distribué aux muscles de la langue et de la glotte; et les nerfs de la surface de la langue, seul organe de toucher dans les serpents, proviennent d'une anastomose jusque-là inconnue dans l'anatomie des nerfs.

Dans les lézards (j'ai disséqué ce nerf sur le caméléon et le lézard ocellé) la disposition du nerf pneumo-gastrique et la proportion de ses trois branches, pulmonaire, œsophagienne et linguale, sont à-peu-près comme dans les serpents. Le volume de la branche linguale, toujours la plus grosse, dépend du volume et surtout de la mobilité de la langue. Aussi, le nerf lingual du caméléon surpasset-il beaucoup celui du lézard ocellé, sur un animal deux ou trois fois plus petit. Chez le caméléon, où le tambour de l'oreille est aussi bien séparé que dans les mammifères, et s'étend jusqu'au poumon, la huitième paire en contourne la paroi externe. Dans ce trajet elle s'anastomose avec le grand sympathique, dont la terminaison se fait sur la cinquième paire à sa sortie du crâne. Avant de quitter les côtés du tambour auditif, le rameau lingual reçoit, entre l'angle des mâchoires et le sommet de la grande corne ou corne antérieure de l'hyoïde, un filet récurrent de la poitrine. Ensuite le tronc qui résulte de cette anastomose, suit le bord de cette corne, et reçoit deux ou trois filets très-fins du glosso-pharyngien. Ce tronc, un peu au-dessous du sommet de la grande corne de l'hyoïde, se réfléchit en haut, pénètre entre les deux couches de muscles qui enveloppent cette corne. Dès-lors il est tordu en une spirale dont les tours sont fort rapprochés. Devenu superficiel à la base de la langue, c'est-à-dire dirigé entre la membrane muqueuse et l'espèce de gaine fibreuse à réseaux annulaires, dans laquelle glisse le long manche de la langue, il parvient toujours tordu en spirale à la base de cette espèce de gland, dont l'axe cartilagineux est mobile sur le long stylet fibro-cartilagineux et très-élastique que j'ai nommé le *manche*. Le long de cette partie terminale et renflée de la langue, le nerf devient rectiligne. Il donne des filets à cette espèce de plate-

forme qui recouvre la partie supérieure du gland de
la langue, et finit en s'épanouissant dans l'espèce
de tissu caverneux de la cupule terminale de l'organe.

Dans les lézards, ce nerf, beaucoup plus petit,
non tordu en spirale, ne reçoit point d'anastomose
récurrente de la poitrine.

Dans les serpents, les sauriens et les batraciens,
il n'existe pas de traces du nerf accessoire au pneumo-gastrique, ou du nerf spinal. Tous ces animaux,
comme les poissons, manquent en effet de cou. Or,
c'est aux muscles inspirateurs du cou que se distribue ce nerf dans les mammifères. Mais les tortues,
où le cou est plus long à proportion que chez les
mammifères, ont un nerf spinal à insertions très-
nombreuses, décrit et figuré par Bojanus.

Ce nerf (voy. *pl.* XI, *fig.* 2, 5 et 4) diffère de
celui des mammifères, par l'insertion de ses filets
sur un étage plus élevé du cordon supérieur de la
moelle. Le tiers postérieur de ces insertions a
lieu sur la face supérieure même de cet organe.
Aussi, le premier nerf cervical insère-t-il ses racines dorsales au-dessous des insertions correspondantes du spinal. Les racines de ce nerf sont si pres-
sées les unes contre les autres, qu'elles ne s'étendent
pas jusqu'au premier nerf cervical, bien qu'elles
soient trois fois plus nombreuses que chez l'homme.
Comme dans tous les mammifères, ces racines s'em-
branchent promptement sur le nerf dont le tronc

est tout formé avant d'atteindre le trou de sortie. Simplement adhérent au nerf vague dans le canal de la jugulaire, il s'en sépare en dehors, se réfléchit en arrière, donne d'abord deux filets aux muscles voisins, et finit par s'anastomoser avec les troisième et quatrième nerf cervical.

3°. *Dans les oiseaux.* M. Cuvier dit qu'à sa sortie du crâne le nerf vague s'entrecroise avec le lingual et le glosso-pharyngien, que le glosso-pharyngien est en arrière, le nerf vague au milieu, et le lingual en avant.

Voici mes observations sur les corneilles.

Le nerf vague naît de la partie postérieure du bord du quatrième ventricule, un peu plus bas que le nerf auditif. Il s'insère par plusieurs racines réunies au trou de sortie dans l'occipital latéral, derrière le petit conduit qui transmet le glosso-pharyngien. En sortant de l'os, il communique avec le glosso-pharyngien en avant, et en arrière avec le premier cervical et des filets du grand sympathique. Presque dès sa sortie, il s'en sépare une anse recourbée en haut et en avant, qui se place entre la membrane pharyngienne et les muscles. Elle se divise en deux branches : 1° l'externe descend sur la face supérieure de la trachée, et se propage jusqu'au larynx inférieur, où elle se termine; 2° l'interne, sans donner au larynx supérieur d'autres filets que ceux qui proviennent de l'anastomose avec le glosso-pharyngien, passe au-delà de cette anastomose, laquelle se fait par deux ou trois filets, avant la terminaison du glosso-pharyngien dans les muscles du larynx ; passe ensuite au-dessous de la corne hyoïdienne et de ses muscles, et se place sous la langue, aux muscles de laquelle elle donne des filets, et se prolonge en-dessous jusqu'à la pointe de cet organe. Ce nerf est évidemment l'analogue pour l'origine et les connexions de celui que j'ai décrit dans les trigono-céphales. Quant à sa distribution il répond à l'hypo-glosse, et effectivement il n'est destiné qu'à la partie inférieure de la langue.

Au-delà de ce nerf, le tronc du nerf vague augmente de volume, descend le long du cou sans anastomoses, et pénètre dans la poitrine, où il se distribue aux poumons, au cœur, à l'œsophage, à l'estomac, comme dans les reptiles. Il donne pourtant quelques filets à la membrane du larynx inférieur; mais point aux muscles de cet organe qu'animent des filets nerveux provenant des dernières paires cervicales.

Je n'ai vu de nerf spinal dans aucun des oiseaux palmipèdes, échassiers, passereaux, de proie, diurnes ou nocturnes, où je l'ai pourtant scrupuleusement cherché. Et en effet, dans les oiseaux les muscles du cou ne contribuent en rien à la dilatation de la poitrine dans la respiration. M. Serres (p. 302) ne l'a pas non plus trouvé dans ces mêmes familles. Il dit l'avoir enfin observé sur l'autruche, le casoar et la cigogne blanche. Ses faisceaux tous postérieurs , dit-il, descendaient au niveau des branches postérieures du quatrième nerf spinal, et venaient se réunir au tronc du nerf pneumo-gastrique. Mais il n'a pu suivre leur distribution.

4°. *Chez les mammifères*, ce nerf s'insère au-dessous du bord du quatrième ventricule, un peu en arrière du point d'où se dégage le pédoncule du cervelet, et en dehors de l'éminence olivaire, quand elle existe; mais plus près du cordon supérieur du quatrième ventricule ou corps restiforme, que de l'éminence olivaire, ainsi que Gall et Vieussens en avaient déjà fait la remarque, qui est importante, puisqu'elle indique la destination sensitive du plus grand nombre des filets de ce nerf (*pl.* XII, *fig.* 3).

Ses filets d'origine sont tous disposés sur un même plan , et s'il y a réellement deux ou trois filets étagés l'un sur l'autre, leur direction est parallèle, et ils ne se réunissent pas angulairement. Mais en restant ainsi parallèles relativement au niveau, ils convergent dans leur plan vers le trou de sortie, où vient par derrière se réunir, pour ne former qu'un faisceau commun, le nerf spinal. Ce nerf n'est réellement pas distinct du vague. La distance où s'implantent ses racines n'est pas une raison de l'en séparer. Ce qui est bien remarquable, et ce que l'on n'a pas encore pourtant remarqué, c'est que toutes les insertions cervicales de ce nerf se font sur le même étage des fibres de la moelle, que les insertions du faisceau pneumo-gastrique même. Seulement les insertions postérieures du spinal se relèvent d'autant plus, qu'elles sont plus reculées. Mais il n'est pas exact de dire, comme M. Gall (pag. 71), qu'il forme un passage naturel des nerfs cervicaux aux nerfs de la tête, attendu que quelques-uns de ses filets naissent dans le cou et d'autres dans la tête , et que tous ses filets viennent des racines postérieures. Car d'abord les filets d'origine les plus antérieurs sont en arrière du trou occipital , et ensuite, les insertions de ces filets ne se confondent nullement avec les insertions postérieures des nerfs correspondants. Ces insertions postérieures des nerfs cervicaux se font sur l'union du tiers externe environ avec le tiers moyen de la largeur de la face supérieure de la moelle. Au contraire , les insertions du nerf spinal sont toutes latérales, un peu au-dessus du milieu de la hauteur de la moelle , par conséquent au-dessus du ligament dentelé. Ces racines, comme celles du pneumo-gastrique , sont toutes sur le prolongement d'une même ligne, un peu obliquement dirigée de bas en haut, et d'avant en arrière ; de sorte que les insertions postérieures sont plus élevées que les autres.

Dans l'homme et dans les mammifères, les insertions de ce nerf, à chaque segment vertébral de la moelle, se font par un nombre très-inégal de filets.

Dans le bœuf, la dernière insertion a lieu entre la sixième et la septième vertèbre, et le nombre des filets d'insertion va jusqu'au-delà de 40, les uns simples, les autres bifurqués; il n'y a que 5 ou 6 racines dans l'homme, et c'est quelquefois à la quatrième, quelquefois à la cinquième ou à la sixième paire cervicale, qu'il commence. Les racines sont d'autant plus distantes qu'elles sont plus postérieures et supérieures. En général, les insertions se marquent mieux par paires ou par anneau vertébral sur la moitié antérieure, que sur la moitié postérieure de cette longueur. Dans les deux premières vertèbres chez le bœuf, il y a deux faisceaux d'origine résultant pour la première vertèbre de deux cordons composés de deux ou trois filets chacun; pour la deuxième de quatre cordons chacun à filets simple ou double. Mais au-delà de la troisième vertèbre, les filets d'origine, au nombre de vingt-huit ou trente, sont tous à-peu-près également distants, c'est-à-dire d'une ligne et demie à deux lignes, et se confondent successivement, en s'inclinant l'un sur l'autre, avec le nerf qui va en grossissant et en s'écartant davantage de la surface de la moelle, qu'il est plus antérieur. Dans tout cet espace, les filets du spinal naissent donc également et dans les segments correspondants aux origines des nerfs cervicaux, et dans les segments qui alternent avec ces origines. Comme pour les filets d'origine de ces mêmes nerfs, un filet s'anasto-

mose quelquefois avec l'un ou avec les deux filets collatéraux, avant la réunion commune dans le tronc
du nerf. Le tronc ainsi formé, pénètre dans le trou
de l'occipital latéral qui transmet le nerf vague, et
se confond avec celui-ci dans son ganglion commun.
On se souvient que dans les ruminants et les carnivores, ce ganglion communique avec le nerf facial durant le trajet de celui-ci dans le rocher, par
un gros rameau qui traverse un conduit de ce même os. Cette anastomose n'existe ni dans l'homme
ni dans le lapin, ni probablement le reste des rongeurs.

Ce même ganglion communique aussi avec l'hypo-glosse en arrière dans le chien par une autre
anastomose dirigée à travers un conduit osseux
particulier. Cette anastomose n'existe non plus ni
dans l'homme, ni dans le lapin et les ruminants;
transmet-elle à l'hypo-glosse des filets du spinal,
et est-ce à cette accession que tient cette habitude des chiens de tirer la langue hors de la gueule,
en haletant quand les mouvements respiratoires
et circulatoires viennent à s'accélérer?

Il arrive quelquefois chez l'homme que tous les
filets de l'origine supérieure de la première paire
cervicale (ou nerf sous-occipital), quelquefois la
pluralité, quelquefois le plus petit nombre, quelquefois aussi le premier filament de l'origine de la
deuxième paire, se rendent au nerf accessoire, et
alors il y a réciproquement un filet de l'accessoire

qui contribue à former l'origine supérieure de la première paire. Mais cette réciprocité n'est pas constante. (*Voy.* Jos. Frid. Lobstein, *de Nervo spinal. in script. nervol. min.*, t. II, tab. VII, fig. 1.) Ces filets accidentels de l'accessoire ne se confondent pas avec les siens propres, jusqu'à l'endroit où sort le filet supplémentaire de la première paire. A cet endroit, il existe sur les filets accidentels de l'accessoire un petit ganglion gros comme un grain de millet, dans lequel entrent aussi quelques filets propres à l'accessoire. Au-delà de ce ganglion, le faisceau de ces filets accessoires du spinal se sépare de son tronc, et se porte vers la sortie de la première paire pour en former la racine postérieure ou supérieure.

Sortis du conduit osseux, le nerf vague et le nerf spinal, encore réunis en un seul, ou déjà divisés en deux troncs, entre lesquels se développe quelquefois le ganglion cervical supérieur qui souvent même, dans les chiens, semble naître du nerf vague et ne communiquer, inférieurement avec le reste du sympathique, et supérieurement avec la sixième et la cinquième paire, que par des filets capillaires, divergent chacun vers leurs distributions.

Le nerf vague proprement dit se dirige en bas, en communiquant sur la première vertèbre avec l'hypo-glosse, le premier nerf cervical, encore avec le ganglion cervical ou son filet inférieur et avec le glosso-pharyngien. Dans son trajet, le long du col, il donne 1° le nerf *laryngé supérieur* pour les muscles et la membrane muqueuse du larynx et de la glotte; 2° plus bas, une anse réfléchie en haut qui va s'anastomoser avec un filet descendant de l'hypoglosse. De cette arcade anastomotique partent les filets qui vont former le *plexus cardiaque supérieur*. Par eux les mouvements de la respiration se trouvent liés à ceux de la circulation. 3° Vers la clavicule d'autres filets vont se réunir à ce plexus cardiaque, dans l'homme. Les filets analogues à droite viennent de l'anse du nerf *laryngé inférieur* ou *récurrent*. 4° Le nerf *récurrent* se sépare à angle très-aigu d'abord, puis arqué en haut, du tronc du nerf vers la deuxième côte. Il contourne l'aorte à gauche, puis l'artère sous-clavière droite (axillaire des mammifères sans clavicule). Dans ce contour, il s'en sépare des filets, qui, réunis à d'autres du grand sympathique, forment le *plexus pulmonaire* autour de l'artère pulmonaire et de l'aorte; d'autres pénètrent dans le péricarde, et vont former à la face inférieure de la base du cœur le *plexus cardiaque inférieur*.

Les branches *récurrentes*, proprement dites, donnent, en remontant, des filets qui pénètrent dans la membrane muqueuse du canal aérien. Le reste va à la glande thyroïde et dans les muscles inférieurs du larynx.

Au-delà du récurrent le tronc du nerf, plutôt

grossi que diminué de volume, passe derrière les vaisseaux pulmonaires, et donne beaucoup de filets, dont le groupement, à deux endroits séparés, forme les *plexus pulmonaires* supérieur et inférieur.

Ensuite il s'accole au côté de l'œsophage, toujours plus à sa face postérieure qu'à sa face antérieure, lui donne beaucoup de filets qui s'anastomosent fréquemment avec d'autres filets du côté opposé, en formant des arcades devant et derrière le canal œsophagien. Les deux nerfs traversent le diaphragme, et s'épanouissent le long de la petite courbure de l'estomac sous le péritoine, en envoyant des filets aux *plexus hépatique, solaire*, et aussi au grand ganglion semilunaire. Le nerf du côté droit forme, avec le *plexus coronaire* de l'estomac, une large anastomose, d'où partent huit ou dix rameaux pour la face postérieure de cet organe.

Quant au *nerf spinal* proprement dit, il se sépare du vague à la sortie du crâne, descend plus en arrière du col, traverse le muscle sterno-mastoïdien vers le bas de son tiers supérieur, lui donne des filets ainsi qu'aux muscles splénius, et trapèze dans lequel il se termine.

En résumé, le nerf vague ou pneumo-gastrique n'a de racines cervicales, ou composant l'origine du *nerf spinal*, que dans les mammifères et les tortues. Ces racines et ce nerf accessoire manquent dans les autres oviparés, reptiles, poissons et oiseaux.

Dans les mammifères le nerf vague ne fournit point de nerfs aux sens spéciaux, mais seulement à la sensibilité tactile des surfaces pulmonaire et digestive. Il fournit aussi chez ces animaux des nerfs moteurs aux muscles volontaires du larynx, des filets sensitifs à la glotte, au larynx, etc.; et des nerfs excitateurs de mouvements instinctifs et involontaires, par le spinal.

Dans les carnassiers et les ruminants le ganglion du nerf communique avec des nerfs principalement involontaires, le facial, et l'hypo-glosse, dans les chiens.

Dans les serpents il communique avec le maxillaire inférieur de la cinquième paire.

Dans les poissons, chez les pleuronectes, il communique dès l'origine avec la cinquième paire. Chez tous les animaux il communique, par plus ou moins de filets, avec le grand sympathique.

Chez les seuls poissons il paraît avoir une action sensitive ou motrice particulière, qui mettrait la respiration en rapport avec les mouvements et la sensibilité de toute la longueur du corps, par le *nerf latéral.*

Dans la torpille il est électromoteur.

Dans les cyprins il est organe unique du goût.

CHAPITRE VI.

DES NERFS GLOSSO-PHARYNGIEN ET HYPO-GLOSSE.

Ces deux nerfs dans les mammifères sont destinés, le premier en partie, le second en totalité, aux muscles de la langue. Les muscles du pharynx reçoivent les autres rameaux du premier.

1°. *Du glosso-pharyngien.*

Ce nerf manque absolument à tous les *poissons*, aux *serpents* et aux *batraciens*.

Dans les *tortues*, le glosso-pharyngien, né au-devant et au-dessous de la huitième paire, s'anastomose avec le symphathique dans le canal de la jugulaire, et sort par le même trou que le nerf vague, où ils s'anastomosent ensemble. Après avoir contourné l'extrémité de la première corne de l'hyoïde, il se divise en deux rameaux : l'interne plus petit va au pharynx, l'autre se distribue au muscle hyo-maxillaire, et s'unit dans son trajet au rameau lingual du vague par quatre ou cinq anastomoses fort courtes.

Dans les *sauriens*, d'après le lézard ocellé, les rapports du nerf glosso-pharyngien jusqu'à sa sortie du crâne, sont les mêmes que dans les tortues.

Mais je n'ai point vu de rameaux se rendre à la langue. Il se distribue tout entier aux muscles, qui, des cornes antérieure et postérieure de l'hyoïde, vont se fixer aux clavicules, et s'anastomose avec le rameau lingual du vague au-dessous de l'embranchement du rameau stomacal de ce nerf.

Le glosso-pharyngien manque au caméléon.

Dans les *oiseaux*, chez la cigogne, suivant M. Cuvier, né au-devant du pneumo-gastrique par deux filets que réunit presqu'aussitôt un ganglion quadrangulaire allongé, anastomosé en arrière avec la huitième paire, ce nerf descend le long de l'œsophage, et se divise en deux rameaux. L'un remonte au-devant du cou et se distribue aux muscles de l'os hyoïde; l'autre descend sur les parois latérales de l'œsophage, et fournirait une branche au nerf lingual avec lequel il s'anastomose; le reste se distribue à l'œsophage.

Voici ce que j'ai observé sur les corneilles freux et mantelée, les plus gros des passereaux de notre pays.

Au-devant et contre la huitième paire, naît le glosso-pharyngien par deux très-petits filets; ils sortent réunis en un seul tronc par un trou antérieur à celui du vague, en dedans et en arrière de la cavité auditive. En sortant de ce conduit, il s'anastomose par un filet presque aussi gros que lui avec le nerf vague : il marche entre la membrane pharyngienne et les muscles cervicaux, presque parallèlement au rameau lingual du nerf vague, avec lequel il s'anastomose à la hauteur de l'angle de la mâchoire. Aussitôt il décrit une courbe en dedans, parvient sur les côtés de la glotte, et se distribue exclusivement par trois ou quatre filets à ses muscles et à ceux du larynx supérieur. Pas un seul, ne va ni à la langue ni aux muscles des branches de l'hyoïde.

Dans le cygne et le canard, à une ligne de sa sortie du même trou que dans les corneilles, le glosso-pharyngien se renfle en un ganglion lenticulaire, du même volume que le ganglion ophtalmique de l'homme. De ce ganglion partent deux branches principales, et des filets directement épanouis dans le pharynx.

La branche postérieure se bifurque à moins d'une ligne de son origine : le rameau supérieur s'anastomose après un trajet de deux lignes avec la huitième paire; l'inférieur se divise encore. Le plus gros filet descend sur le pharynx en arrière, le plus petit se réfléchit vers le larynx, où il s'épanouit dans la membrane muqueuse.

La branche antérieure recourbée en avant, passe entre les muscles mylo-hyoïdien et operculo-hyoïdien, puis sous la membrane denticulée qui borde la glotte en dehors, puis encore sur l'articulation de l'os de la langue avec l'hyoïde à travers un paquet de graisse. Subjacente à la membrane muqueuse de la face supérieure de l'organe, elle parvient jusqu'à sa pointe en se divisant dans le repli festonné, qui y forme un bord flottant de chaque côté.

Cette distribution dans les passereaux et dans les palmipèdes, diffère tant de celle de la cigogne, que peut-être a-t-on pris dans cet oiseau le rameau lingual du vague, pour le glosso-pharyngien.

On voit donc que ce nerf, dans les corneilles, et sans doute dans les autres passereaux, ne correspond au glosso-pharyngien que par son origine, antérieure à celle du vague, et nullement pour sa disiribution qui est justement celle du rameau laryngé supérieur de cette dernière paire chez les mammifères.

Dans les *mammifères*, le nerf glosso-pharyngien n'est réellement par rapport au nerf vague, que ce que les filets musculaires de la cinquième paire, le facial de la septième paire, sont à chacune de ces paires. Ses filaments forment une insertion et puis un petit cordon un peu antérieur et inférieur au nerf vague pour la position. Sorti par un trou particulier de la dure-mère, il se réunit dans le conduit osseux au nerf vague, par une communication du genre des précédentes, et quelquefois si intime, qu'il est tout-à-fait soudé au ganglion du nerf vague. Il n'y a jamais de ganglion bien distinct sur le tronc du glosso-pharyngien.

En sortant du conduit osseux, il reçoit des filets du nerf facial et du vague, et puis se divise en deux ou trois rameaux, l'un desquels se ramifie aux muscles de l'apophyse styloïde, c'est-à-dire aux muscles, qui de cet os vont à la base de la langue et au pharynx. Quelques filets s'épanouissent dans la membrane muqueuse de ces parties. L'un d'eux dans le chien, se suit distinctement dans le tissu qui enveloppe l'orifice de la trompe d'Eustache; un rameau se distribue à la glande sublinguale, les principaux filets s'épanouissent dans les papilles charnues de la base de la langue. Cela est très-visible dans l'homme, le chien, le chat, etc.

2°. *Du nerf hypo-glosse.*

Ce nerf manque à tous les *poissons*, aux *serpents*, aux *batraciens* et aux *oiseaux;* je ne l'ai pas trouvé dans le lézard ocellé et le caméléon.

Voici sa disposition dans la *tortue terrestre* d'après M. Bojanus. Il s'insère par trois filets, au milieu de la largeur du cordon inférieur de la moelle, un peu au-devant du premier nerf cervical (voy. *pl.* XI, *fig.* 2). Sorti du crâne par un trou du basilaire qui débouche dans le canal de la jugulaire, il s'y contourne entre le nerf vague et le nerf accessoire ou spinal, et s'en dégage derrière la grande corne de l'hyoïde. Son principal rameau se réfléchit en arrière, accompagne le nerf vague jusqu'à la cinquième vertèbre, et se termine dans les mêmes muscles cervicaux, où se termine aussi le nerf récurrent du vague, venu de la poitrine. Ces deux rameaux forment ainsi le long du cou une ligne nerveuse auxiliaire des nerfs cervicaux. Une partie de ses filets pénètre dans le muscle omo-hyoïdien.

Les ramuscules antérieurs vont au muscle hyoglosse et les plus longs jusqu'au génio-glosse.

Dans les *mammifères* il naît par douze à quinze filaments et même plus, de la face inférieure seulement de la moelle au bord externe de l'extrémité postérieure des pyramides, c'est-à-dire, sur le prolongement de la même ligne où s'insèrent, en avant les filets de la troisième et de la sixième paire, et en arrière, tous les filets des racines inférieures des nerfs spinaux. Comme tous les nerfs exclusivement moteurs et sans autre terminaison que la profondeur des muscles, il n'a aucun filet provenant de la face supérieure ou même latérale de la moelle. Selon les espèces, la quantité et la vitesse des mouvements dont la langue est susceptible, soit pour l'exercice de la voix, soit pour la mastication, soit pour l'appréhension directe des aliments, ou de la boisson, le volume de ce nerf varie en raison directe de la quantité et de la promptitude de ces mouvements. Ainsi il est plus gros dans les chiens et les chats, que dans les ruminants, les rongeurs, etc.

Le nombre de ses filets d'insertion varie dans le même rapport, ainsi que le groupement de ses filets, en faisceau plus ou moins distinct. Dans les chats, par exemple, il y a trois faisceaux tres-marqués. Il n'y a jamais aucun ganglion sur le tronc de ce nerf, même dans les carnassiers, où il reçoit la grosse communication que nous avons indiquée en parlant du nerf vague.

Chez l'homme, où il a été très-bien, mais trop longuement décrit par Boehmer (*Script. nevrol. min.* t. 1, *pl.* 7,) il s'insère entièrement au cordon inférieur de la moelle, dans le sillon qui sépare les pyramides des olives, mais plus près des premières par trois ou quatre faisceaux de filaments ou racines. Le faisceau antérieur ou supérieur n'est distant que de trois lignes du bord postérieur du pont; le deuxième est séparé du précédent en avant, et du troisième en arrière, par les deux origines de l'artère profonde supérieure du cervelet; le troisième est séparé du quatrième, quand celui-ci existe par l'artère profonde inférieure du cervelet. Enfin intérieurement tout le long des pyramides, l'artère vertébrale, à partir de sa dilatation, appuie de dedans en dehors contre tous ces faisceaux d'insertions, que les trois origines des artères cérébelleuses compriment aussi d'avant en arrière. Cette disposition d'entrelacement avec les artères est propre à ce nerf. Ellle est bien représentée *pl.* VI de l'ouvrage cité.

Ces quatre faisceaux d'insertion convergent en dehors et forment deux cordons qui traversent séparément la dure-mère, et pénètrent dans le trou condyloïdien antérieur, accompagnés d'une petite artère et d'une petite veine. Les filets restés distincts dans le canal condyloïdien, s'entrelacent intimement à sa sortie, un peu au-delà de laquelle le nerf passe sous le vague, dont il reçoit plusieurs filets. Au-delà de cet accolement à la huitième paire, sur environ un demi-pouce, il s'en dégage entre le tronc de ce nerf en avant et l'accessoire de Willis en arrière, couvert par la veine jugulaire interne. Parvenu à la hauteur du bord inférieur de la première vertèbre, il reçoit de la huitième paire en avant, un rameau long au plus d'une ligne, presque aussi gros que lui; et en arrière, du plexus que forment des filets de l'arc nerveux antérieur de la première paire cervicale et des filets du premier ganglion cervical, un autre rameau de la même grosseur et un peu moins court. Il double de volume par la jonction de ces deux rameaux.

Sa distribution aux muscles ne diffère guère de ce qu'elle est dans les autres mammifères carnassiers et ruminants. Son rameau le plus antérieur parvient jusqu'à trois lignes de la pointe de la langue, entrelacé dans les fibres du muscle styloglosse. Le prolongement du tronc nerveux suit en dedans l'artère linguale, jusqu'au sommet même de la langue, en croisant les fibres du génio-glosse. Dans ce trajet il anastomose, surtout dans le bœuf,

un certain nombre de filets, avec des filets correspondants du nerf lingual. Quelquefois dans l'homme il n'y a pas une seule de ces anastomoses.

CHAPITRE VII.

DES NERFS SPINAUX, C'EST-A-DIRE DE TOUS LES NERFS POSTÉRIEURS AU QUATRIÈME VENTRICULE.

Excepté la cinquième paire, tous les nerfs dont
il vient d'être question, ne s'insèrent qu'à un
seul cordon de l'axe cérébro-spinal, ou seulement
sur la face supérieure, ou seulement sur la face inférieure du système. Aussi, tous, excepté la cinquième paire, sont-ils ou exclusivement excitateurs de sensation ou exclusivement excitateurs de
mouvement.

Tous les nerfs dont l'insertion est postérieure
au nerf vague, ont au contraire dans tous les animaux, excepté les *serpents* parmi les reptiles, et
les *lamproies* parmi les poissons, deux rangées
d'insertions, l'une supérieure, à la face dorsale,
l'autre inférieure, à la face abdominale du système.
Aussi, comme la cinquième paire, se distribuent-
ils, partie aux muscles, partie à la peau.

Le nombre de ces nerfs n'est plus déterminé
comme pour ceux dont nous avons fait l'histoire.
Il n'y en a que seize paires dans le tétrodon mola,

et dans plusieurs espèces du même genre tétrodon et du genre diodon. Il y en a de quarante-deux à soixante et plus dans les mammifères; il y en a plusieurs centaines dans quelques serpents. Ceux qui en ont le plus après les serpents sont les sauriens· Il n'y en a que sept dans les crapauds.

Puisque la moelle épinière n'est composée de matière grise à l'intérieur, que dans les mammifères et les oiseaux, les nerfs spinaux n'ont donc point constamment deux ordres d'origine, l'une supérieure ou dorsale, l'autre inférieure ou abdominale; et la matière grise intérieure n'est pas une condition nécessaire et absolue de l'existence de ces nerfs.

Or, voici ce qui a été admis jusqu'ici au sujet et de cette double origine, et de cette dépendance, ou au au moins de cette corrélation des nerfs spinaux avec la matière grise. M. Gall le premier, (Vicq-d'Azyr n'en avait fait que la conjecture), et récemment en 1825, M. Bellingeri (*Acad. roy. des scienc. de Turin*, t. XXVIII), ont surtout développé cette idée.

Ils disent, par exemple, que quelques filaments des insertions antérieures, naissent directement de la substance blanche de la surface; que d'autres avec leur enveloppe de pie-mère, pénètrent dans la profondeur de la substance blanche, et que quelques-uns parviennent *peut-être* (*fortasse*; Belling.) jusqu'à la matière grise intérieure; que d'autres filaments enfin intermédiaires aux précédents, et pénétrant profondément dans la moelle par le sillon collatéral de sa face inférieure, parviennent *peut-être* (*fortasse*) jusqu'au rebord de l'arc de matière grise.

Quant aux insertions postérieures, M. Bellingeri, qui a été jusqu'à circonstancier l'assertion générale de Gall, continue ainsi. Les filaments des sillons latéraux supérieurs (quand ces sillons existent) parviennent jusqu'au contact avec le bord supérieur de l'arc de matière grise. Quand la matière grise parvient jusqu'à la surface, alors les filaments en naissent directement. Il y a en outre deux autres ordres de filaments à ces origines supérieures. Les uns recevraient une enveloppe de pie-mère, et pénètreraient profondément dans la matière blanche. C'est ceux-là dont l'arrachement laisserait sur la moelle une ligne de points ou de piquctures. Les autres n'adhèreraient qu'à la surface même de la moelle.

Chaque origine a donc, suivant M. Bellingeri, trois ordres de racines. Et à propos de cela, il blâme Gall d'avoir affirmé que toutes les racines venaient de la matière grise.

Or, on voit, d'après les expressions *peut-être* appliquées aux origines dans la matière grise, que ce fait est fort douteux. Ensuite M. Bellingeri ajoute qu'en préparant la moelle par l'ébullition dans l'acide nitrique étendu, les filaments nerveux se distinguent difficilement des vaisseaux sanguins, surtout ces filaments qui pénètrent avec leur enveloppe de pie-mère ; que cependant avec assez d'attention on triomphe de cette difficulté. On voit d'après les propres termes de l'auteur, combien il y a d'incertitude dans son procédé d'observation, et combien sont arbitraires les conséquences qu'il en tire.

Voici ce que l'observation montre de positif.

Dans les *poissons osseux* (je n'en ai point disséqué d'électriques, où la disposition peut être différente) chaque origine supérieure et inférieure se fait par un seul filet. Dirigés à peu près perpendiculairement à l'axe de la moelle vers le trou de sortie, les deux filets se réunissent en dehors de ce trou. Le filet inférieur, avant cette réunion, reçoit l'anastomose du ganglion correspondant du grand sympathique (*pl.* VIII, *fig.* 1, et *pl.* IX, *fig.* 3, sur le cyclopt. lump.). Le point de réunion quelquefois un peu renflé, pourrait être pris pour un ganglion. Mais outre que ce léger renflement est tout-à-fait en dehors du trou intervertébral, comme il se trouve sur le filet inférieur et non sur le supérieur, il n'y a pas lieu de le confondre avec le ganglion intervertébral avec lequel ce renflement anostomotique ne coëxiste pas moins chez les mammifères et les oiseaux. Le filet ou rameau inférieur ainsi anastomosé avec le grand sympathique, marche le long de la paroi abdominale sous le péritoine, autour du ventre. L'autre se recourbe en haut, contre la colonne vertébrale, traverse les muscles dorsaux, et se divise en filets musculaires et en filets sous cutanés, qui ont un assez grand volume dans le tétrodon.

Comme, dans tous les poissons osseux que j'ai examinés, moins le tétrodon et la baudroie, la moelle épinière règne tout le long du canal vertébral, la direction des filets d'insertion depuis la moelle jusqu'au trou de sortie, est à peu près perpendiculaire, et par conséquent leur longueur est la plus petite possible. Mais dans ces deux genres, surtout dans le premier, l'absence complète de moelle épinière, nécessite l'insertion de tous les filets d'origine sur le pourtour extérieur des parois du quatrième ventricule, et, par conséquent, la plus grande longueur possible de ces filets, puisqu'ils doivent s'étendre depuis la hauteur de la première vertèbre jusqu'à la hauteur correspondante à leur trou de sortie. Par conséquent ici, la direction du filet par rapport à l'axe du système cérébro-spinal est la plus oblique possible, et même après les deux ou trois premiers nerfs, est parallèle à cet axe.

En conséquence les filets d'origine des trente-deux paires de nerfs de la baudroie, des seize paires du tétrodon (voy. *pl.* V, *fig.* 1), forment un double écheveau dont les filaments sont fixés entre eux par quelques lamelles ou fibrilles d'un tissu flocon-

neux très-rare, qui se condense d'avantage au pourtour du faisceau cylindrique que forment les deux
écheveaux, et sur les deux faces duquel règnent des
vaisseaux sanguins analogues à ceux qui accompagnent les surfaces correspondantes de la moelle.
Les deux écheveaux parvenus à la pointe du quatrième ventricule s'écartent latéralement ; et la surface concave qui représente leur coupe supérieure,
se juxta-pose au demi-pourtour inférieur du quatrième ventricule. De sorte que les filets se terminent d'autant plus près de la pointe qu'ils sont plus
postérieurs, et s'avancent d'autant plus sur la longueur du ventricule qu'ils sont plus antérieurs.
Mais aucune insertion ne se fait sur les bords supérieurs de ce lobe.

Dans la baudroie, derrière le quatrième ventricule, existe un tronçon de moelle épinière, long
de cinq ou six lignes, donnant naissance aux
deux premières paires spinales. Et comme ces
deux premières paires ont un excès de volume
très-considérable et relatif à la structure de la
nageoire où ils vont s'épanouir, il y a à la face
supérieure de ce tronçon deux renflements ou
mamelons très-marqués. En arrière de la deuxième
insertion, le tronçon va en diminuant de calibre,
devient conique, et comme pour le quatrième
ventricule du tétrodon, les deux écheveaux de filets nerveux constituant le faisceau cylindrique
ou *queue de cheval*, se distribuent sur chaque

côté de ce prolongement conique très-effilé, qui se termine à la septième vertèbre. Sur toute leur longueur dans l'écheveau, les filets nerveux y forment deux étages correspondants à chaque ordre de racines inférieure et supérieure. Quoique bien résistants, et partout hors de contact ou au moins séparés les uns des autres, ils sont dénués de névrilemme, qu'ils ne revêtent comme à l'ordinaire qu'en pénétrant dans le trou de sortie, au-delà duquel ils se comportent comme à l'ordinaire, c'est-à-dire qu'il n'y a pas le moindre renflement au ramaeu supérieur, et qu'il n'y en a qu'un insensible à l'anastomose du rameau inférieur avec le grand sympathique, anastomose qui se fait ici au point même où les deux filets se réunissent.

Une autre particularité dans les nerfs de la baudroie, c'est que les filets d'insertion des deux premières paires spinales, sont divisés en deux faisceaux qui restent distincts sur tout leur prolongement. Chaque faisceau supérieur, écarté à angle presque droit de celui qui se distribue à la nageoire, pénètre dans une gaine fibreuse qui contourne la face postérieure de l'occipital. Des deux cordons de chaque côté à-peu-près parallèles entre eux, l'interne, plus petit et provenant de la première paire, suit latéralement la partie postérieure d'un os en forme de carène qui joue dans une rainure des frontaux et des pariétaux, jusqu'à la base du rayon épicranien postérieur, et se rend tout entier avec son congénère dans le petit pavillon flottant à l'extrémité de ce rayon. L'externe plus volumineux, et provenant de la deuxième paire, se divise en deux branches distribuées, à chacun des deux rayons, dont la base excavée en anneau, s'enclave dans le demi-anneau correspondant de l'os en carène. Ces deux branches sont aussi grosses chacune que les nerfs collatéraux des doigts de l'homme, et s'épanouissent aussi dans la petite palmette terminale de chacun de ces rayons.

Ces trois nerfs donnent aussi des filets aux muscles propres de ces rayons, et à ceux de l'os en carène.

L'addition de ces deux cordons si développés aux deux premières paires spinales, nécessite, concurremment avec le volume de ces deux paires elles-mêmes, l'excès d'amplitude du segment de moelle épinière, où elles s'insèrent. Aussi y a-t-il derrière le quatrième ventricule une paire de mamelons correspondants à l'excès de développement de ces nerfs.

Au premier abord, ces nerfs spinaux récurrents jusqu'auprès des narines de la baudroie, pourraient paraître hors du plan ordinaire. Mais comme dans les pleuronectes les rayons épicraniens de la nageoire dorsale, et dans l'échénéis, les lames de la ventouse et leurs muscles, reçoivent aussi leurs nerfs des deux ou trois premières paires spinales ; comme enfin dans les mammifères et

l'homme, le nerf occipital provenant de la deuxième paire spinale, contourne l'occipital et parvient
même quelquefois jusqu'au frontal, le grand développement des nerfs correspondants de la baudroie
n'intervertit pas réellement le plan de la distribution générale de ces nerfs.

Dans les trygles, les trois premiers rayons
de la nageoire pectorale forment de véritables
doigts pourvus d'un appareil musculaire, plus
complet et plus développé mécaniquement que
les muscles des doigts de l'homme (voy. *pl. VII, fig.*
2 et 3, *pl.* VI, *fig.* 5). Les trois premiers nerfs spinaux
qui s'y distribuent ont un tel excès de volume
qu'ils sont, à leur sortie, presque aussi gros que la
moelle l'est elle-même en arrière des lobes surnuméraires; aussi sont-ils pourvus de ganglions
intervertébraux. Comme pour le ganglion du
nerf pneumo-gastrique des cyprins, l'insertion
de chaque nerf, ou plutôt de son ganglion à
la moelle, se fait dans l'intervalle de deux paires
des lobes correspondants, par un pédicule de matière blanche, qui n'a rien d'analogue pour la
structure ni au nerf ni au ganglion (1).

Excepté les filets presque capillaires fournis par
ces nerfs aux muscles digitaux, et le rameau envoyé par la première paire aux muscles de la

_____

(1) Il y a donc cinq paires de lobes et non trois, comme
l'implique ce qu'en a dit M. Serres, et ce qu'on a répété après
lui. Voy. mes figures citées plus haut.

vessie aérienne, chaque nerf est exclusivement destiné à la longueur de chaque doigt, comme les rameaux collatéraux des doigts de l'homme, rameaux qu'ils égalent absolument en volume chez un poisson d'un pied de long.

Ce rameau de la première paire des nerfs spinaux, distribué aux muscles de la vessie aérienne des trygles, est évidemment sans analogue dans les autres classes. Je l'ai même inutilement cherché dans tous les autres poissons, où des nerfs analogues peuvent venir toutefois des paires spinales postérieures. D'ailleurs, il y a beaucoup de poissons (par exemple, les cyprins, les murènes, etc.) où la vessie aérienne n'a pas de muscles propres ou intrinsèques. On ne peut donc voir dans ce filet l'analogue du diaphragmatique des mammifères, lequel d'ailleurs ne vient pas du deuxième nerf spinal, et qui ensuite manque dans tous les oiseaux et reptiles.

Enfin, le premier nerf spinal de la baudroie offre une particularité du même genre que le premier spinal des trygles. L'antérieur des deux cordons en qui ce premier nerf se divise, un pouce au-delà de l'anastomose avec le grand sympathique, envoie une grosse branche aux muscles du pharynx et de l'œsophage. Cette branche n'a pas le moindre filet qui la représente dans tous les autres poissons osseux ou cartilagineux que j'ai examinés. Et je ne lui en connais pas non plus dans aucun animal des trois autres classes.

Dans tous les poissons où les nerfs spinaux sont, comme on verra, exclusivement excitateurs des muscles, ces nerfs n'ont jamais de ganglions, et en outre, ils ont un excès de petitesse presqu'infini, relativement aux nerfs des sens. Dans les lamproies, tel est cet excès de petitesse, que sur un individu de trois pieds de long il faut, en y regardant sans loupe, l'attention la plus minutieuse, et même l'habitude d'exercer cette attention pour découvrir ces nerfs.

Cette petitesse microscopique des nerfs spinaux, dans un animal de trois pieds de long sur deux pouces et demi de diamètre, et capable d'une locomotion aussi énergique, explique comment, dans les poissons volants (dans l'exocetus exiliens, par exemple, le plus agile d'entre eux, et dont les nageoires pectorales surpassent en surface le corps entier), les deux premières paires spinales, distribuées aux nageoires pectorales, n'ont pas plus de grosseur qu'à l'ordinaire. M. de Humboldt (*Relat. hist. de son voy. t.* I, in-4°) avait pourtant cru observer un excès relatif de grosseur dans ces nerfs. Mais je puis assurer que ce rapport de grosseur est le même à proportion que dans tous les poissons, où constamment les nerfs des nageoires sont plus gros que les autres. Or, on verra que cet excès n'est relatif qu'à la seule part d'action sensitive de ces nerfs, et non à leur action mécanique.

Dans les raies il n'existe pas non plus de ganglions. Presque comme dans les mammifères, les nerfs spinaux s'insèrent dans une rainure collatérale sur chaque face de la moelle. Les filets de l'origine inférieure sont moindres que ceux de la supérieure. A leur sortie des trous de l'étui cartilagineux que forme le rachis, les seuls filets de l'origine supérieure subissent un très-léger renflement fusiforme, lequel n'augmente pas d'un tiers de millimètre le calibre qu'ils ont au-dessus. La différence est si petite qu'elle échapperait aisément sans la transparence d'une matière d'un gris jaunâtre, qui paraît envelopper la pulpe nerveuse blanche, visible à travers. Mais cette matière est molle et diffluente. Or, le caractère des ganglions intervertébraux, quelque part qu'ils existent, c'est autant leur texture solide que la différence de leur composition chimique. (1)

Chez les lamproies, où le système cérébro-spinal est si différent de celui des autres animaux vertébrés, les nerfs spinaux, comme nous le reverrons chez les ophidiens, n'ont qu'un seul ordre d'insertions, et cet ordre est abdominal ou inférieur. Chaque nerf s'insère sur la meninge extérieure, par un seul fi-

---

(1) Je dois cette observation à M. Fodera, qui considère ces renflements comme des ganglions.

le capillaire, plus microscopique que le nerf lui-même. Ces nerfs sont très-nombreux, car leurs intervalles n'étant que d'un peu plus d'une ligne sur un poisson de près de trois pieds de long, on voit qu'il y a près de trois cent paires de nerfs chez la lamproie. Ces nerfs sont si fins, que je n'ai jamais pu les suivre à plus de trois ou quatre lignes de leur trou de sortie. Il m'a été impossible d'y observer de divisions en branches ou en filets.

Chez tous les poissons (excepté pour les deux premières paires destinées aux nageoires *pectorales* dans quelques espèces où ces nageoires ont un office particulier, soit relatif au toucher comme chez les baudroies, soit relatif à un excès de mouvement comme chez les exocets), il n'y a qu'un seul filet à chaque rang d'insertion pour chaque nerf.

Les communications de ces nerfs spinaux avec le grand sympathique, se font par leur filet inférieur seulement, souvent avant sa réunion avec le filet supérieur, ou même quelquefois après la séparation des deux branches du tronc nerveux formé par la réunion des deux racines, mais constamment c'est seulement avec le nerf inférieur que se fait cette réunion.

Dans tous les genres de poissons osseux que j'ai examinés, excepté les gades, la discontinuité de la matière contenue dans le nerf avec la matière de la moelle, est évidente. La continuité n'existe qu'entre le névrilemme et les enveloppes.

Toujours aussi, excepté chez les raies dans l'étendue correspondante aux ailes, et dans le tétrodon et la baudroie, à cause de l'accumulation de tous les nerfs sur un très-petit cylindre de moelle, les racines d'une paire de nerfs sont séparées par un grand intervalle, des racines des paires voisines. Ces racines sortent à angle droit du canal vertébral. L'esturgeon seul (*pl.* V, *fig.* 4.), offre des racines obliquement dirigées, et dont les insertions sont très-rapprochées.

Les nerfs spinaux des *reptiles* et des *oiseaux* ont cela de commun, d'avoir leurs origines très-distantes collatéralement les unes des autres (voy. *pl.* III, *fig.* 6 et 7, etc.). Le petit nombre de filets qui existent à chaque origine, sont presque parallèles entre eux jusqu'au trou de sortie. Il n'y en a jamais plus de quatre ou cinq. Dans la tortue, le nombre des filets de l'origine inférieure est constamment plus grand que celui de la supérieure ; si celle-ci en a deux ou trois, par exemple, l'inférieure en aura quatre ou cinq.

La distance d'une paire de nerfs à l'autre est en général d'autant plus grande, que chaque paire de nerfs a moins de calibre ; et réciproquement. Aussi l'intervalle est-il constamment moindre pour les nerfs des membres (voy. les fig. précitées), qui sont constamment plus gros. Dans la tortue, par exemple, les nerfs dorsaux sont trois fois plus écartés l'un de l'autre à leur origine, que ceux des membres antérieurs ou postérieurs. Il en est à-peu-près de même chez les oiseaux.

Toujours, lors même que les racines supérieures sont moindres en nombre et en volume que les inférieures, le ganglion se trouve seulement sur la direction des premières. La direction de tous ces nerfs, depuis la moelle jusqu'au trou de sortie, est à-peu-près perpendiculaire. L'obliquité en arrière s'observe cependant toujours un peu aux nerfs des membres postérieurs, surtout chez les oiseaux marcheurs. Cette obliquité ne dépend pas pour ces derniers nerfs de ce que la moelle se terminerait au – dessus de leur sortie, comme cela a lieu chez les mammifères, où cette brièveté de la moelle nécessite l'existence du faisceau de racines, connu sous le nom de *queue de cheval*. Car, chez tous les reptiles (quelques batraciens exceptés) et chez les oiseaux, comme on doit s'en souvenir, la moelle occupe toute la longueur de la colonne vertébrale. Comme à l'ordinaire, la division du nerf en deux branches, l'une supérieure ou dorsale, l'autre inférieure ou abdominale, se fait après le trou de sortie. L'anastomose du grand sympathique se fait sur le ganglion intervertébral, dans les oiseaux et les tortues. Les nerfs brachiaux et cruraux reçoivent seuls directement des filets du sympathique.

Les serpents, parmi les reptiles, offrent la particularité déjà mentionnée dans les lamproies.

Leurs nerfs, qui sont quelquefois au nombre de plus de trois cents paires, n'ont qu'un seul ordre d'origines, et cet ordre est inférieur ou abdominal. En outre, l'insertion de chaque nerf se fait par une seule racine, à chaque rangée, comme chez les poissons. Il m'a été impossible, même sur une vipère fer-de lance de presque quatre pieds de long, d'y découvrir de ganglions. J'ai constaté cette double disposition chez quatre autres espèces de cet ordre, savoir, le serpent à sonnettes, la vipère d'Europe, la couleuvre vipérine, et la couleuvre à collier. Dans ces reptiles, l'insertion de ces racines inférieures uniques se fait à une distance proportionnelle de la ligne médiane, à-peu-près semblable à ce qui s'observe pour les racines inférieures des autres reptiles.

Dans les tortues tous les rameaux supérieurs des nerfs dorsaux vont au muscle rétracteur de la tête. Les nerfs inférieurs en contournant le feuillet externe de la plèvre, vont gagner les muscles pectoraux et abdominaux. Souvent ces rameaux inférieurs communiquent ensemble par des anastomoses transversales ou obliques. Cela arrive surtout aux paires postérieures du tronc.

Dans les tortues et les sauriens, le membre antérieur reçoit un plexus de quatre paires de nerfs, et le postérieur, de cinq paires. Chez les grenouilles et les crapauds deux paires de nerfs vont au membre antérieur, et trois au postérieur. Dans les poissons, il n'y a ordinairement que deux paires de nerfs pour chaque nageoire. Dans les oiseaux, trois paires forment le plexus brachial, et sept le plexus sciatique.

Chez les *mammifères*, tout le long de la moelle existe, à une distance de l'axe constante dans chaque espèce, une sorte de sillon latéral sur chaque face. C'est dans ce sillon que s'insèrent les racines des nerfs spinaux.

Trois choses méritent surtout attention dans la disposition de ces racines, c'est 1° leur grosseur relative, 2° leur nombre, et 3° leur direction, soit individuelle, soit collective, dans chaque paire de nerfs.

1°. Ces racines sont par toutes les régions de a colonne vertébrale, assez uniformément volumineuses à l'une ou l'autre face chez les quadrupèdes. Il y a même chez les chevaux, les bœufs, etc., un accroissement sensible de volume aux racines inférieures des nerfs des membres.

Chez l'homme au contraire et chez les singes, les différentes régions offrent de grandes différences à cet égard.

Les huit ou neuf premières paires de nerfs, et surtout les cinq plus inférieures de cette série correspondant au plexus brachial (nerfs qui se distribuent aux bras), ont une somme de racines, tant supérieures qu'inférieures, quatre ou cinq fois plus forte que les nerfs dorsaux. C'est l'inverse pour la seule première paire cervicale , comme on l'a vu à l'occasion du nerf spinal. Cet excès de masse dépend surtout de la grosseur des racines supérieures qui résultent de sept, huit ou neuf filets, de plus d'un quart de ligne de diamètre, et dont le calibre se maintient depuis la surface de la moelle jusqu'au trou de sortie. Dans ce trajet où elles restent à-peu-près parallèles, ces racines sont juxta-posées les unes aux autres de manière à représenter une surface plane, quadrilatère et continue, de six à sept ou huit lignes sur ses grands côtés , et de une et demie ou deux à trois et quatre sur ses petits côtés. Il arrive très-souvent que le faisceau supérieur de racines d'une paire de nerfs reçoive un filet, soit de l'une seulement, soit des deux paires voisines. Souvent encore l'arc d'une anse nerveuse n'est pour ainsi dire que tangente à la surface de la moelle entre deux paires de nerfs, et ses extrémités se propagent dans le faisceau d'origine de chaque nerf collatéral. Cette division d'un filet d'origine entre deux paires voisines , ne s'observe pas aux racines inférieures. On l'observe aussi aux origines supérieures des mêmes nerfs des mammifères , mais jamais aux racines inférieures.

Dans l'homme et dans les mammifères, les racines de la région dorsale sont constamment plus petites que les racines de la région lombaire ; c'est surtout dans l'homme que cette différence est remarquable. Dans toute l'étendue du dos, les deux ordres de racines offrent une égalité de volume presqu'absolue ; et chaque ordre ne présente constamment que deux racines formées par la prompte réunion de quatre, six ou sept filets extrêmement fins, tous obliques en arrière.

Les nerfs lombaires de l'homme offrent une disposition inverse de celle des nerfs cervicaux et premier dorsal. Les faisceaux antérieurs sont les plus gros, et les supérieurs ou postérieurs, les plus petits. Néanmoins la même loi s'observe à tous pour la grosseur individuelle des racines. Toutes les racines supérieures sans exception sont deux ou trois fois plus grosses que les inférieures dans le même nerf, et restent distinctes sur une plus grande longueur, sans se perdre dans le faisceau commun. La supériorité de volume des faisceaux inférieurs ne dépend que du plus grand nombre de leurs racines.

Dans les quadrupèdes, quoique en général un peu plus petites qu'au cou et surtout qu'aux lombes, les origines des nerfs dorsaux offrent beaucoup moins de disproportion à cet égard que chez l'homme. Il y a dans leur région dorsale une égalité bien apparente entre les racines supérieures et les inférieures. Dans le hérisson, la brièveté de la moelle fait que sur toute sa longueur, les racines se touchent parallèlement comme à la région lombaire de l'homme.

2°. En ne comptant pour racines que les filets

qui pénètrent dans le trou ou étui que forment la dure-mère et l'arachnoïde, le nombre des racines supérieures des nerfs cervicaux et premier brachial, étant de huit, neuf, ou dix, et quelquefois onze, offre une différence bien tranchée avec les racines inférieures des mêmes nerfs, qui n'ont constamment que deux racines. Tous les nerfs dorsaux n'ont aussi que deux racines à chacune de leurs origines. Quant aux nerfs lombaires, ils ressemblent, nonobstant les volumes inverses des faisceaux d'origine supérieurs et inférieurs, aux nerfs du plexus brachial. Les racines supérieures, au nombre de huit ou neuf pour chaque nerf, conservent uniformément leur calibre, depuis la surface de la moelle jusqu'à une assez grande distance, sans se réunir entr'elles, et l'alignement de leurs insertions est écarté de la ligne médiane de plus d'une ligne. Les racines inférieures, au contraire, sont formées de filets extrêmement fins et très-promptement réunis, dont l'alignement, justement sur la ligne médiane, et par conséquent contigu à celui des racines congénères, ne laisse rien voir de la surface inférieure de la moelle chez l'homme. En général, dans tous les mammifères les racines inférieures s'insèrent constamment plus près de la ligne médiane que les supérieures.

Cette disproportion de volume, entre les racines supérieures et inférieures, n'existe pas pour les nerfs des membres postérieurs dans les quadrupèdes : elles sont sensiblement égales, peut-être même la différence est-elle à l'avantage des supérieures. Leur nombre est aussi à-peu-près uniforme, et le plus souvent ce sont encore les supérieures qui sont plus nombreuses.

3°. La direction des racines et de leur faisceaux est plus uniforme chez l'homme que chez les quadrupèdes. Excepté les deux premières paires cervicales, où les racines dorsales sont à peu près perpendiculaires à la moelle, et où, des racines abdominales, la supérieure est un peu oblique en bas, et l'inférieure oblique en haut, toutes les autres racines de l'une et de l'autre face, sont obliques en bas. Cette obliquité assez uniforme jusqu'à la première paire dorsale inclusivement, augmente brusquement à la seconde dorsale, et se maintient ensuite à peu près uniforme jusqu'à la premiere lombaire. Comme les nerfs lombaires et sacrés doivent presser leurs racines sur un assez court tronçon de la moelle épinière, il en résulte que l'obliquité des racines de ces premiers nerfs est un peu diminuée, et qu'elles doivent même décrire un petit arc dans la première partie de leur trajet. Mais au-delà de cet arc, elles prennent autant d'obliquité que les racines dorsales.

Chez l'homme, pour les nerfs de toutes les régions, les racines sont réunies en un seul faisceau, avant de pénétrer dans le fourreau que leur donnent l'arachnoïde et la dure-mère.

Chez les quadrupèdes, les bœufs, les chevaux, les nerfs de la région cervicale et dorsale ont leurs racines généralement réparties en deux, trois, quatre, et même cinq ou six faisceaux, chacun desquels entre dans la dure-mère par un trou particulier.

Dans les dix premières paires de nerfs, il y a des filets et des faisceaux de filets, dont la direction, par rapport à l'axe de la moelle, est perpendiculaire pour les filets intermédiaires, et oblique en haut ou en bas pour les extrêmes. Depuis la onzième, jusqu'à la quinzième paire, les filets et les faisceaux qui en résultent sont obliques en bas; depuis la seizième jusqu'à la vingt-sixième, les filets et les faisceaux ont les trois directions déjà indiquées dans les dix premières paires; enfin dans les autres paires, la direction des filets et des faisceaux est uniformément oblique en bas, ou en arrière.

Dans beaucoup de quadrupèdes, comme chez l'homme, le ganglion intervertébral est situé en dehors de l'étui ou gaine, que la dure-mère fournit aux nerfs. Dans les lapins, parmi les rongeurs, dans les chiens, etc., à la région lombaire, les ganglions se trouvent dans la cavité même de la dure-mère avant que les filets pénètrent dans l'étui. En outre, ces ganglions, surtout ceux des premiers nerfs sacrés, communiquent ensemble par des filets d'anastomoses. Dans les cobaies ou cochons-d'Inde les ganglions sont situés, comme à l'ordinaire, dans les trous de conjugaison.

Dans les rongeurs, les chiens, etc., la moelle épinière se prolongeant dans toute l'étendue du canal vertébral, les racines des nerfs lombaires et sacrés ne forment pas ces doubles faisceaux, appelés *queue de cheval*. Les racines de ces nerfs ne sont même guère plus obliques que celles des nerfs du plexus brachial de l'homme.

Dans les hérissons, au contraire, la moelle épinière se terminant à la septième vertèbre dorsale, c'est-à-dire, avec le tiers antérieur du canal vertébral, tous les nerfs de plus de la moitié postérieure de la région dorsale, ceux des régions lombaire et sacrée, sont obligés de remonter leurs racines jusqu'à cette hauteur, où elles se pressent sur un tronçon de moins d'un pouce de long. Il en résulte pour les racines de tous ces nerfs, un parallélisme presque parfait avec la moelle.

Dans tous les quadrupèdes, sans exception, il résulte de cette étendue proportionnelle qu'occupe sur la longueur de la moelle, la ligne d'insertion des racines nerveuses à l'une ou l'autre face, et de la convergence de ces racines vers les trous de sortie où elles se réunissent, qu'il n'y a que des segments tres-étroits de la moelle, qui ne reçoivent pas d'insertion nerveuse, et que les quatre cinquièmes au moins de la longueur de cet organe y sont employés, tandis que dans les oiseaux et les reptiles, et surtout dans les poissons osseux (moins les tétrodons et les baudroies), il n'y a tout au plus que le dixième et peut-être seulement le quinzième de la longueur effective, qui reçoive ces insertions.

Le hérisson offre une particularité importante à mentionner ici. Les plus gros rameaux des branches supérieures des quinze nerfs dorsaux, se rendent dans le muscle peaucier ou constricteur du corps. Ces rameaux sont pliés sur leur longueur en zigzags nombreux et à flexion très-profonde, pour fournir à des dimensions longitudinales convenables, selon que l'animal s'allonge ou se roule en boule. Je n'ai pu voir de filets distincts se rendre à la peau. Je ne connais pas de muscles qui reçoivent une aussi grande quantité de nerfs.

Dans tous les mammifères, un nerf fort différent de tous les cervicaux par sa terminaison, le *diaphragmatique*, naît de la quatrième paire, et, par un filet accessoire, de la cinquième. Quelquefois même un filet de la sixième paire, et plus ordinairement un ramuscule provenant de la convexité de l'arcade que forme le nerf hypoglosse au-devant du cou, y contribuent aussi. Il descend au-devant des muscles scalènes antérieurs, pénètre dans la poitrine entre la veine et l'artère sous-clavières, longe le médiastin sous la plèvre, croise en devant les vaisseaux pulmonaires, et, divisé en rameaux pour les faces convexe et con-

cave du diaphragme, il s'y disperse en rayonnant.
Quelques-uns de ses filets se renflent en ganglions,
d'autres s'anastomosent avec les nerfs venus du ganglion semilunaire, et quelques-uns même vont
plus loin contribuer à la formation des plexus
émanés du cœliaque. Au cou il donne des filets
aux muscles scalènes et à la glande thymus.

Le plexus brachial de mammifères est formé par les quatre derniers nerfs cervicaux et
le premier dorsal. L'entrelacement des rameaux
de tous ces nerfs est beaucoup plus compliqué
dans les mammifères que dans les oiseaux, et
à plus forte raison que chez les reptiles; de sorte
qu'il est très-difficile de déterminer exactement
de quelles paires viennent les filets d'un nerf donné
du bras; et à plus forte raison de découvrir si la
totalité ou la plupart des filets de tel nerf se
terminent uniquement aux racines supérieures
ou inférieures de telle ou telle paire. Tout ce
que nous dirons de ces nerfs, c'est que le médian, le plus volumineux de tous chez l'homme et
les singes, qui fournit les rameaux collatéraux
des doigts et ne donne que de très-petits filets
au muscle carré pronateur et aux lombricaux,
va en diminuant de volume à mesure que les
doigts sont moins libres, moins mobiles, moins
nombreux et plus enveloppés par l'ongle.

Le plexus du membre postérieur se forme par
l'entrecroisement des cinq paires de nerfs lom-

baires, auxquelles se réunit une branche du dernier dorsal chez l'homme. Le nombre des paires de nerfs de ce plexus varie-t-il comme celui des vertèbres lombaires? et quand il n'y a que trois de ces vertèbres, des nerfs dorsaux y suppléent-ils? M. Cuvier assure que leur nombre est égal à celui des vertèbres lombaires.

CHAPITRE VIII.

DU NERF GRAND SYMPATHIQUE.

Le long de la colonne vertébrale, au-devant des apophyses transverses des vertèbres et des articulations des côtes, existe de chaque côté un long cordon grisâtre, renflé entre deux vertèbres et communiquant, par un filet extérieur sorti de chaque renflement, avec la paire de nerfs spinaux correspondante. C'est là ce qu'on appelle *nerf grand sympathique*. Antérieurement il se termine sur la cinquième paire, et postérieurement, soit sur la dernière paire de nerfs spinaux correspondante, soit par une anse qui réunit ses deux extrémités postérieures sur la ligne médiane.

Le plus grand nombre de ses branches ou rameaux, appelés *internes* par opposition avec ceux qui se réunissent aux nerfs spinaux, naissent réellement du bord interne du grand cordon général. Mais ensuite, ils divergent latéralement bien audelà des rameaux externes, pour accompagner les artères des membres, celles des viscères de la poitrine, du ventre et des membres.

Beclard a prouvé pour ces nerfs, comme je l'ai fait pour les précédents, qu'ils ne sont pas une production du système cérébro-spinal. Car dans les cas de défaut de formation de ce dernier système (*Atélomyélie*), le grand sympathique n'en existe pas moins, et semble même alors prédominant.

De cette indépendance du grand sympathique d'avec les deux autres systèmes nerveux et de sa distribution principale aux viscères de la digestion, on a déduit deux propositions contradictoires.

Et d'abord voici les raisonnements de Gall. « Les » systèmes nerveux des entrailles des animaux » d'un ordre inférieur (il comprend les radiaires jus- » quaux plus compliqués des mollusques, les cépha- » lopodes) sont le type des mêmes parties et des mê- » mes fonctions dans les animaux d'une organisa- » tion plus élevée. Et comme les fonctions des en- » trailles se continuent dans les animaux supérieurs, » nous devons retrouver dans leurs entrailles et dans » leurs vaisseaux, les systèmes nerveux des entrail- » les et des vaisseaux des animaux inférieurs. »

» En effet, ces systèmes sont les plexus nerveux » du bas-ventre et de la poitrine, et la série plus ou

» moins interrompue des ganglions du nerf sympa-
» thique. »

M. Gall ignorait apparemment que les mêmes
ganglions qui, dans les anélides et les mollusques,
fournissent les nerfs des viscères, fournissent aussi
ceux des organes des sens et du mouvement.

D'autres anatomistes, MM. Cuvier, Tréviranus,
etc., et M. Serres, en 1824 (Anat. comp. du cerv.
pag. 5o7) ont supposé que le grand sympathique
décroît des mammifères aux oiseaux, aux reptiles
et aux poissons; que ces deux dernières classes ont
ce nerf presque rudimentaire. Weber admettait
même que le grand sympathique était remplacé dans les poisssons par le nerf pneumo-gastrique, notamment par la branche dorsale ou nerf de
la ligne latérale. Et M. Serres a établi sur cette
supposition sa loi d'harmonie du développement
du système nerveux et du système sanguin.

Cette dégradation progressive du grand sympathique chez les vertébrés, rendant trop invraisem-
blable son existence dans les autres animaux, M.
Serres crut pouvoir comparer les nerfs et le chapelet de ganglions des crustacés aux ganglions intervertébraux des mammifères et des oiseaux, en
ajoutant qu'on n'en trouve plus de trace chez les insectes et les mollusques. Mais ces mêmes nerfs des
crustacés fournissent également aux organes des
sens et du mouvement, et à ceux de la nutrition,
comme les nerfs des mollusques; communauté qui

ne se retrouve ni dans les nerfs sympathiques des mammifères, ni dans leurs systèmes nerveux latéraux ordinaires. Cette circonstance, dans les nerfs des mollusques et des crustacés, d'être communs aux organes des sens et du mouvement, et à ceux de la nutrition, est également péremptoire, et contre la comparaison de M. Gall et contre celle de M. Serres. Ces deux anatomistes déduisirent ces comparaisons et ces analogies, des faits qu'ils supposaient. Malheureusement ces faits n'existent pas. La seule inspection de la *fig.* 1 de ma *planche* IX montre que le système du grand sympathique est à proportion plus développé dans les cycloptères, les murènes, les gades, etc. , que dans l'homme et pas un mammifère. Et, comme d'autre part je me suis assuré qu'il n'y a pas de vestige de grand sympathique dans les raies, les squales et surtout les lamproies, où le système sanguin est pourtant si développé; comme ces lamproies ne manquent pas de quelques rapports avec les anélides, où Gall veut qu'existent seuls les nerfs du grand sympathique; que d'ailleurs, ces mêmes poissons ont les organes digestifs les plus actifs de la nature ; on voit que les fonctions des entrailles et de la circulation s'accomplissent parfaitement alors sans grand sympathique. Le raisonnement de Gall ne conclut donc rien sur l'identité des nerfs des anélides et des mollusques avec ceux du grand sympathique des mammifères; et l'on va voir que le fait est directement contraire aux ·prémisses du raisonnement de M. Serres.

Ainsi-donc, le grand sympathique n'est pas une production du système cérébro-spinal; et il ne correspond pas au système nerveux des mollusques et des anélides. En outre, il est fort douteux que les nerfs des anélides et des insectes correspondent aux systèmes nerveux latéraux des vertébrés.

Voici les caractères de la structure des nerfs de ce système, d'après Lobstein (*de Nerv. symp. hom. fabr.*) Le cordon ou grand nerf de chaque côté traverse chaque ganglion sans s'y terminer; il ne fait qu'entrelacer quelques-uns de ses filets avec ceux du ganglion. Il passe ainsi d'un ganglion à l'autre, pour les traverser tous dans le sens de leur axe. Bichat pensait que les filets de communication avec les nerfs spinaux étaient de la même structure que ceux-ci; que dans les filets splanchniques, la pulpe ne saurait être distinguée du névrilemme. Scarpa et Lobstein ont cru voir que tous les rameaux du grand sympathique étaient uniformément formés de petits faisceaux entrelacés comme des plexus.

Chaque ganglion n'a réellement qu'une enveloppe adhérente à la substance du ganglion et aux nerfs qui y aboutissent. Sous cette enveloppe se trouve un suc gélatineux, plus ordinaire aux ganglions du cou qu'à ceux du thorax, et très-rare aux ganglions et plexus de l'abdomen. Cette humeur n'a rien de semblable réellement à la matière grise du cerveau, à laquelle on l'a comparée. La texture même du ganglion consiste dans une sorte de plexus formé de petits rubans blancs et demi-transparents, dont les réseaux interceptent une substance cendrée, floconneuse, de figure ronde et orbiculaire. Certains ganglions, le cervical supérieur, par exemple, après trente jours de macération, conservent une apparence homogène.

Les plexus ne semblent différer des ganglions que parce que les réseaux à mailles plus écartées, n'interceptent pas de matière grise et floconneuse globulaire.

Ces nerfs ont été observés dès la quatrième semaine de l'embryon humain. Ils forment alors un double cordon épais et rouge , à cause du peu d'intervalle des ganglions. Au cinquième mois, le grand sympathique forme un cordon continu depuis la base du crâne jusqu'au bassin : le ganglion cervical est déjà long de trois lignes. Les ganglions semi-lunaires sont au contraire peu distincts, et n'ont pas plus d'une demi-ligne dans leur plus grand diamètre. A huit mois, ces ganglions sont encore à proportion fort imparfaits; à la naissance, leur disproportion avec les ganglions thoraciques et cervicaux, est encore la même.

1°. Chez les *mammifères et l'homme*, voici la disposition générale du grand sympathique.

Au-dessus de la tête de chaque côte , existe un ganglion communiquant avec la paire vertébrale voisine. Dans quelques mammifères, par exemple, dans les lapins, les deux cordons du grand sympathique, sans se renfler au niveau de chaque espace intercostal, envoient un rameau au ganglion intervertébral voisin. Dans les chiens le rameau bifurqué donne un filet pour le même ganglion, et un autre filet pour le nerf intercostal. La direction de ces filets de communication est ordinairement oblique de bas en haut et d'arrière en avant. Leur terminaison se fait sur la branche antérieure de chaque nerf spinal. A la dernière vertèbre dorsale le grand sympathique traverse l'écartement du second et du troisième faisceau du pilier diaphragmatique, et pénètre dans l'abdomen, où il se dirige davantage sur le devant des vertèbres, de sorte qu'en descendant il s'éloigne des trous intervertébraux, et que ses filets de communication s'allongent en proportion. Dans la poitrine, plusieurs ganglions ont des filets de communication d'un côté à l'autre.

Le premier ganglion thoracique, situé sur la tête de la première côte, est toujours plus gros que ceux qui le suivent. C'est de ce ganglion que partent le petit plexus qui entoure l'artère vertébrale, ceux de l'artère sous-clavière, et des vaisseaux qui en sortent. D'autres filets, sortis du bord interne du ganglion, se portent aux artères pulmonaires, autour desquels ils forment avec des filets du nerf vague les *plexus pulmonaire* et *cardiaque inférieur*.

A partir du cinquième ou du sixième ganglion

thoracique, et d'autant plus bas que le nombre des vertèbres dorsales est plus grand, se détachent cinq, six ou sept rameaux convergents en bas et en-dedans sous la plèvre, pour former un tronc unique qui, chez l'homme, pénètre dans l'abdomen par l'écartement du second et du premier faisceau musculeux du pilier diaphragmatique. Wrisberg a vu dans l'homme varier de trois à huit le nombre des origines de ce cordon. Il s'aplatit au-devant de l'aorte, en dedans des capsules surrénales, augmente beaucoup de volume, prend la forme d'une demi-lune, et se réunit inférieurement à celui du côté opposé, au-dessous de l'estomac. C'est là le ganglion *semi-lunaire*. Les filets supérieurs vont au diaphragme sans avoir d'artère pour conducteur. Tous les autres, presque innombrables, forment des plexus autour de l'aorte et des artères qu'elle distribue aux viscères. On nomme en particulier *plexus solaire*, celui qui enveloppe l'artère cœliaque. Il reçoit beaucoup de filets du nerf vague.

On nomme *petit splanchnique* un autre cordon qui, né par une ou plusieurs racines des derniers ganglions thoraciques, pénètre avec le précédent dans l'abdomen pour se jeter dans le plexus solaire. Il manque fort souvent. On a pris quelquefois pour lui le *nerf rénal*, fourni chez l'homme par le onzième ou douzième ganglion thoracique, et sorti par un écartement particulier du pilier diaphragmatique.

Tous ces plexus forment de véritables tuniques aux artères des intestins, du foie, de la rate, etc. Ceux des artères de l'estomac s'anastomosent avec un gros rameau du pneumo-gastrique, et après avoir rampé entre les fibres de la membrane musculaire, se rendent dans la membrane muqueuse. Ceux du foie, de la rate, des reins, etc., se terminent dans la tunique celluleuse des artères. Il est bien remarquable que pas le moindre filet ne se porte ni sur les troncs, ni sur les branches des veines.

Les ganglions abdominaux fournissent directement des plexus, dont le plus remarquable est le *mésentérique inférieur* et l'*hypo-gastrique*. Ils s'anastomosent avec des filets des nerfs sacrés, et se distribuent par les artères au colon, au rectum, à la vessie, à la matrice, etc.

Presque en sortant du premier ganglion thoracique et de la poitrine, le nerf sympathique se renfle sur l'apophyse transverse de la septième vertèbre cervicale, en un ganglion qui manque quelquefois des deux côtés, quelquefois d'un seul, et communique par des filets avec les quatre derniers nerfs cervicaux, avec le rameau récurrent ou laryngé inférieur du nerf vague, le nerf diaphragmatique, etc.

Depuis ce ganglion, le nerf sympathique monte devant la carotide primitive, se renfle quelquefois en un petit ganglion nommé *cervical moyen*, et à la hauteur de la troisième vertèbre, se renfle en un ganglion fusiforme, long quelquefois de presque deux pouces. C'est le *cervical supérieur*. A l'autre extrémité de ce ganglion, le nerf sympathique, avant de pénétrer dans le canal carotidien, se divise en deux rameaux, qui bientôt forment un plexus autour de la carotide. De ce plexus se détachent, 1° un ou deux filets qui longent le sinus caverneux et s'y anastomosent sous un angle très-aigu avec la sixième paire, 2° un autre filet qui par le canal vidien va s'anastomoser avec le ganglion sphéno-palatin.

Du premier ganglion cervical sortent, 1° des filets musculaires pour les muscles droits antérieurs de la tête et staphylo-pharyngien, d'autres qui s'anastomosent avec les deux premiers nerfs cervicaux, le glosso-pharyngien et le vague; 2° le filet le plus inférieur ou *cardiaque superficiel*, né quelquefois aussi du vague, ou de tous deux ensemble. Les filets du plexus cardiaque, formé par ce filet réuni aux autres nerfs cardiaques venus du premier ganglion thoracique, et par quelques filets du vague, sont aplatis, et collés comme des rubans sur les artères coronaires du cœur. Je n'en ai jamais pu suivre jusque dans les fibres musculaires de cet organe. Sœmmering n'y a pas réussi non plus. Scarpa et M. Lobstein disent y être parvenus. Mais la proportion en doit être infiniment petite, vu la masse de l'organe et leur propre petitesse.

Le plexus carotidien est beaucoup plus considérable dans les mammifères que dans l'homme.

Chez *les oiseaux*, suivant M. Cuvier, le nerf sympathique entre dans le crâne par le trou de sortie des nerfs vague et glosso-pharyngien, et s'unit avec la cinquième et la sixième paire. Son premier ganglion, situé sous le crâne et de forme lenticulaire, communique aussitôt avec les huitième et neuvième paires. Il disparaît ensuite le long du cou. Et ce n'est que dans la poitrine, qu'un très-gros filet nerveux détaché du plexus pulmonaire formé par le nerf vague, va s'unir au premier ganglion thoracique. De ce ganglion divergent huit filets: l'un va s'unir au plexus brachial; le second remonte le long du cou par le canal de l'artère vertébrale, et forme dans le trou de chaque apophyse vertébrale, un petit ganglion, d'où partent de petites anastomoses pour chaque nerf cervical. Dans le foulque, le canard, le cygne et la buse, ce filet n'a pu être suivi jusqu'à la tête. Il y a donc interruption entre la portion céphalique de ce système et la portion postérieure. Le troisième filet va au plexus cardiaque. Les trois suivants montent sur la saillie du corps des vertèbres et se réunissent en un seul cordon, qui suit l'aorte de chaque côté. A la naissance du tronc cœliaque, la réunion de ce cordon aux filets des ganglions thoraciques forme deux ou trois renflements d'où partent des réseaux nerveux pour toutes les artères des viscères de la digestion. Le septième et le huitième filet unissent ce ganglion au suivant Les autres ganglions communiquent ensemble par de doubles filets, et par un filet simple avec le ganglion intervertébral correspondant.

J'observe que dans cette classe le nerf grand sympathique passe au-dessus de l'arc que forme la tête de chaque côté. Dans les mammifères, c'est toujours au-dessous.

Au-delà des côtes le nerf sympatique devient presque rudimentaire. Du côté interne de chaque petit renflement, sortent deux ou trois filets qui vont former un plexus sur le bas de l'aorte. On suit le grand sympathique jusque sur les dernières vertèbres de la queue.

Chez *les reptiles quadrupèdes* le grand sympathique ne diffère guère de celui des oiseaux que par sa continuité le long de la région cervicale. (Bojanus, tab. 23, fig. 107 , a très bien représenté et décrit celui de la tortue d'Europe.) M. Cuvier dit que dans la tortue bourbeuse il est interrompu au cou comme chez les oiseaux. Chez les sauriens, je l'ai disséqué dans le lézard ocellé et dans le caméléon où il ne diffère pas sensiblement de celui de la tortue d'Europe. L'anastomose avec le plexus brachial est surtout fort remarquable.

Chez les poissons, en comparant aux fig. première de ma planche VIII, et 2 de ma planche IX, ce que dit M. Cuvier t. II, page 297 de ses Leçons sur le grand sympathique des poissons (et depuis lui on n'avait rien ajouté à cet égard), on voit que ce nerf était presque inconnu dans cette classe. Voilà sans doute pourquoi M. Serres a fait sur la proportion du système nerveux avec le système sanguin, la loi dont nous avons plus haut annoncé le peu de fondement. La description et le dessin de ce nerf, sur le cyclopterus lumpus, description qui convient généralement à tous les poissons osseux, renversent seuls cette loi. Il faut même observer que dans beaucoup de poissons, par exemple, les morues, planche XII, fig. 2, les tétrodons, planche V, fig. 1, les gades, planche VII, fig. 4, l'extrémité antérieure du grand sympathique est plus volumineuse à proportion que dans le cycloptère. Sur un cycloptère de quinze pouces de long, le grand sympathique est plus développé que sur un enfant nouveau-né. Les anastomoses avec les nerfs se font toutes sur la branche inférieure de ces nerfs. Voici les différences de ce nerf des poissons avec celui des mammifères. 1° Il se termine presque perpendiculairement sur la branche operculaire de la cinquième paire qu'il gagne par un conduit à travers le basilaire et le pariétal, et jamais aucun filet ne va à la sixième paire ni à une autre plus antérieure ; cette anostomose avec la cinquième paire n'y occasione aucun renflement. 2° Sous la première vertèbre, les filets internes du troisième ganglion (le premier s'anastomose avec le premier nerf branchial, et le second avec le

tronc de la huitième paire) forment une arcade d'où
sort un faisceau de deux cordons dont l'un est trois
fois plus gros que l'autre , et distribués en suivant
l'œsophage à l'estomac , au foie et aux premiers
intestins. Les cinq ganglions , depuis le quatrième
jusqu'au neuvième, ne donnent pas de filets splan-
chiques. Du onzième ganglion, plus gros que les
autres, et impair, sort un faisceau de trois cordons
dont l'intermédiaire a plus d'une demi-ligne de diamètre, et qui se portait à l'ovaire, alors rempli d'au
moins deux livres d'œufs. Au-delà, les ganglions
deviennent fort petits, mais continuent de former
un double chapelet satellite de l'aorte et des veines
caves, dans le canal sous-vertébral. Néanmoins, je
n'ai pu le suivre jusqu'au bout de ce canal. Il m'a
été impossible d'apercevoir sur les troncs arté-
riels les plus voisins des deux gros faisceaux splanchniques du cycloptère, le moindre plexus ou tunique nerveuse. Cela eût dû être cependant très-
facile, s'il y en eût eu , sur les vaisseaux de l'ovaire
alors au maximum de leur grandeur et tendus sur
le feuillet transparent du péritoine. Ce n'est qu'entre le second et le troisième ganglion qu'il se détache des filets musculaires pour les muscles de
l'opercule et de l'éspèce de diaphragme tendu sur
la grande clavicule. Enfin, dans les trigles les corps
rouges de la vessie natatoire reçoivent un nerf du
quatrième ou du cinquième ganglion dorsal. Dans
les poissons le grand sympathique n'est donc pas

lié aux artères, comme dans les mammifères et les oiseaux.

Ce défaut de rapport est encore bien plus manifeste dans les squales, les raies et les lamproies. Il m'a été impossible, dans des lamproies de trois pieds de long, dans des raies de presque deux pieds d'envergure, d'apercevoir le moindre vestige de ces nerfs. Et cependant on sait combien le système sanguin est dominant chez les lamproies. Ensuite, comme l'intestin est flottant et sans mésentère depuis l'œsophage jusqu'à l'anus, lors même qu'on parviendrait à découvrir dans ces poissons le moindre vestige de grand sympathique, les filets en seraient nécessairement étrangers aux intestins.

CHAPITRE IX.

APPLICATIONS DES DEUX LIVRES PRÉCÉDENTS A LA ZOOLOGIE.

Jusqu'aujourd'hui la zoologie n'a été en grande partie qu'un catalogue d'énigmes. Car les meilleures classifications des animaux dont nous venons de déterminer les systèmes nerveux, sont fondées seulement sur la connaissance du nombre, de la conformation et du groupement des os, et des organes digestifs, respiratoires et circulatoires. Et pourtant dans une même classe, dans les reptiles ou les oiseaux, par exemple, une même conbinaison de ces éléments peut coïncider avec les habitudes et les instincts les plus disparates, et quelquefois les plus contraires. L'on a vu dans le premier livre que les corrélations du système cérébro-spinal et des sens avec leur enveloppe osseuse, n'étaient significatives de quelques qualités morales et instinctives, qu'autant que les organes cérébraux et sensitifs étaient préalablement déterminés. Or, par ce qui vient d'être exposé dans les deux livres précédents, on peut juger que jusqu'alors on savait assez peu de chose sur ces organes. Aussi n'était-ce qu'empiriquement et sur des caractères dont on saisissait les différences apparentes sans en connaître réellement la valeur et la signification, que l'on avait divisé les masses principales des animaux vertébrés. Ainsi, parmi les poissons, le caractère commun d'avoir un squelette cartilagineux et des branchies fixes, avait fait réunir dans une même division les lamproies avec les squales et les raies, bien que ces deux derniers types, analogues entre eux, diffèrent davantage du premier, pour la structure et le mécanisme de leurs organes nerveux, qu'ils ne diffèrent des autres poissons, et même des oiseaux et des reptiles. Et, encore une fois, c'est dans les systèmes nerveux que résident les forces, les facultés dont l'association constitue la *personnalité* de chaque animal.

Une bonne classification des animaux à vertèbres suppose donc la connaissance des systèmes nerveux, qui seuls peuvent représenter la véritable nature de ces êtres.

Mais l'objet de la zoologie n'est pas uniquement de dresser un catalogue où les masses soient formées d'après les différences principales des êtres qu'elles comprennent, et où les divisions de chaque masse, formées aussi d'après des différences moins importantes, rassemblent en groupes secondaires les êtres les plus voisins par leurs affinités et leurs convenances d'organisation.

Ces catalogues, ces classifications, qui, pour les esprits superficiels, constituent toute la science, n'en sont réellement que l'instrument et le moyen. Ce ne sont que des *index*, que des *tables par ordre de matière*. L'objet de la science c'est de connaître les propriétés de chaque espèce d'animal, propriétés qui font que chacun est lui-même, et le représentant de son espèce. C'est ainsi, par exemple, que malgré les ressemblances mécaniques et physiques du squelette, des organes digestifs, etc., le lièvre diffère du lapin par des facultés, des instincts si disparates, si contraires même, et dont la cause ne peut être que dans le système nerveux.

Ces différences de l'instinct, malgré les ressemblances extérieures et mécaniques de toute l'organisation, moins le système sensitif qui était resté ignoré, conduisaient naturellement à la question de l'origine et de la cause de ces différences. Sont-elles primitives et permanentes, ou modifiables et progressives? Cette question avait été résolue, tantôt d'une manière, tantôt d'une autre, selon les préjugés ou les connaissances de ceux qui la discutaient. Car, chose étonnante, on négligeait les deux seules données d'une solution possible, savoir, 1° la connaissance des organes en qui résident ces forces, ces pouvoirs, et 2° la connaissance de la répartition sur le globe des animaux doués de facultés analogues, identiques ou différentes, et coïncidentes avec ce qu'on appelait une même organisation.

Dans un travail spécial (*Mém. sur la distribution géographique des animaux vertébrés, lu à l'Institut*, Journal de physique, février 1822), j'ai exposé les principaux faits de cette seconde donnée, et j'en ai conclu quelques principes, dont j'ai montré depuis les applications (*Dict. classiq. d'hist. nat.*) (1). J'ai montré même, à propos du chameau à une bosse, qu'il existe une source d'éléments pour cette seconde donnée, dans la discussion des passages où les écrivains anciens ont parlé des animaux qu'ils connaissaient. (Voy. *mon Mémoire sur la patrie du chameau à une*

(1) Ces applications seront liées en un ensemble général, dans mon *Histoire physique, archéologique et géographique des mammifères*, ouvrage qui est presque terminé.

bosse, lu à l'Académie des inscriptions et belles-lettres de l'Institut, *Mem. du Muséum*, t. X, *in-4°*).

Les diversités et même les oppositions du plan et du nombre des parties du système nerveux, vont montrer que les inductions de l'anatomie coïncident avec celles de la répartition géographique, pour prouver que les différences spécifiques des animaux (hors quelques cas connus et bien déterminés), sont primitives et non acquises.

Mais il faut donner une idée des systèmes par lesquels on a expliqué les transformations d'espèce, de genre, etc., des animaux, et par suite les modifications de leurs facultés.

Et d'abord on a supposé qu'un nombre d'espèces indéterminé, mais indéfiniment moindre que celui qui existe aujourd'hui, avait été créé dans une même contrée, ou si l'on veut dans un même lieu; qu'avec le temps, en se dispersant sur la terre et dans les eaux, ces espèces primitives avaient été modifiées par les diverses influences des climats ; qu'en se modifiant elles s'étaient multipliées, et que chaque espèce actuelle devait sa fixité, sa permanence, à son habitation sédentaire. S'il en avait été ainsi des variétés, des nuances appartenant à ces dégradations progressives échelonneraient aujourd'hui la route de ces émigrations. Or, au contraire les interruptions de formes sont brusques et tranchées (voy. pour la réfutation de ce système, mon *Mémoire* cité *sur la distribution géographique des animaux*).

Et d'autres esprits spéculatifs ont supposé que l'état physique et chimique du globe et de son atmosphère, ont subi des changements nombreux et successifs, depuis la création, ou, comme ils disent, le développement d'un certain nombre d'animaux très-simplement organisés, sans définir cette organisation; que par l'effet de ces changements, ces animaux se modifiaient; que ceux qui ne pouvaient pas se modifier ou se mettre en équilibre avec leurs nouveaux rapports, périssaient; que ces modifications progressives ou subites, selon la durée de chaque changemeut du milieu d'existence de ces animaux, devenaient stationnaires avec l'état de ce milieu; que par de nouvelles révolutions de la terre ou des mers, survenaient de nouvelles transformations ou de nouvelles extinctions de races; que telles sont les causes de l'état actuel du règne animal, et des différences qu'on observe entre les animaux vertébrés fossiles et ceux qui vivent aujourd'hui.

Ce système, contre lequel les lois de la répartition géographique des animaux, ne sont pas aussi péremptoires que contre le précédent, est tout-à-fait renversé par mes découvertes sur les inégalités de plan et de nombre des organes nerveux.

Et d'abord les partisans de ce système, attentifs seulement au nombre et aux proportions des parties extérieures des animaux, supposèrent que la peau durcissait aux uns, mollissait aux autres, suivant la température et la réaction chimique du milieu d'existence, suivant la nature des aliments qui fournissaient ou non des matériaux concrescibles; que la peau restait nue ou se couvrait de poils, selon la froidure ou la chaleur du climat; que les couleurs variaient avec la température et l'intensité lumineuse de l'atmosphère ou des eaux; qu'enfin (et c'est la supposition la plus hardie du système) le besoin d'un nouvel organe, provoquant dans la direction de l'objet relatif à ce besoin, une tendance, un effort de la peau et des liquides stagnants ou circulants, que sais-je même? du mouvement vital, y déterminait la production ou la sortie de l'organe, du membre nécessaire; que telle est l'origine de la trompe de l'éléphant, qui se mit un jour à allonger son nez, quoiqu'il eût été plus simple et plus aisé pour lui d'allonger son pied, sans doute déjà tout fait à cette époque de ses métamorphoses. Et ainsi du reste.

Tout cela suppose, tantôt sur un point, tantôt sur un autre, et dans des proportions et des combinaisons indéfinies, un développement de parties préexistantes, également susceptibles d'inertie ou d'activité, suivant la nature et la direction des forces extérieures qui les sollicitent. Ce qui ne s'accorde guère avec le nombre symétrique et constamment limité des organes qui mettent les animaux à vertèbres en relation avec leur milieu d'existence. Tout cela implique aussi que l'influence de ces forces, qui ne s'exercent que de dehors en dedans, diminue vers la profondeur. Or, c'est justement dans cette plus grande profondeur qu'est situé le système cérébro-spinal qui varie tant entre des espèces extérieurement si semblables, qu'elles diffèrent moins l'une de l'autre qu'un nègre d'un européen. Il n'y a évidemment dans le mécanisme de ces forces, rien qui puisse opérer des transpositions d'organes, ni intervertir l'ordre de leur intercalation.

Nous n'entrerons pas dans le détail des faits et de leurs conséquences, nous ne ferons même pas l'énumération de tous ceux que nous avons découverts ; nous n'allons indiquer que les principaux ; ils suffiront, et pour que l'on reconnaisse les autres dans la lecture des deux derniers livres, et pour que l'on en fasse soi-même l'application.

§ 1. *Différence chez les poissons.*

1°. Et d'abord, une carpe et un barbeau diffèrent moins assurément par tout ce que les zoologistes appellent caractères spécifiques, qu'un Français ne diffère d'un nègre quelconque. Les différences de ces deux poissons ne peuvent être attribuées à la disparité d'influence du milieu qu'ils habitent, puisqu'ils se trouvent dans les mêmes eaux, où leur nourriture est la même. Eh bien ! dans la carpe, *pl.* IX, *fig.* 1, le nerf de la première branchie est un rameau de la huitième paire, et dans le barbeau, *pl.* X, *fig.* 2, de la cinquième. La carpe, *pl.* I, *fig.* 6, a derrière le cervelet une paire de lobes justement la plus volumineuse de son encéphale; et ces lobes manquent au barbeau, *pl.* X, *fig.* 1.

Il est palpable que tout ce que l'on a imaginé de plus subtil dans les causes de transformation des animaux, n'aurait jamais pu transposer ainsi d'une paire à l'autre un nerf aussi considérable et distribué à un organe si important. Je ne développerai donc pas les objections qui dérivent de ce fait.

2°. Un merlan, sauf la grandeur, diffère moins d'une morue qu'un barbeau d'une carpe.

Le nerf de la sixième paire du merlan (*pl.* IX, *fig.* 4), s'insère par les mêmes racines que les rameaux de la paire acoustique, qui vont au sac des pierres. Celui de la morue s'insère comme chez les autres poissons; *pl.* VII, *fig.* 4, pour la morue, *pl.* XII, *fig.* 2, pour le congre, etc.

3°. Dans la morue, le nerf acoustique a deux branches principales de moins que dans le merlan. Chez ce poisson quatre rameaux, nés de la même insertion, se réunissent ensuite en un seul tronc qui longe le dessous du sac des pierres, et va se terminer à l'extrémité postérieure du vestibule sur une petite lame cornée transparente, appuyée sur la ligne médiane contre une lame semblable de l'autre côté. Dans la morue il n'y a que deux rameaux pour former ce tronc, et il n'y a pas de petite lame de corne à son extrémité.

Il est impossible que deux nerfs de plus dans l'oreille d'une espèce, ne lui donnent pas une supériorité très-grande, pour la délicatesse et l'énergie de l'ouïe. En même temps, il est évidemment impossible de rapporter la cause de cette différence à une influence extérieure.

4°. A propos de ces disparités de structure des nerfs acoustiques, rappelons que dans les **seules** raies (*pl.* I et II,) ce nerf tout entier est une branche de la cinquième paire, tandis que chez les squales l'acoustique forme une paire séparée.

5°. Outre leurs autres différences, les lamproies qu'on mettait dans la même division que les raies et les squales, n'ont pas de canaux demi-circulaires, et manquent par conséquent des nerfs qui se porteraient aux ampoules de ces canaux.

6°. Dans tous les poissons osseux la quatrième paire s'insère sur la ligne médiane, à la face inférieure du système cérébro-spinal derrière les éminences mamillaires; dans les raies et les squales elle s'insère à l'autre extrémité du diamètre vertical de ce système.

Par la même raison qui empêche que jamais les carpes aient été les ancêtres des barbeaux, ou les barbeaux des carpes, il est impossible que les différences qui séparent les raies et les squales des poissons osseux, ne soient pas primitives.

7°. La seule différence extérieure, de la raie ronce et de la raie bouclée, c'est la couleur plus brune et le plus grand nombre, la forme et la grosseur des boucles de la dernière. Le quatrième ventricule de la raie ronce a une circonvolution de plus à chacun de ses bords; son cervelet a des circonvolutions qui manquent à celui de la raie bouclée; le nerf olfactif de celle-ci est, à égalité de taille, un tiers plus court et un quart plus gros que celui de l'autre.

Les différences sont donc plus grandes au centre même, qu'à la surface de ces deux espèces qui habitent les mêmes fonds.

8°. Le nerf de la ligne latérale est double sur chaque flanc dans les gades, il est simple dans les siluroïdes, famille très-voisine. Il est souscutané dans ces deux familles.

9°. Le nerf ptérigo-dorsal (sixième branche de la cinquième paire) est commun aux deux familles, sauf quelques espèces sans doute, car il manque au silurus-glanis. Mais dans les gades il sort par un trou du pariétal sur la face supérieure du crâne, et dans les silures sur la face verticale postérieure du crâne, par un trou de l'occipital. Leur trajet ultérieur est aussi différent que celui du nerf spinal et du nerf facial des mammifères.

Enfin ce nerf chez les gades fournit des filets aux deux paires de nageoires, celui des silures n'en fournit qu'aux pectorales.

10°. Le trigle rouget est dans son genre moins différent du perlon qu'un nègre d'un européen. Et la différence de couleur ne peut être imputée au climat, puisqu'ils habitent les mêmes parages, mangent les mêmes petits crustacées, comme je m'en suis cent fois assuré. La seule différence extérieure un peu notable, c'est que les doigts du rouget sont à proportion plus gros et plus courts que ceux du perlon. Les *fig.* 2 et 3, *pl.* VII, montrent combien la forme et la proportion des cinq paires de lobes, postérieures au cervelet, diffèrent entre les deux espèces.

Toutes les espèces de squales, même les plus voisines, dans les genres les plus homogènes, diffèrent de même infiniment plus par les formes et les proportions de leur encéphale, surtout par celle du cervelet et des lobes olfactifs, que par les forme ou proportion des nageoires, de la tête, ou des dents. Voyez par exemple les différences du squalus catulus, *pl.* IV, *fig.* 1, et du squalus galéus, *pl.* III. *fig.* 1. On peut voir dans Arsaki et Rolando des figures d'autres espèces, congénères ou non, qui toutes diffèrent plus entr'elles sous ces rapports, qu'un singe d'un rongeur, ou qu'un chien d'un cheval.

11°. Chez les trigles la première paire des nerfs

spinaux envoie un nerf aussi gros à proportion que le nerf diaphragmatique des mammifères , aux muscles de la vessie natatoire. Il n'y a pas le moindre vestige de ce nerf chez les vives, genre si voisin dans la classification zoologique.

Cette même première paire, chez la baudroie, envoie un nerf plus gros à proportion que le diaphragmatique, aux muscles du pharynx. Il n'y a pas le moindre vestige de ce nerf dans les poissons voisins.

12°. Comment dériver les poissons osseux des cartilagineux, ou les cartilagineux des osseux, lorsque tous les poissons osseux ont un *cerveau* ou une paire de lobes antérieurs à ceux où se terminent les nerfs optiques, et à laquelle aucun nerf ne se termine, et que les raies et les squales manquent absolument de cerveau et du grand sympathique, système si développé chez les poissons osseux? Les esturgeons ont un cerveau et une quatrième paire située comme dans les poissons osseux, mais ils manqnent de cervelet.

13°. La torpille a une paire de lobes de plus que les autres raies, et ces lobes surnuméraires dépendent d'un système de nerfs manquant à ces dernières, et, à lui seul, plus volumineux que tous les autres nerfs de ce poisson.

14°. Ces différences de structure des lobes et des nerfs optiques d'un genre ou d'une espèce à l'autre, ces rétines lisses ou plissées sur une proportion telle

qu'à égalité de diamètre de la chambre occulaire,
la rétine et le nerf optique d'un scombre, d'un mu-
ge, offrent douze ou quinze fois plus de surface
que dans un merlan, un brochet, une murène,
etc., ne peuvent être évidemment le produit d'aucune influence.

Enfin chez les lamproies, les centaines de nerfs
postérieurs à la huitième paire, et terminés, y compris ce nerf, sur les seules meninges partout écartées
de la moelle d'un intervalle égal à la moitié de la
largeur de cet organe, les propriétés physiques de
la matière qui le constituent (Voy. liv. II), mettent ces animaux hors de rang, non-seulement
par rapport aux cartilagineux à branchies fixes,
mais par rapport à la classe des poissons, comme
les céphalopodes sont en dehors des mollusques.

Et cependant les animaux qui offrent toutes ces
différences de forme, de nombre, de proportion
et de connexion dans les organes nerveux, habitent
un milieu où toutes ces causes d'influences qui,
à la surface de la terre, constituent ce qu'on appelle
climat, sont restreintes à leur *minimum*. D'après
l'hypothèse en question, ces animaux devraient
pourtant moins différer d'un ordre ou même d'une
série à l'autre, que les animaux aériens d'un genre
ou même d'une espèce à l'autre. Or, c'est justement l'inverse qui a lieu. Combien ces intervalles
d'organisation, si larges et si nombreux d'un genre,
d'une espèce à l'autre, ne se multiplieront, ne s'é-

largiront-ils pas quand on examinera les centaines de genres de l'icthyologie, au lieu des trente auxquels j'ai été forcé de me borner, et que le hasard seul m'a fournis ?

§ II. *Différences chez les reptiles.*

1°. Les serpents à sonnettes et les trigono-céphales ont à la cinquième paire un nerf surnuméraire (c'est justement le plus gros) pour l'organe sensitif que renferme cette *cavité* de leur face, que j'ai nommée *préoculaire*. Ce nerf manque aux vipères d'Europe, où d'ailleurs il existe un système de canaux particuliers pour la transmission du venin aux crochets (voyez la figure et la description de ces conduits dans Fontana, *Traité sur le venin de la vipère*, t. II, *pl.* II, *fig.* 2 à 5). La distance d'organisation qui sépare de celles d'Europe les vipères américaines , est donc au moins aussi grande que la distance terrestre. Elles habiteraient le même pays , qu'il serait impossible d'admettre que les unes sont les ancêtres des autres.

2°. La pupille du crapaud accoucheur est linéaire, dans le sens vertical; celle du crapaud commun, dans le sens horizontal ; et ils habitent les mêmes lieux , ils ont le même régime.

La moelle épinière des grenouilles s'étend jusqu'au sacrum ; celle des crapauds n'occupe que la moitié du canal vertébral.

3°. Parmi les sauriens, les lézards ordinaires ont un nerf glosso-pharyngien; les caméléons n'en ont pas. Ceux-ci ont un vaste tambour auditif bien circonscrit; les lézards n'en ont pas. Les lézards et les crocodiles ont la rétine lisse et sans vestige d'écran oculaire. Les caméléons l'ont plissée, et chaque espèce, d'une manière différente. En outre, ils ont un rudiment d'écran comme les monitors et les iguanes (1).

La **structure** de la langue du caméléon, qui est peut-être le chef-d'œuvre de la mécanique animale (voy. sa description, t. V *du Journ. de Physiol. expériment.*), tout aussi bien que ce rudiment d'écran et que ce défaut de glosso-pharyngien, ne

(1) Au moment d'imprimer cette feuille, j'ai découvert le plissement de la rétine et un vestige d'écran, dans l'œil des caméléons. (Ce fait a été communiqué le même jour, mai 1825, à la Société philomatique.)

Dans le caméléon vulgaire (celui que j'ai examiné avait été pris près de Tunis) la rétine, au-dessus du nerf optique, offre un pli unique, dirigé verticalement et saillant d'une demi-ligne. Inférieurement, deux rides, parallèles et voisines, se dirigent en dehors; c'est à leur extrémité qu'existe le vestige d'écran.

Dans une autre, espèce inédite, autour du nerf optique, dont l'insertion offre une dépression centrale, déjà bien décrite et figurée par Sœmmering, et que Knox d'Édimbourg vient de publier comme une nouveauté: la rétine est plissée sur huit rayons disposés par paire et dessinant une étoile. Le diamètre de cette étoile est triple de celui de la cornée. Par conséquent, aucun rayon ne peut tomber en dehors du cercle plissé.

peuvent être que des formes primitives et coordonnées sur un plan bien distinct.

§ III. Les *oiseaux*, que leur dispersion dans tous les espaces de l'atmosphère et leurs voyages depuis les tropiques jusqu'aux pôles, devraient avoir tant modifiés, et pour le nombre et pour la figure des organes, offrent au contraire le type le plus uniforme. Leur système cérébro-spinal n'offre dans ses masses en général que des différences de proportion. Une étude plus approfondie de la structure de chaque partie cérébrale, nous a donné, pour des espèces très-voisines, des variations dont les limites, assez étroites en apparence, constituent cependant de larges intervalles dans un organe tel que le cerveau.

Nous ne rappellerons dans leurs nerfs que les différences de distributions décrites au chapitre VI.

On a vu au chapitre II que d'un genre à l'autre et dans le même genre d'une espèce à l'autre, la largeur et le nombre des plis de la rétine et du nerf optique, et dans la rétine leur direction, étaient fixes pour chaque espèce.

L'expérience toujours subsistante, que malgré tous les efforts de l'homme pour rendre sa vue plus longue et plus perçante, il ne s'est pas formé un seul pli, une seule ride sur sa rétine, prouve assez combien est illusoire cette idée de la modification, et à plus forte raison de la création d'un organe par un besoin.

§ IV. On a vu aussi chez les *mammifères* des disparités pour le nombre , la direction et la distribution aux nerfs des cinquième , septième , huitième, neuvième et dixième paires céphaliques ; dans le plan de leurs communications ou anastomoses; dans le nombre et même la place de leurs insertions au système cérébro-spinal. Et en même temps, dans chaque genre les formes et les proportions de chaque partie de ce système sont fixes et constantes. Enfin il y a quatre combinaisons, suivant lesquelles se distribuent les nerfs iridiens ou ciliaires à l'intérieur de l'œil. Et cependant nous n'avons pu examiner que cinq ou six genres de mammifères où la structure de la tête et des organes qu'elle renferme, ne permettait d'espérer que le moins possible de diversité dans le plan et dans le nombre des nerfs.

Je ne citerai qu'un seul de ces faits. Les baleines franches ont un nerf olfactif très-développé , qui manque aux baleinoptères, animaux réunis pourtant dans le même genre.

Que n'a-t-on pas lieu d'attendre de l'étude de ces fourmiliers et de ces pangolins à langue si extensible, de ces paresseux, de ces tatous, et surtout de ces ornithorinques et de ces échidnés, dont le type d'organisation ne pourra être déterminé que par la connaissance de leur système nerveux, sur lequel on ne sait encore rien ?

Ainsi, l'étude des systèmes nerveux nous montre

dans cette œuvre, la plus parfaite de la nature, des combinaisons presque infinies pour le nombre, le plan et la distribution des parties.

Que penser maintenant de ce système d'unité d'organisation imaginé par Buffon dans sa complette ignorance de l'anatomie (1), et dont les principes, si péniblement développés de nos jours, attentent à la majesté de la puissance créatrice, en l'accusant de stérilité dans ses plans et dans ses moyens (2)?

(1) Voyez Buffon, *Nomenclature des singes*, et *Histoire de l'âne.*

(2) En exposant les corrélations des os et des nerfs, on aurait pu multiplier ici les preuves de cette admirable diversité de plan. On ne citera qu'un seul exemple. Dans ce qu'on appelle *philosophie anatomique*, les osselets de l'ouïe ont été comparés, en France aux os de l'opercule des poissons, en Allemagne à ceux du pubis, etc. Or, le nerf principal de la cinquième paire des poissons, l'operculaire, traverse un conduit de l'os opercule proprement dit, *analogue de l'étrier* selon le système français, puis une rainure du *sub-opercule* et de *l'inter-opercule*, analogues du *lenticulaire* et du *marteau.*

Un seul nerf de la cinquième paire des mammifères a-t-il quelque rapport avec leurs osselets de l'ouïe ?

LIVRE QUATRIÈME.

Des procédés de recherches en physiologie, et de la distinction des phénomènes, dans le système nerveux.

Les phénomènes observés dans les organes dont nous venons d'exposer la structure et l'arrangement, vont être l'objet des deux livres suivants.

Il y a trois moyens de reconnaître ces phénomènes et de les rattacher chacun à leur organe. Le premier de ces moyens est purement expérimental, les deux autres sont moins directs et procèdent par induction.

Par le premier procédé, le physiologiste illustre qui a réuni ses travaux aux miens pour cette partie de mon ouvrage, a démonté pour ainsi dire pièce par pièce la machine animale toute vivante. Il a montré ce qu'il manque et ce qu'il reste d'effet quand chaque pièce ou chaque organe est à son tour retranchée, et ce qu'elle opère quand elle agit seule. Il a cherché ainsi à déterminer la part d'action de chacune dans l'effet total.

Ces expériences si ingénieuses sont pour ainsi dire toutes préparées dans les diverses combinaisons d'organes qui forment la série des animaux. Il n'est peut-être pas un de ces organes, une de ces parties d'organes, dont quelque ordre ou quelque genre n'ait été pourvu ou privé. Et il suffit le plus souvent de bien examiner et les effets de ces réunions, et les effets de ces privations, pour en conclure l'usage de chaque organe, celui de chaque modification d'organe.

Ces expériences sont encore réalisées spontanément par la nature dans les maladies. La perturbation ou la cessation d'un ou plusieurs phénomènes durant le cours ou à la suite d'une maladie qui a attaqué, altéré ou détruit tel ou tel organe, prouve, tout aussi directement, que le phénomène troublé ou détruit a son siége dans cet organe. L'induction devient moins claire et moins facile quand plusieurs organes sont à la fois malades, ou quand l'organe malade a des connexions intimes et nombreuses avec plusieurs autres. Et c'est ordinairement le cas du système cérébro-spinal.

Observons aussi qu'on ne peut pas également démontrer toutes ces inductions par lesquelles, de la concordance entre l'association ou le retranchement progressif des organes, et la complication ou la simplification correspondantes des phénomènes, on s'élève jusqu'à assigner à tel organe, à telle modification d'organe, son action et son usage. Ces inductions sont généralement plus péremptoires dans le sens négatif contre de fausses hypothèses, que dans le sens positif pour fonder des théorèmes. Aussi leur vérité a-t-elle quelquefois besoin de la preuve expérimentale. Toutefois leur emploi est de la plus haute importance, car il existe beaucoup de problèmes physiologiques sur lesquels on ne peut consulter que cette méthode d'induction, parce que l'expérience ne leur est pas applicable. Tels sont tous les phénomènes intellectuels, et la plupart de ceux qu'on peut appeler moraux. C'est en combinant ces trois moyens de recherches que nous allons essayer de faire connaître les usages et les fonctions de chaque partie principale des systèmes nerveux.

Les fonctions nerveuses ne sont presque jamais des phénomènes simples : ce sont des associations de phénomènes.

Il y a trois ordres de phénomènes nerveux distincts. Les uns manifestent une force excitatrice du *mouvement* ou de la *contraction* des muscles; les seconds, une force susceptible de produire ce qu'on nomme *sensibilité ;* les troisièmes sont la manifestation de l'*intelligence* ou de la pensée, ce qui implique que penser n'est pas sentir, différence qui donne plus de dignité au principe de la pensée. Les deux premières forces existent à la fois dans le système cérébro-spinal et dans les nerfs proprement dits. Dans chacun de ces systèmes, chaque force a des siéges et des conducteurs qui lui sont propres. La troisième, particulière au système cérébro-spinal, produit, suivant des conditions encore indéterminées, des facultés très-variées, mais qui consistent très-probablement dans des localisations. Le phénomène de la *conscience* étant très-différent de celui de la sensibilité générale et de la pensée, doit peut-être constituer une quatrième force. Et la *volonté* ayant un siége variable, n'en est-elle pas même une cinquième?

Enfin, il se passe dans le système cérébro-spinal un dernier ordre de phénomènes purement mécaniques. C'est une compression et une restitution alternatives de sa substance par l'abord du sang artériel, et surtout par le reflux veineux isochrone à l'expiration. Et comme l'effet ou la mesure de ces deux mouvements varie beaucoup, on voit que la substance de cet organe peut supporter des degrés de pression assez nombreux sans que ses propriétés en soient altérées. Cette pression est néanmoins assez considérable. Car l'expansion du système cérébro-spinal, qui se manifeste quand on le met à découvert, parce qu'alors cesse la contrepression qu'exerce à sa surface la couche de liquide contenue dans les enveloppes inextensibles du crâne et de la colonne vertébrale, ne peut avoir lieu dans l'intégrité de ces enveloppes. La compression est donc un phénomène réciproque à l'expansion. Enfin, on peut mesurer l'effort compressif qui correspond au reflux veineux, par la hauteur à laquelle jaillit le liquide du canal vertébral, après l'ouverture du second feuillet arachnoïdien, sur un animal vivant. Nous ne reviendrons pas sur cet ordre de phénomènes découverts par M. Magendie. Ces pressions, ces restitutions alternatives sont-elles nécessaires à la production des phénomènes nerveux, comme les frottoirs dans une machine électrique ; et l'eau qui enveloppe le système, outre ses effets de protection purement mécaniques, aurait-elle comme conducteur ou comme cohibant, quelque propriété chimique?

Voici le résultat de quelques expériences sur la soustraction de l'eau du canal vertébral. Les mouvements et la vivacité de l'animal sont d'autant plus ralentis qu'il est plus âgé. Cette langueur dure jusqu'à ce qu'une nouvelle exhalation ait rempli le canal, ce qui arrive au bout de huit à dix jours. Un chien adulte, aussitôt après l'évacuation du liquide, tomba dans un état de fureur maniaque, qui ressemblait baucoup à la rage, mais il n'était pas hydrophobe. En menaçant de mordre il commençait le mouvement de s'élancer en avant, mais aussitôt il se redressait et se renversait en arrière. Cet état dura cinq à six jours. Au bout de dix jours il était redevenu tout-à-fait calme. Il servit à une autre expérience : l'eau du canal s'était reproduite. La face supérieure du quatrième ventricule avait été un peu blessée dans la première opération; mais cette blessure seule ne produit jamais les phénomènes dont nous venons de parler.

Les phénomènes dont la moelle épinière est le siége, étant les plus généraux et communs à la totalité des animaux, nous commencerons par elle cette exposition, et nous la continuerons dans le même ordre que la description anatomique.

CHAPITRE I.

INDUCTIONS ET EXPÉRIENCES SUR LES PROPRIÉTÉS DE LA MOELLE ÉPINIÈRE.

On a vu la moelle épinère tout-à-fait anéantie dans le poisson lune; être suppléée, quant à l'insertion des nerfs, par une partie du pourtour extérieur du quatrième ventricule; les trois quarts postérieurs de ce même organe, manquer dans la baudroie; enfin, la moitié postérieure, manquer aussi dans le hérisson. Dans la plupart des autres mammifères la moelle épinière occupe presque toute la longueur du canal vertébral; et dans les lapins et les cobaies, parmi les rongeurs, la moelle s'étend jusqu'au-delà des vertèbres sacrées, nonobstant la brièveté de la queue. La proportion de son prolongement ne dépend donc pas seulement de la longueur et de la grosseur de cet organe, qui est très-long dans plusieurs cynocéphales et toutes les guenons, où la moelle épinière n'est pas néanmoins plus prolongée que dans l'homme. La queue est très-grosse dans les kanguroos, où elle est pour la progression un troisième levier à ressort; et la moelle n'y est pas plus prolongée que dans les chiens. Mais dans les alouattes et autres singes à queue prenante et tactile à son extrémité, la moelle épinière se prolonge jusqu'aux vertèbres sacrées avec un volume peu inférieur à celui qui correspond aux nerfs des mains postérieures.

La destination des nerfs coccigiens, pour un toucher spécial, détermine donc un accroissement de calibre et de prolongement à l'extrémité postérieure de la moelle épinière.

Dans le hérisson toute la surface du corps est étrangère au toucher, le tact même y est fort obscur. L'armure des épines est toute entière sous la dépendance des nerfs du mouvement. Aussi quinze paires de nerfs, dorsales et lombaires, envoient au muscle peaussier autant de rameaux, infiniment supérieurs à ceux qu'exigeraient des muscles ordinaires.

Sans doute cet excès de volume de ces nerfs est relatif à une plus grande intensité, ou à une plus longue durée de l'action musculaire, car j'ai vu les fibres du peaussier se contracter sous la pointe du scalpel, plus de deux heures après que les autres muscles ne répondaient plus à cette excitation.

La réduction de la moelle épinière paraît donc coïncider ici avec l'absence du toucher à toute la surface du tronc de l'animal.

Ainsi la moelle épinière augmente de longueur et de calibre dans les mammifères, avec la susceptibilité tactile de la peau sur une plus grande surface, et diminue avec la disparition de cette susceptibilité ; la faculté du mouvement restant d'ailleurs la même dans tous les cas de ces variations.

Dans les oiseaux, sans exception, la moelle épinière a constamment plus de longueur et de calibre proportionnel , que dans les mammifères. Elle occupe toute la longueur du canal, et le canal toute la longueur de la colonne vertébrale. Toujours, depuis les falco, si bons voiliers, jusqu'aux plongeons qui, par une courte parabole, s'élèvent à peine de quelques pouces au-dessus de l'eau, le renflement correspondant aux nerfs des membres postérieurs, a plus de calibre que celui qui répond aux nerfs des ailes. Et toujours aussi ce renflement postérieur est creusé d'une cavité (ventricule) plus ou moins étendue. L'ampleur de cette cavité et le volume du renflement, paraissent en rapport avec la susceptibilité tactile des pates et des doigts, car ce renflement n'est pas plus fort dans les oiseaux marcheurs. Si son calibre dépendait en effet de sa correspondance avec le degré d'action musculaire, le renflement d'entre les ailes devrait être de beaucoup le plus gros. Car, pour la masse des muscles et la quantité de mouvement qu'ils exécutent, il n'y a aucune comparaison entre les ailes et les pates, surtout dans les oiseaux grands voiliers. Mais comme, nonobstant la diminution de la pesanteur, par le volume du plumage, la quantité d'effort nécessaire pour se mouvoir dans l'air, est évidemment supérieure à celle qui est nécessaire pour se mouvoir à terre, la moelle épinière des oiseaux est au moins du quart plus grande que celle des mammifères, relativement à la masse des muscles.

Dans les serpents le calibre de la moelle épinière, toujours à proportion beaucoup plus petit qu'aux mammifères, est uniforme sur toute la longueur, excepté vers la queue. A peine dans les sauriens un léger renflement fusiforme se prononce aux intervalles des membres. Nulle part dans ces animaux, il n'y a d'organe spécial de toucher sur la longueur du corps. Et cette réduction relative du calibre de la moelle, représentée par la petitesse du calibre du canal vertébral, était portée plus loin encore dans ces reptiles à quatre nageoires, dans ces *ichtyosaurus*, ces *plesiosaurus* fossiles, récemment découverts. On peut voir (Cuv., *ossem. foss.*, t. V, 2me part., *pl.* XXII, *fig.* 1 et 2), dans une espèce gigantesque d'au moins trente-six pieds de long.

combien le diamètre du canal vertébral est petit relativement à celui du corps de la vertèbre. La constance de ces proportions du système nerveux avec l'intensité de l'énergie musculaire, n'a rien qui doive étonner : c'est l'application des lois éternelles de l'équilibre et du mouvement, à la mécanique animale.

Dans les tortues un double bouclier osseux et écailleux, exclut le moindre toucher, de toute la surface du tronc ; aussi tout le tronçon de la moelle intermédiaire à chaque aboutissant des nerfs des membres, n'a-t-il pas le seizième du calibre de ces deux là. Son principal office paraît être de servir de conducteur entre les deux tronçons antérieur et supérieur, et de contribuer à la contraction du muscle rétracteur de la tête. Et l'anatomie patologique prouve qu'une bien petite quantité de matière nerveuse suffit à cette communication. M. Magendie (*Journ.* de physiol., t. III, p. 155) a vu persister jusqu'à la mort, sur un homme de 45 ans, le libre mouvement des membres inférieurs, malgré lá destruction de tout le tronçon moyen de la moelle, le long duquel il ne subsistait à la face antérieure qu'une lame mince, à peine large de deux lignes. Dans l'intervalle des membres la moelle épinière de la tortue a un calibre proportionné comme dans les mammifères. Nonobstant l'épaisseur de l'épiderme de ses pieds, j'ai été étonné de leur susceptibilité tactile dans cet animal.

Dans tous les poissons le calibre de la moelle épinière est constamment de beaucoup plus petit encore que dans les reptiles. Les seules raies font exception. Pour tous les autres la différence est de quatre ou cinq fois moindre, et elle l'est bien davantage dans les poissons pourvus de vessies aériennes, ou d'autres moyens pneumatiques de supprimer à leur gré leur pesanteur.

D'abord, indépendamment de la forme avantageuse de leur corps pour se mouvoir dans un milieu liquide, les poissons ont un autre avantage dans la perte de presque toute leur pesanteur, par le volume d'eau qu'ils déplacent. Outre ces causes de plus facile mobilité, beaucoup de poissons jouissent encore de la faculté de se rendre plus légers que l'eau, par des dégagements d'air dans des réservoirs intérieurs. Les diodons et les tétrodons sont de tous les poissons les mieux partagés à cet égard. Outre la vessie natatoire ordinaire, ils ont tout le long de la carène inférieure de leur corps, depuis l'anus jusqu'au menton, une longue cavité à paroi membraneuse, située entre la peau et les muscles abdominaux. Cette cavité s'ouvre dans l'œsophage. Le poisson la remplit d'air qu'il avale quand il veut rester à la surface.

Or, dans ce poisson, où toutes les résistances qu'opposait au mouvement sa propre pesanteur, sont anéanties, et que par conséquent la moindre impulsion possible peut déplacer, toutes les paires de nerfs reçoivent leur excitation du pourtour latéral et inférieur du quatrième ventricule sur une surface nerveuse qui n'a pas six lignes carrées. Dans la baudroie, la proportion de moelle épinière est un peu plus que triple de ce qu'elle est dans le tétrodon, mais il y a une fois plus de nerfs. En comparant pour un tétrodon de deux pieds de diamètre un tronçon médullaire d'une ligne de diamètre, et de sept à huit de long, à la moelle épinière d'un mammifère ou à celle d'un oiseau, la proportion est de plusieurs centaines de fois moindre dans le tétrodon. Il faut remarquer en outre, que ces animaux sont peu agiles, et se laissent plutôt flotter qu'ils ne nagent.

Dans tous les poissons osseux à vessie aérienne, la moelle épinière occupe bien toute la longueur de l'animal, mais son calibre est à proportion huit ou dix fois moindre que dans un mammifère, et sa réduction est réciproque à la grandeur de la vessie natatoire. L'esturgeon, par exemple, montre bien cette corrélation, par opposition avec les squales. La moelle épinière, qui dans un esturgeon de cinq pieds de long doit exciter une masse musculaire presque égale à celle d'un homme, a vingt fois moins de calibre. Dans les squales dépourvus de vessie aérienne, la différence est beaucoup moindre. Elle n'est pas de moitié relativement à un mammifère. Enfin, chez les raies, dont la forme est si désavantageuse dans un milieu aussi résistant que l'eau à de grandes surfaces, le calibre de la moelle est au moins double à volume égal de ce qu'il est dans un mammifère.

Hors ce seul cas, dont la raison mécanique est évidente, la quantité de matière nerveuse nécessaire à l'excitation des muscles et des mouvements, est donc en raison inverse de là densité du milieu d'existence et de la pesanteur spécifique des animaux.

Quoi qu'on en ait dit, il n'y a pas de renflement aux tronçons de la moelle épinière correspondants aux nageoires des poissons. Car dans un même animal les accroissements de la moelle pour produire un excès local d'excitation musculaire, même très-considérable, quand cet excès résulte de l'excès de masse des muscles eux-mêmes, sont insensibles, comme le prouve l'exemple du premier renflement des oiseaux comparé à l'interfémoral. Cet accroissement est si insensible, que le tronçon où s'insèrent les nerfs des nageoires de l'exocetus volitans (celui des poissons volants qui s'élève davantage) n'a pas plus de calibre que dans un poisson à nageoires ordinaires, et l'on verra ailleurs que les nerfs n'en subissent pas davantage. Et cependant la moyenne surface des deux pectorales surpasse bien deux fois celle de tout le corps.

S'il y a au contraire un grand excès d'énergie musculaire, tout étant égal d'ailleurs du côté de la masse des muscles, comme, par exemple, la différence d'énergie entre le crapaud et la grenouille et surtout la rainette, alors l'accroissement de la masse médullaire est plus considérable. Ainsi, par le plus grand effort, une grenouille produit un saut de près de quinze fois sa longueur, sur une parabole dont le développement est au moins un tiers plus grand. Le plus grand effort d'un crapaud de même taille est cinq ou six fois moins énergique. Les rainettes sont encore plus vives que les grenouilles. Or, on a vu (liv. II, chap. 2) que le canal vertébral étant égal dans ces animaux, la moelle épinière du crapaud n'en occupe que la moitié, celle de la grenouille et de la rainette, toute la longueur, qu'enfin les trois nerfs des membres postérieurs des grenouilles s'insèrent un cinquième au-delà du point où s'arrête la moelle du crapaud, et ceux des rainettes un peu plus bas encore. La quantité de moelle croît donc ici avec l'énergie de la contraction, la masse musculaire restant la même. La section du prolongement de moelle qui dépasse, dans les grenouilles et les rainettes, l'insertion du dernier nerf lombaire, ne paraît pas diminuer sensiblement la force des mouvements.

On a dernièrement fait dépendre la différence des propriétés de la moelle, d'une part, et du cerveau et du cervelet de l'autre, de la disposition inverse de la matière grise, relativement à la matière blanche. La faculté de produire des mouvements (d'être *irritable*; Flourens) tiendrait, d'après cette idée, à la concentricité de la matière grise dans la moelle, et la propriété de les vouloir, de les ordonner et de les régler (d'être *sensible*; Flour.) tiendrait à la concentricité de la matière blanche dans le cerveau et le cervelet.

D'après ces principes, les reptiles et les poissons seraient paralytiques du mouvement, car on a vu qu'ils n'ont que de la matière blanche fibreuse sur toute la longueur de leur moelle épinière, et qu'un canal, rempli de sérosité, occupe la place de la matière grise. Les plus vigoureux des poissons, les saumons, qui remontent des chutes d'eau de plusieurs toises, n'ont, pas plus que les autres, un atome de matière grise au centre de leur moelle.

Ainsi donc, considérée comme organe du mouvement, la moelle épinière augmente et diminue de calibre et de longueur selon les quantités d'action à produire, mais dans des proportions beaucoup moindres que lors des variations des phénomènes de la sensibilité.

A cet égard j'observe d'abord que dans le hérisson, c'est tout entier à la disparition du sens du toucher à la peau que se trouve lié le raccourcissement de la moelle épinière, puisque l'animal ne se meut pas moins aisément qu'un autre, quoique à la vérité il ne coure pas très-vite; que dans les oiseaux, nonobstant l'excès des muscles à mouvoir aux ailes, le renflement interfémoral est plus volumineux que l'autre; que le volume de ce renflement ne change pas, quelle que soit la longueur ou la mobilité de la queue ; qu'il est le même dans les plongeons et les canards qui n'ont presque pas de queue, et chez les aigles et les pies, qui en ont une si mobile (je n'ai pas eu occasion d'examiner les *pics* sous ce rapport); que dans le tétrodon, qui montre la plus grande réduction de cet organe, tout le corps est enveloppé d'une peau épaisse de sept à huit lignes, et à la surface de laquelle je n'ai pu suivre de nerfs. Ce poisson se trouve donc relativement à la susceptibilité tactile de la peau, mais au degré le plus complet, dans le même cas que le hérisson. La baudroie a aussi la peau fort épaisse.

Les cinq paires de lobes si volumineux, qui correspondent aux trois gros nerfs des doigts des trigles, sont évidemment et uniquement liés à la sensibilité tactile des doigts. Car les autres nerfs qui animent les muscles de la nageoire pectorale, s'insèrent à un tronçon qui n'a plus le moindre renflement, et qui n'est pas plus calibré que celui où s'insèrent les nerfs des nageoires ventrales.

Dans la baudroie, les branches des deux premières paires spinales qui vont aussi s'épanouir à l'extrémité des deux longs rayons, flottants comme des aigrettes au-dessus de la face de l'animal, ont aussi le même rapport avec les deux petits lobes développés à l'insertion de ces nerfs.

Les accroissements de calibre et le développement de lobes sur la moelle sont donc liés à des phénomènes de sensibilité plus vive, et réciproquement les plus grandes réductions de cet organe sont liées à des réductions ou même à la disparition complète de ces phénomènes.

La volonté et l'excitation des mouvements d'une part, et les sensations de l'autre, sont-elles transmises par tout le calibre de la moelle épinière, ou bien ces transmissions se font-elles par les surfaces seulement? et alors l'une et l'autre transmission peuvent-elles se faire par toutes les lignes de la surface, ou bien un même côté serait-il affecté à une de ces transmissions, et l'autre côté à une autre, de sorte que les forces ainsi transmises fussent en quelque sorte polarisées?

L'induction résout encore ce problême. A partir de la huitième paire inclusivement, les centaines de nerfs spinaux de la lamproie se terminent à l'enveloppe, partout distante du système cérébro-spinal, d'environ la moitié de son épaisseur. Non seulement la force excitatrice du mouvement doit ici émaner de la surface le long de laquelle elle se transmet, mais encore la transmission au nerf s'en fait nécessairement à distance, et réciproquement pour la transmission de la force qui doit produire la sensibilité. Enfin, les différences physiques et chimiques du système cérébro-spinal de ces animaux prouvent sans réplique, que l'existence et la production des forces nerveuses sont indépendantes de la composition de l'organe où elles résident.

Voici à ce sujet ce que prouve l'expérience.

L'introduction d'un stylet tout le long de l'axe de la moelle, n'altère notablement ni la sensibilité, ni les mouvements de l'animal. Ce qui implique que toutes les parties détruites par le stylet, et toutes les parties voisines tiraillées ou contuses par lui, n'ont exercé que peu ou point d'influence sur les phénomènes persistants. D'où suit que puisque ces parties n'agissent pas alors, il est très-probable qu'elles n'agissent pas non plus dans l'état ordinaire. Les transmissions ne se font donc pas par toutes les profondeurs du calibre de la moelle.

En outre, la face inférieure de la moelle est beaucoup moins sensible aux piqûres et aux irritations que la face supérieure; chaque genre de transmission ne se fait donc pas indifféremment par l'une ou l'autre face. L'une transmet mieux les sensations que l'autre.

Enfin, l'activité morale, l'exercice voluptueux du coït, le libre mouvement et la sensibilité des membres inférieurs, persistaient malgré la destruction de toute la matière nerveuse répondant à toute la moitié inférieure de la région cervicale et au commencement de la région dorsale de la moelle, intervalle où il ne subsistait plus sur la face antérieure qu'une lame mince, à peine large de deux lignes. De l'eau remplissait tout le tube formé par les membranes restées dans leur intégrité.

Comme on ne dira pas sans doute qu'aucune transmission se faisait à travers l'eau, car alors pourquoi la moelle épinière n'est-elle pas ordinairement pleine d'eau? et comme l'expérience précitée, et en outre des faits que nous dirons plus tard, prouvent que la sensibilité ne se transmet que par la face supérieure; il suit que dans ce cas, la transmission des mouvements et celle des sensations se faisait à la surface correspondante des membranes restées dans leur intégrité. Nous reviendrons sur ce phénomène.

L'expérience se divise d'une autre manière. La section des cordons supérieurs seuls, paralyse la sensibilité, en laissant le mouvement; et réciproquement pour la section des cordons inférieurs.

Les transmissions se font donc par les surfaces de la moelle épinière (1). D'ailleurs, l'intérieur de la moelle, sur un quart ou un tiers environ de son diamètre, est creux dans les poissons et les reptiles.

Jusqu'à Legallois, on admettait que le principe

____

(1) En voici une autre preuve pathologique : M. Royer-Collard a vu à Charanton un vétéran qui, dans les sept dernières années de sa vie, resta les cuisses fléchies sur le bassin, et les jambes sur les cuisses, sans jamais les mouvoir, quoiqu'elles conservassent leur sensibilité. Ses excrétions étaient involontaires. Presque toute l'épaisseur des cordons abdominaux de la moelle était ramollie, et la pie-mère de sa face antérieure était très-dense, bleuâtre, pointillée; sa face postérieure était saine.

des mouvements et de la sensibilité de tout le corps résidait au cerveau, c'est-à-dire, que le cerveau seul excitait et produisait les mouvements, qu'il ressentait seul les impressions, qu'il était le siége unique des sensations. On allait même jusqu'à supposer dans le cerveau un lieu circonscrit, où à-la-fois aboutissaient toutes les sensations, et d'où partaient l'impulsion de tous les mouvements. Ces idées sont maintenues dans les conclusions d'un recueil d'expériences récemment publié. Seulement on s'y est proposé d'établir la séparation du centre des sensations et du centre des mouvements. M. Flourens a fait des lobes cérébraux le lieu unique où les impressions, reçues par les organes sensibles, doivent parvenir pour que l'animal éprouve une sensation, prenne une volonté, et du cervelet le lieu unique aussi, d'où part la coordination des mouvements. Et depuis il a établi que les mêmes parties cérébrales conservaient invariablement les mêmes propriétés dans les quatre classes de vertébrés.

En 1812, Legallois a fait des expériences dont voici les principaux résultats. Sur des lapins d'un jour; 1° on coupe la moelle épinière entre l'occipital et l'atlas. Après une minute d'agitation, l'animal reste sensible de tout le corps durant un quart-d'heure, au bout duquel la sensibilité est éteinte; c'est-à-dire, qu'une piqûre, un pincement de la peau, n'excite plus de mouvements. A vingt minutes, les carotides ne contenant plus qu'un sang noir.

ou insuffle de l'air dans le poumon. En moins de cinq secondes les carotides sont grossies et bien vermeilles , et à vingt-une minutes la sensibilité est rétablie ainsi que les mouvements. A trente-deux minutes , décapitation devant l'atlas. Insufflation reprise à trente-trois , la sensibilité et le mouvement subsistent dans le tronc. A cinquante minutes, même état de la sensibilité et de la circulation (le sang continuait d'être vermeil tant que l'insufflation n'était pas interrompue) ; toute la moelle est détruite jusqu'à la queue. A l'instant , tout le corps est paralysé , les battements du cœur ne sont plus distincts. L'insufflation est inutilement reprise et continuée jusqu'à soixante et dix minutes. La destruction immédiate de la moelle épinière , sans autre expérience préalable , paralyse subitement tout le corps , et les battements du cœur ne sont plus distincts. L'insufflation est inutile.

2°. Par la destruction immédiate de la moelle cervicale , le col est flasque , et les pates de devant ne sont plus sensibles ; tout le reste du corps l'est; les battements du cœur sont faibles. Insufflation commencée à trois minutes , la sensibilité dure jusqu'à onze.

3°..Par la destruction immédiate de la moelle dorsale , la tête , le cou et le train de devant, demeurent vivants (c'est-à-dire , qu'ils produisent des mouvements réguliers , quand on pique ou que l'on pince quelques parties). Le milieu du corps est insensible, et ne se meut plus. Les mouvements respiratoires ne se font plus que par le diaphragme. A quinze minutes l'animal continue de vivre et de respirer.

4°. Par la destruction de toute la moelle lombaire, le train de derrière meurt. La reste du corps vit. A quinze minutes l'animal porte bien sa tête, et se soutient sur ses pates de devant.

Jusqu'au dixième jour, les lapins survivent à la destruction des parties lombaires et dorsales de la moelle. Après le premier jour, ils ne survivent pas à celle de la partie cervicale.

Après le vingtième jour, ils ne survivent pas à la destruction des portions cervicales et dorsales ; ils ne survivent que trois minutes à la destruction de la partie lombaire.

5°. Par des sections de vaisseaux et par des ligatures convenables pour empêcher l'hémorragie, et en conservant les connexions du cœur et des poumons avec le seul tronçon dorsal et cervical d'un lapin de trente jours décapité, Legallois a entretenu durant plus de trois quarts d'heure les mouvements et la sensibilité des pates de devant, et les petits mouvements de torsion que fait le thorax quand on en pince la peau.

En piquant, en pinçant un point quelconque de la peau sur un tronçon de l'animal, on détermine les mouvements de tous les muscles de ce tronçon. L'impression de la piqûre a donc été ressentie par le segment de moelle correspondant, et cette sensation a suffi pour exciter les mouvements. Le principe des mouvements et de la sensibilité d'un tronçon quelconque du corps réside donc dans le segment de moelle auquel aboutissent les nerfs de ce tronçon. J'ajoute à cette conclusion de Legallois, que dans l'état d'intégrité de tout le système, le cerveau n'agit que pour déterminer dans la moelle l'excitation du mouvement, excitation que peut directement déterminer une impression sur l'un des organes sensibles correspondants à un tronçon donné.

6°. Enfin, si l'on coupe la moelle en travers, entre la dernière vertèbre dorsale et la première lombaire, chaque train a séparément le sentiment et les mouvements volontaires. La section a établi deux centres de mouvement.

Et si, quinze ou vingt minutes après la section, l'animal étant bien vivant, on détruit le segment lombaire de la moelle, le train de derrière meurt après de fortes convulsions, durant lesquelles le train de devant est immobile. Ce qui n'empêche pas que la vie ne s'éteigne dans celui-ci après environ trois minutes.

Cette expérience et les précédentes prouvent donc qu'une portion quelconque de la moelle, exerce sur la vie deux influences bien distinctes. Par l'une, elle constitue essentiellement la vie dans toutes les parties où elle fournit des nerfs; par l'autre, elle contribue à l'entretenir dans toutes les parties qui reçoivent les leurs du reste de cet organe.

Ainsi, quand on détruit la moelle lombaire sur un lapin de vingt jours, la vie, en vertu de la cessation de la première influence, est instantanément détruite dans le train de derrière, et c'est en vertu de la cessation de la seconde, qu'elle ne subsiste qu'environ trois minutes dans le reste du corps. Le premier phénomène est constant à tous les âges et dans toutes les espèces. Le second varie suivant l'âge. De sorte que la deuxième influence de la même portion de moelle croît avec l'âge, mais plus rapidement que l'âge. Cet accroissement varie suivant les espèces, et à plus forte raison en suivant les classes. Enfin, la dernière expérience prouve que cette seconde influence d'un segment quelconque de la moelle sur la vie du reste du corps, est indépendante de la continuité de ce segment avec le reste de la moelle, puisqu'elle continue de s'exercer après la section. Or, le temps durant lequel les parties dont la moelle est restée intacte, survivent à la destruction du tronçon lombaire, par exemple, est juste le même durant lequel le même animal aurait survécu à l'arrachement du cœur. De plus, en resserrant par des ligatures l'étendue des parties où le cœur doit distribuer le sang, on diminue la somme de l'influence nerveuse nécessaire à sa fonction, et l'on raccourcit

la longueur de moelle nécessaire au jeu de la circulation.

Legallois conclut de ces faits que le cœur em-
prunte toutes ses forces de tous les points de la
moelle épinière, sans exception; et comme cet organe reçoit ses nerfs du grand sympathique, que
c'est uniquement par ce nerf qu'il peut puiser ses
forces dans tous les points de la moelle; qu'il faut
donc que ce nerf y ait ses racines.

Ces conclusions doivent beaucoup être restreintes : 1° parce qu'il est douteux qu'un seul filet du
nerf sympathique se rende aux muscles mêmes du
cœur ; 2° parce que ce nerf manque absolument
aux lamproies, aux raies et aux squales, et que,
parvînt-on même à découvrir chez ces animaux
aucun filet de la huitième paire qui se rendît au
cœur, on ne pourrait dériver que du seul segment
d'insertion de cette paire les forces de cet organe; 3°
parce qu'enfin le cœur arraché du corps de l'animal,
continue long-temps de se mouvoir régulièrement.

Ainsi, quant à la circulation, ces expériences
prouvent seulement que la moelle épinière influe
sur la force de contraction du cœur; mais il est évident que la cause de cette force réside ailleurs que
dans la moelle.

L'on vient de voir qu'une section transversale
de la moelle ne laisse subsister dans le train postérieur, des mouvements réguliers et de totalité,
que durant deux ou trois minutes.

Dans un serpent, au contraire, une irritation mécanique, portée sur un point quelconque du corps, postérieur à la section de la moelle, excite des mouvements généraux de toute la moitié postérieure, l'antérieure restant immobile, jusqu'au-delà de six jours. Tout le tronçon postérieur de la moelle a donc réagi d'après l'irritation. Or, cette réaction peut-elle être séparée de la conscience? Et, comme la moitié antérieure du corps est mobile séparément de la postérieure, n'y a-t-il pas alors deux centres de réaction et de conscience?

M. Fodera a prouvé d'une autre manière que le principe des mouvements d'une partie quelconque réside dans le segment de la moelle, d'où cette partie reçoit ses nerfs. Si l'on découvre la moelle épinière d'un animal à qui l'on a donné de la strychnine, on arrête les convulsions de telle partie que l'on veut en comprimant la moelle correspondante. Et c'est bien dans la moelle épinière seulement que réside la cause de ces phénomènes, car la compression du cerveau ou de la moelle allongée ne les suspend, ne les ralentit aucunement.

On a dernièrement avancé qu'une interruption complète de la moelle épinière divisée par une balle en deux tronçons, chez l'homme, pouvait coïncider avec la conservation de la sensibilité et du mouvement des membres inférieurs ; et l'on a expliqué la persistance de ces phénomènes par une transmission des forces motrices et sensitives, le long des communications du grand sympathique. L'observation était certainement inexacte. Et, à l'époque où Desault publia ce fait, on connaissait assez peu l'anatomie des nerfs, pour qu'un tel récit mérite d'être cru. On doit d'autant plus en douter que jusqu'ici ce serait le premier fait pathologique en opposition avec les résultats de l'expérience.

CHAPITRE II.

INFLUENCES ET PROPRIÉTÉS DU LOBE DU QUATRIÈME VENTRICULE.

Si l'on retranche successivement d'avant en arrière, sur un animal dont on a ouvert le crâne, toutes les parties du cerveau, puis les lobes optiques, puis le cervelet tout entier, de manière que la dernière tranche passe au-devant de l'insertion de la cinquième paire, l'animal continue d'avoir la conscience de toutes les sensations qui ont leur siége à la face, moins celles de la vue. Il continue d'être aussi vivement affecté par les sons, les odeurs, les saveurs, les piqûres de la face, que s'il n'avait éprouvé d'autre trouble que celui qui résulte de la perte du sang par la seule ouverture du crâne; et il crie, si, par exemple, on tire trop fort un poil de sa moustache, si on lui met un acide trop piquant sous le nez, etc. Enfin, il essaie avec ses pates de devant de se débarrasser de la cause de sa douleur, comme il le ferait s'il était intact. La respiration, la circulation continuent d'avoir lieu ; les mouvements ne sont pas plus troublés que si le cervelet seul avait été enlevé. (On verra, chap. suivant, en quoi les mouvements sont alors affectés.) Et tant que la continuité de la cinquième paire avec le segment de son insertion n'est pas interrompue, les phénomènes continuent. Je les ai vu sur des hérissons adultes durer plus de deux heures.

La sensibilité de tout le tronc et des membres, que tout-à-l'heure nous avons vu dépendre des parties correspondantes de la moelle, n'a d'ailleurs éprouvé aucune atteinte. L'animal crie et s'agite, essaie de se soustraire et de se défendre, quand on lui pique ou qu'on lui pince un doigt, une pate, comme quand on lui pince les lèvres ou le nez.

Ces impressions du tronc aboutissent donc au même point que celles de la face et des organes des sens, moins l'œil.

Et ce lieu de concours et de réunion de toute les sensations du corps, moins la vue, est dans le segment du lobe du quatrième ventricule. Car une section de la moelle, derrière ce lobe, ôte à l'animal la conscience de toutes les impressions faites sur le tronc que l'on pourra mettre en convulsion sans que l'animal en ait la conscience et pousse le moindre cri ; tandis que durant ces convulsions du train postérieur, une simple piqûre de la face l'oblige à crier.

Mais toute l'étendue de ce lobe du quatrième ventricule n'est pas également le siége de cette conscience. Si, derrière l'insertion de la cinquième paire et d'un seul côté, l'on coupe le cordon supérieur du quatrième ventricule, les phénomènes ne se produisent plus de ce côté, la conscience de toutes les sensations continuant de l'autre. Et réciproquement. Si, laissant intacts ces deux cordons supérieurs où se continuent les nerfs de la cinquième paire, on coupe entre deux, soit les pyramides inférieures, soit les cordons inférieurs de la moelle, la conscience des sensations de la face subsiste. Les parties intermédiaires du lobe ne sont donc ni conducteurs ni siége de cette conscience, qui de plus semble avoir deux foyers. Car la section du cordon droit laisse subsister la conscience à gauche, et réciproquement. L'on vient de voir les limites latérales de ces foyers, en voici la limite sur la longueur. Après la section des mêmes cordons supérieurs derrière la troisième vertèbre, toutes ces sensations continuent. Or, on a vu que la racine inférieure de la cinquième paire se prolongeait à la face inférieure de ce cordon, à une distance variable, suivant les espèces. La limite de ces phénomènes paraît donc être celle des racines mêmes de la cinquième paire.

En outre, toute la surface de ces cordons du quatrième ventricule jouit d'une sensibilité extrême, et manifestement supérieure à celle du reste de la surface supérieure de la moelle et des lobes optiques. Son irritation excite des convulsions. (On verra plus loin que les surfaces du cerveau et du cervelet sont insensibles.)

L'organe où réside la conscience des sensations de tout le corps, moins la vue, est donc cette partie du cordon supérieur de la moelle où s'implantent les racines de la cinquième paire.

Un second ordre de phénomènes réside dans la partie du quatrième ventricule qui répond à l'insertion de la huitième paire. Le Gallois, après Lorry, avait expérimenté que la respiration continue durant l'enlèvement successif, d'avant en arrière et par tranches, du cerveau, de tout le cervelet, et d'une partie de la *moelle allongée*, mais qu'elle cesse subitement lorsqu'on arrive à comprendre dans une tranche, l'origine des nerfs de la huitième paire. Cette expérience nous a constamment donné les mêmes résultats. Mais c'est sur les hérissons que les phénomènes subsistent plus longtemps. Nous avons même vu ces animaux crier pour des piqûres, des pincements des pates et des oreilles, quoique toute la partie antérieure du ventricule où la conscience paraît bornée chez les lapins, n'existât plus. Mais il faut observer que dans les hérissons, les racines de la cinquième paire se prolongent en arrière plus que dans les lapins, et que le segment de la huitième paire renferme chez eux l'extrémité postérieure de ces racines. Dès l'instant que le segment postérieur du quatrième ventricule est détruit, la respiration cesse. Mais, comme on a vu les mouvements respiratoires du thorax et du diaphragme se ranimer par l'effet de l'insufflation pulmonaire, lors même qu'il ne subsistait plus que la portion dorsale de la moelle, il est démontré que ce segment postérieur du quatrième ventricule n'est pas le siége du principe immédiat de ces mouvements, mais seulement d'une force de laquelle dépend l'action de ce principe. Et comme on peut suppléer à cette force par l'insufflation, il paraît que l'influence principale de cette force consiste à entretenir le phénomène chimique de la respiration.

L'influence de la moelle allongée sur la respiration est donc plus subordonnée à la moelle épinière qu'au cerveau.

Une autre expérience prouve que l'estomac, et par conséquent la digestion, sont, aussi-bien que le poumon et la respiration, sous l'influence initiale de ce lobe. Si, au milieu des efforts de vomissement qu'excite dans un animal une dose suffisante d'émétique, l'on comprime le quatrième ventricule à l'origine de la huitième paire, le vomissement s'arrête, et cependant les muscles en action dans ce phénomène reçoivent leurs nerfs de la moelle épinière, qui peut, si on l'irrite, les faire contracter, mais sans que cette contraction produise le vomissement. L'influence initiale agit encore ici directement de la moelle allongée sur la moelle épinière.

La durée de la vie est très-différente, selon les classes d'animaux, après la section de l'encéphale derrière le cervelet. Les hérissons survivent plus long-temps que tous les mammifères ; le terme est de plus de deux heures, s'ils étaient dans un état voisin de l'engourdissement. Alors la température de leur sang n'est guère supérieure à celle des reptiles. Cette condition, qui est plus favorable à la durée des phénomènes respiratoires et sensitifs, restreint l'intensité des signes de ces derniers. Mais les reptiles vivent fort long-temps après la résection de l'encéphale. On sait que Redi a conservé des tortues vivantes six mois après leur avoir extrait le cerveau par le crâne. Et le résultat était le même chez des tortues terrestres et chez des tortues d'eau douce. Les tortues sans cerveau continuent de marcher, d'aller et venir, d'être sensibles comme à l'ordinaire. Elles n'ont perdu que la vue, et les yeux se ferment aussitôt l'enlèvement du cerveau.

Nous avons répété la même expérience constamment avec les mêmes résultats, sur un grand nombre de grenouilles, de crapauds, de vipères et de couleuvres. Mais ces dernières, même en été, ne survivent pas plus de quarante-huit heures, et les grenouilles plus de trois jours.

Non-seulement dans ces animaux, la conscience des sensations survit à la destruction de l'encéphale ; mais aussi l'animal continue de se déterminer et de vouloir, ce que ne fait pas un mammifère. La faculté de vouloir et de se déterminer réside donc, au moins en partie, dans le lobe du quatrième ventricule chez tous ces reptiles, puisqu'elle se manifeste encore quand il n'y a plus d'encéphale. Cette force n'y réside évidemment pas dans les mammifères. Mais puisque ces deux forces n'ont pas le même siége, et que l'une peut exister sans l'autre, elles ne sont donc pas identiques. Vouloir et se déterminer est donc un autre phénomène, qu'avoir la conscience d'une sensation.

Redi ne parle pas des limites de ses sections, mais l'anatomie de l'espèce commune sur laquelle il opérait, montre que la décapitation détruit la plus grande partie du segment d'insertion de la cinquième paire.

Une tortue seulement décapitée ne change plus de place, mais retire ses pates quand on les pince. Redi en a vu vivre vingt-trois jours en cet état. M. Breschet n'en a pas vu survivre plus de quarante-huit heures à la décolation, derrière la deuxième ou la troisième vertèbre. Il les a vu aussi rester imobiles, et ne remuer que les pates si on les piquait. Entre les mains de M. Magendie, en juin, une grande tortue de la même espèce ne survécut que cinq minutes à la destruction, avec un stylet, du segment d'insertion de la huitième paire. Je n'ai point vu non plus de grenouilles, de crapauds ni de serpents marcher après la destruction du quatrième ventricule. Seulement quand on pique, quand on pince un animal en cet état, la pate, la jambe irritée se retire, ou le tronçon se replie, si c'est un serpent. Il en est de même chez les salamandres. Legallois en a décapité sur les premières vertèbres qui vécurent plusieurs jours. Mais tout en remuant leur corps et leurs pates avec autant de force que pour marcher, elles ne changeaint pas de place. Leurs mouvements sont déréglés, et sans but; les pates se meuvent en sens contraire l'une de l'autre. Sur plusieurs centaines M. Breschet n'en a vu aucune survivre plus de quatre jours à la même décolation, dans aucune saison; et si l'on tenait la plaie submergée, la salamandre mourait aussitôt.

Une preuve que c'est bien dans le quatrième ventricule seul que réside dans tous les reptiles la force ordonnatrice des mouvements réguliers, c'est que si l'on enlève entièrement à un crapaud, à une grenouille, la commissure de ce ventricule (commissure que, si l'on veut, on nommera cervelet) l'animal marche, se dirige tout aussi bien qu'auparavant. Ce n'est donc pas dans ce prétendu cervelet que réside cette force ordonnatrice.

L'enlèvement de cette commissure donne lieu à un phénomène fort important, par ses rapports avec les lois générales de l'équilibre et du mouvement. Une grenouille, privée de cet organe, perd de la vivacité de ses mouvements dans l'air; à terre elle ne peut plus sauter, mais dans l'eau elle nage, plonge, sans aucun ralentissement apparent. La quantité de force nécessaire au mouvement dans l'air, est donc beaucoup plus grande que celle nécessaire au mouvement dans l'eau, où la plus grande partie de la pesanteur est neutralisée. L'intensité et la vitesse des mouvements du crapaud sont beaucoup moins diminuées que dans la grenouille, phénomène qui coïncide avec celui que nous avons observé plus haut (pag. 546).

L'expérience vient de montrer que l'estomac et le poumon, et les actions mécaniques et chimiques qui en dépendent ou s'y rapportent, sont soumis directement à une influence résidant au segment d'insertion de la huitième paire. Tout porte à croire que ce segment est aussi le siége des sensations, des besoins et des forces intellectuelles, ou instinctives, qui se rapportent à ces actions. Ce qui induit à le croire, c'est que d'autres expériences prouvent que cet organe est encore le siége du sommeil, de l'assoupissement, et d'un phénomène inverse de la force excitatrice des mouvements et des sensations.

Et d'abord sur un animal dont on découvre le

quatrième ventricule, on fait cesser à l'instant les mouvements et les sensations, si l'on comprime le devant de ce lobe, préalablement découvert : l'animal est assoupi. Si, au contraire, après avoir enlevé le crâne, et l'animal n'éprouvant d'autre effet que le léger affaiblissement causé par l'hémorragie, l'on comprime latéralement, jusqu'à les écraser, les lobes cérébraux et ceux du cervelet, l'animal continue d'être éveillé et d'être susceptible de toutes les sensations, de tous les mouvements. Il perd subitement cette faculté si l'on comprime verticalement le cervelet, la pression étant alors directement transmise à la moelle allongée. Il la perd aussi, si l'on comprime verticalement, surtout obliquement d'avant en arrière et de haut en bas les lobes cérébraux, la pression se transmettant également à la moelle. Enfin, pour dernière preuve que l'assoupissement ne réside ni dans le cerveau ni dans le cervelet, M. Fodera, à qui l'on doit ces expériences, a remplacé ces organes par une pâte molle. En comprimant latéralement ou verticalement cette pâte on obtenait les mêmes phénomènes qu'en comprimant le cerveau. Il prouve encore la même chose par une autre expérience. Le dernier terme de l'action de l'alkool est, comme on sait, un sommeil profond et inexcitable, un assoupissement léthargique. Si, prenant deux animaux de même force, de même taille et de même âge, l'on ôte à l'un le cerveau et on laisse l'autre entier, la dose d'alkool nécessaire pour produire un même degré d'assoupissement devra être double pour le second. Or, le degré d'assoupissement se mesure par la quantité d'acide prussique nécessaire au réveil complet de l'animal; car l'expérience a appris que le principe actif des amandiers, des pruniers, etc., neutralise les effets de l'alkool sur le système nerveux. Enfin, les phénomènes alternatifs de l'assoupissement par l'alkool, et du réveil par l'huile d'amandes amères, arrivent tout aussi bien sur un animal dont on a enlevé tout l'encéphale au-devant du quatrième ventricule. Le cerveau, loin d'être le siége de l'assoupissement et du sommeil, est donc, au contraire, antagoniste de l'influence qui peut produire ces deux états, puisque cette influence doit être plus grande si le cerveau n'a pas été détruit.

Les inductions des observations directes sur l'homme coïncident avec le résultat de ces expériences. Dans les rêves et même dans le somnambulisme toutes les sensations sont suspendues, la conscience de tout ce qui environne le somnambule, le rêveur n'existe pas pour lui. Cependant il n'est pas douteux que le cerveau n'agisse alors puisque le rêveur pense et parle, et que le somnambule agit avec les mêmes combinaisons et dans le même ordre que s'il était éveillé. Le siége de la pensée n'est donc pas le même que celui de la conscience des sensations. Cette conscience, elle-même, n'est pas un effet nécessaire des impressions faites sur les organes des sens, puisque les yeux, les oreilles, etc., du somnambule, sont affectés, sans qu'il voie, sans qu'il entende. De plus, le siége de la l'impulsion à agir n'est pas le même que celui de la conscience des sensations, puisque l'un est actif séparément de l'autre. Or, la liaison du cerveau avec les cordons inférieurs de la moelle épinière, par les pyramides, explique celle des opérations de l'intelligence et de la volonté, avec les mouvements réguliers et non automatiques, sans la coopération des forces qui résident dans le quatrième ventricule.

Enfin, dans les inflammations de la surface du cerveau, nommées *arachnitis*, l'assoupissement accompagne constamment l'arachnitis de la base; et plus le *coma* a été profond, plus grande est l'inflammation de la surface de la protubérance et de la moelle allongée; malheureusement les auteurs de ces observations (MM. Martinet et Parent du Châtelet) ne parlent pas de l'état de la face supérieure de cet organe.

Le siége de l'assoupissement causé par l'inflammation paraît le même que celui de l'assoupissement causé par l'ivresse alkoolique et par la compression. L'assoupissement qui constitue le sommeil ordinaire aurait-il donc un autre siége?

L'on attribuait aux pyramides inférieures la transmission à l'autre côté du corps des effets mécaniques et sensitifs de la compression, qu'exerce dans un hémisphère du cerveau, du sang épanché, du pus, etc., lors des apoplexies et des paralysies. Et pour expliquer ce croisement des phénomènes, des anatomistes avaient cru voir les fibres d'une pyramide se continuer avec celles du cordon inférieur opposé de la moelle, de sorte que ces fibres croisées auraient servi de conducteurs aux phénomènes, ou plutôt à l'influence qui les produit. On a vu, liv. II, chap. IV, ce qu'il en est de ce croisement. Ces fibres ne se continuent pas avec celles des cordons inférieurs de la moelle; elles s'appliquent seulement à la face inférieure de ces cordons.

Voici le résultat d'expériences faites pour constater les propriétés de ces pyramides.

La section de l'un de ces faisceaux, faite par le quatrième ventricule, en intéressant par conséquent l'étage superposé de matière grise, et même quelques fibres les plus internes des cordons inférieurs de la moelle, ne produit pas de lésion apparente dans les mouvements, et surtout aucune paralysie, soit du côté lésé, soit du côté opposé. Bien plus, la section transversale des deux pyramides vers la moitié de leur longueur, ne produit pas davantage de changement. On a cru seulement remarquer un peu de difficulté dans la marche en avant.

La seule fonction de ces pyramides paraît donc être de lier, de mettre en communication les phénomènes qui ont leur siége au cerveau avec ceux qui résident ou aboutissent au quatrième ventricule et avec ceux de la moelle épinière.

La section des pyramides postérieures ne produit non plus aucune alternative visible des mouvements généraux. L'on ne paralyse une moitié du corps, c'est-à-dire, on ne la soustrait à l'influence du cerveau, qu'en coupant la moitié de la moelle allongée du même côté. Alors le côté ne devient pas immobile, car il peut exécuter des mouvements irréguliers ; ni insensible, car les membres se retirent quand on les pince. Enfin, ce côté du corps dont les communications avec le cerveau ont été interrompues, se trouve dans le même cas que tout le corps d'un animal décapité que l'on fait vivre par l'insufflation du poumon.

Ainsi donc, c'est dans le lobe du quatrième ventricule chez tous les animaux, que se passe la conscience de toutes les sensations, moins la vue, et de plus que réside dans les reptiles la faculté de se déterminer ou de vouloir, la volonté.

Maintenant, en se rappelant que dans les carpes chez les cyprins, il existe sur le segment d'insertion de la huitième paire, une paire de lobes qui est la plus volumineuse de tout l'encéphale, et qui répond aux nerfs si développés du palais; que dans la torpille une autre paire de lobes formée non pas comme la précédente par le développement des cordons supérieurs, organes de sensibilité, mais par celui des cordons inférieurs, organes de mouvement, répond aux nerfs de l'organe électrique ; n'en peut-on pas conclure que les premiers sont aboutissant des sensations dont le siége est au palais, et que les seconds sont les excitateurs des phénomènes électriques ?

De même dans tous les poissons, l'excès constant de développement du quatrième ventricule par rapport à tous les autres animaux, excès coïncidant avec celui des nerfs branchiaux de la huitième paire, n'est-il pas lié à la nécessité d'une plus grande action sensitive, chimique et mécanique des branchies sur l'air à respirer, attendu l'adhérence de cet air avec l'eau, milieu d'existence des poissons, et la proportion si infiniment petite de cet air?

Enfin, les accroissements du segment de ce lobe correspondant à la cinquième paire, accroissements qui coïncident avec ceux de cette paire elle-même, démontrent également un rapport direct entre l'intensité des sensations et le développement de l'organe où réside la force intellectuelle en rapport avec ces sensations.

Et comme la réduction de chacune des parties antérieures de l'encéphale, et même le défaut absolu de quelques-unes de ces parties, par exemple, les lobes olfactifs, le cerveau et le cervelet dans quelques reptiles et beaucoup de poissons, ainsi que les expériences sur ces vestiges d'organes, portent à croire que les forces propres à ces parties peuvent y être réduites à une très-petite existence, ou même y être nulles; comme au contraire l'expérience et l'observation anatomique prouvent que le quatrième ventricule devient le siége d'un plus grand nombre d'actions à mesure que ce lobe se développe, on en peut conclure que très-probablement dans les poissons où ce quatrième ventricule a une si grande proportion, il est le foyer principal des forces ou facultés dont se compose l'instinct ou l'intelligence de l'animal. Enfin, c'est un point de la plus haute importance dans la physiologie du système cérébro-spinal, que d'avoir constaté cette liaison, cette connexion si intime de l'organe ou réside la conscience des sensations, et de celui qui paraît l'ordonnateur de toutes les affections, de tous les phénomènes relatifs à la respiration et à la digestion. Ainsi se trouve, sinon expliquée, au moins reconnue la cause de ce nœud si intime des besoins les plus dominants, de la faim, de la soif, des soupirs, des sanglots, du bâillement, du sommeil, etc., avec la conscience des sensations et les déterminations de la volonté.

CHAPITRE III.

PROPRIÉTÉS ET INFLUENCES DU CERVELET.

Avant M. Gall, on n'avait, que je sache, attribué au cervelet aucune action, aucune influence spéciale. M. Gall crut remarquer que le développement des bosses occipitales inférieures, était proportionné aux facultés génératrices des animaux, et en particulier à leur ardeur dans le rut ou dans l'accouplement. Et comme ces bosses répondent assez bien au développement des lobes du cervelet, il attribua à ces lobes une correspondance d'action avec les organes de la génération. M. Serres a aussi cru observer une liaison entre ces deux organes éloignés. Il a même signalé par l'érection de la verge après la mort, l'existence des apoplexies cérébelleuses consécutives à l'abus ou au moins à l'excès d'exercice des organes génitaux. Enfin, M. Gall dit avoir dans le cas de perte d'un testicule, observé des diminutions de volume dans le lobe cérébelleux du même côté. Ce qui impliquerait la diminution simultanée des deux lobes dans le cas de castration complète. Or, ce dernier résultat n'est rien moins que constaté.

Quoi qu'il en soit de la constance de ces faits dans l'homme, il est bien certain que ni le degré de développement, ni même l'existence, soit des lobes latéraux du cervelet, soit du cervelet tout entier, ne sont la condition nécessaire ni de la fécondité, ni de la disposition à l'accouplement chez les quatre classes de vertébrés.

Et d'abord, parmi les mammifères, les cynocéphales dont la lubricité dépasse tout ce que la nature a pu réaliser ailleurs, tout ce que peut même l'imagination inventer, ont l'ensemble du cervelet et surtout les lobes latéraux moins développés à proportion que l'homme.

La fécondité des cobaies ou cochons d'Inde domestiques est telle, que d'un seul couple, en moins de quinze mois, on peut obtenir mille individus. Ces animaux peuvent s'accoupler à six semaines ou deux mois ; et les femelles peuvent mettre bas tous les deux mois, n'allaitant que pendant quinze jours. Ils cherchent à jouir aussi souvent qu'à manger ; et telle est leur lubricité qu'au milieu de plusieurs femelles, les mâles se livrent entre eux à un libertinage qu'à tort l'on a cru particulier à l'homme. Fréquence réitérée de l'accouplement, et fécondité extrême, tout devrait donc, d'après les faits précédemment rapportés, amener un développement énorme du cervelet dans tous ses lobes. Or, ils n'y sont ni plus ni moins développés que dans la race sauvage qui ne s'accouple qu'une fois par an, et ne produit que deux petits.

Dans les oiseaux, où l'accouplement est si ardent, le cervelet consiste uniquement dans le lobe médian, et c'est aux lobes latéraux que résiderait chez les mammifères l'instinct de la volupté. Quoique dans les oiseaux la durée de l'amour soit plus courte que dans la plupart des mammifères, quoique enfin le cervelet ne soit pas plus développé dans le coq qui s'accouple presque toute l'année, que dans des oiseaux où l'accouplement ne dure que quelques jours, néanmoins, la liaison de ces faits aurait pu sembler assez constante pour que l'on en fît une loi.

Mais outre que ces développements du lobe médian du cervelet ont une liaison constante et sans exception, dont je parlerai, et qui est justement en rapport inverse avec celle que l'on avait admise, on va voir que cette dernière est loin d'être générale, ainsi que l'a déjà prouvé l'opposition des cochons d'Inde domestiques à la race sauvage.

C'est dans les poissons que le cervelet médian parvient au plus grand volume relatif connu, par exemple, dans le barbeau, les silures, les gades. Or, aucun de ces poissons ne s'accouple, et même le plus souvent les mâles ne connaissent pas la femelle dont ils fécondent les œufs. Il n'y a non plus ici aucune éducation, aucun instinct conservateur de la famille. Les parents ne connaissent pas leurs petits, et s'ils les rencontrent, ils les mangent comme une proie ordinaire. D'après ces faits, il n'y a donc aucun rapport entre le sens de la volupté, l'instinct de famille, et le lobe médian du cervelet. Tout indique au contraire que le sens de la volupté est à peu près nul dans les poissons osseux. Et, comme nous l'avons observé ailleurs (*Dictionnaire classiq. d'Hist. nat.*, *art. Cynocéphales*), il y a, au contraire, un rapport inverse entre l'activité de ce sens et la fécondité. La reproduction est d'autant plus abondante, que la conscience de son acte diminue dans les êtres. Ainsi, les milliers d'œufs d'une morue paraissent être conçus et déposés avec la même insensibilité, que les millions de fleurs d'un orme ou d'un tilleul sont fécondés et transformés en graines. «

A la vérité, les squales et les raies s'accouplent, et leur cervelet médian est très-développé. Mais on va voir directement que le cervelet n'est pour rien dans l'acte de l'accouplement.

Les grenouilles rainettes, crapauds, et surtout les couleuvres et les vipères, manquent tout-à-fait de cervelet. Or, ce sont justement, parmi ces reptiles, ceux qui n'ont pas même un vestige que l'on puisse prendre pour cet organe, qui exercent un véritable accouplement; les couleuvres, les vipères.

Quant aux crapauds, on sait qu'ils sont tellement absorbés dans l'acte de la fécondation, qu'ils perdent alors la conscience de toute autre impression. On ne peut alors les effrayer, ni même leur faire lâcher prise à force de coups ou de mutilations. Certes, la conscience du plaisir et de son acte, n'est nulle part ailleurs poussée à ce degré. Eh bien! ces animaux n'ont pas de cervelet. Et, en donnant ce nom à la petite bandelette qui est derrière les lobes optiques, ce ne sera certainement pas à cette partie que par hypothèse on devra rapporter l'ac-

tion cérébrale du plaisir, car elle n'a pas la millième partie du volume que comporterait l'énergie de l'acte.

La coordination des mouvemens locaux et partiels en mouvement d'ensemble, n'a pas davantage
son siége dans le cervelet, soit médian, soit latéral. Et quoique l'absence la plus complète de
tout ce qu'on pourrait prendre pour le cervelet se
trouve dans les serpents, où effectivement l'harmonie des mouvements n'en lie plus ensemble
qu'un fort petit nombre, et où les mouvements
les plus compliqués, ceux des membres, n'existent
plus; néanmoins on ne voit pas, dans les oiseaux à
la fois voiliers, nageurs et marcheurs, tels que les
palmipèdes, la complication du cervelet croître
avec le nombre et la complication de ces mouvements, comme cela devrait être. D'ailleurs, ni la
locomotion, ni différents modes de station des serpents, n'ont cette simplicité qu'on leur à supposée. L'action de se *lover*, c'est-à-dire, de contourner tout son corps en une spirale dont les arcs, décroissant supérieurement, représentent un cône
pour la série des arcs (action dans laquelle la
queue, fixée au centre de la spire inférieure, sert
à la fois de point d'appui et de pivot, et où la
tête, ramenée horizontalement en avant, se balance
pour commencer la jaculation), cette action est bien
aussi compliquée que la course d'un animal. La vi-

père de notre pays partage ce mode de station, et le mouvement de jaculation dont il n'est que le premier temps. Enfin M. Moreau de Jonnès a vu la vipère fer-de-lance se tenir dressée verticalement sur sa queue. Certes, l'influence nerveuse nécessaire à l'effort d'une pareille station nécessiterait dans le cervelet un certain degré de développement, si cet organe était la source de cette influence. Ensuite dans les cétacés, où les mouvements sont réellement beaucoup moins compliqués que dans les serpents, le cervelet est presque aussi compliqué que celui de l'homme; par exemple, chez les dauphins. Et si l'on considère la force même des mouvements, plusieurs ruminants, les chamois, les bouquetins, etc., parmi les mammifères, devraient avoir le cervelet bien plus développé que l'homme. Et parmi les poissons, les diverses espèces de salmo qui remontent, contre la pesanteur et la vitesse de l'eau, des chutes de plusieurs toises, devraient avoir encore un cervelet plus compliqué que tous les autres animaux. Or, il n'en est rien, et le cervelet des saumons est plus petit que celui de beaucoup d'autres poissons osseux.

Enfin j'ai enlevé aux crapauds, aux grenouilles, aux rainettes, etc., la petite traverse capillaire que l'on avait prise pour leur cervelet, et ils n'en ont pas moins exécuté dans l'eau tous les mouvements de la nage, comme si rien ne leur était arrivé.

Seulement il faut observer que dans les mammifères et les oiseaux, les blessures un peu graves du
cervelet, les soustractions d'une partie plus ou
moins considérable de cet organe, entraînent l'impossibilité de marcher en avant, et développent,
au contraire, un système de mouvements très-ré-
gulièrement ordonnés et qui se rapportent à l'action de reculer. Sous ce rapport le cervelet paraî-
trait antagoniste des corps striés, dont la soustraction dans les mammifères produit une force spon-
tanée de course rectiligne en avant.

Mais il est évident, d'autre part, que le cervelet
ne conserve pas dans les reptiles et les poissons
cette propriété qui lui appartient dans les deux
autres classes; comme aussi, dans les trois classes
d'ovipares, les mouvements en avant sont indépendants des corps striés, puisque ces organes n'existent pas dans les poissons, les serpents et les batraciens.

Enfin un hémisphère du cervelet peut avoir
perdu le tiers ou la moitié de son volume par la
compression qu'exercent sur lui des tumeurs développées à l'intérieur du crâne. J'ai observé deux
cas de ce genre, l'un à droite, sur une idiote de
trente ans, l'autre à gauche sur un boulanger d'une
taille herculienne, et il ne s'était pas manifesté la
moindre perturbation dans les mouvements. Que
l'on ne dise pas que la lenteur avec laquelle s'opère
la réduction de l'organe, dût empêcher aucune

altération de se montrer. La différence définitive de un à deux pour la masse, entre les deux hémisphères, aurait dû évidemment rompre l'harmonie des forces, et par conséquent celle des mouvements que l'on suppose dirigés par elles, si véritablement de pareilles forces résidaient dans le cervelet.

Or, on va voir, 1° qu'une pareille réduction de la masse du cervelet n'est pas un obstacle à l'exercice de forces différentes que l'expérience nous a démontrées dans cet organe, et 2° que les effets des mêmes blessures, des mêmes destructions du cervelet, varient d'une classe, et même d'une espèce à l'autre.

Par l'ablation de la partie moyenne et supérieure du cervelet, les cobaies et les lapins portent la tête en arrière, les pates de derrière s'écartent, celles de devant se tendent et se roidissent. L'attitude est celle qui prépare à reculer ou à se renverser. Bientôt les pates de devant frappent le sol avec roideur, et celles de derrière restant immobiles, l'animal recule. Pincé à la queue, l'excitation n'agissant que sur les pates de devant, il continue de reculer. Une destruction plus profonde fait tomber l'animal sur le côté, la tête se renverse davantage, et les pates, surtout celles de devant, s'agitent plus violemment en conservant leur roideur. Mais ces agitations ne sont pas uniformes et régulières comme dans les convulsions. Une pate s'élève quand l'autre s'abaisse; et si on remet alors l'animal sur ses pates, l'excès d'agitation des antérieures toujours roidies, le fait encore reculer. Chez les lapins, la tendance à reculer, à se cabrer, à se renverser, tout égal d'ailleurs du côté des pertes de substance, est plus grande que chez les cobaies.

Si l'on n'agit que sur un côté du cervelet, il n'en résulte que l'affoiblissement du même côté, et même la paralysie, si la blessure pénètre dans la base du pédoncule.

Le vol et la marche des pigeons ne sont point altérés par l'ablation de la partie supérieure du cervelet. Par une coupe plus profonde, l'oiseau chancelle, tombe sur le devant, se relève, ne cesse de s'agiter; une destruction plus profonde encore, fait marcher et voler à reculons. Après la destruction totale, l'oiseau irrité, marche presque comme à l'ordinaire; jeté en l'air, il bat des ailes régulièrement, et tombe d'aplomb sur ses pates. Après un quart-d'heure, il ne peut plus s'y tenir, elles se tendent; il marche encore sans les fléchir si on le tient par le bout des ailes; jeté en l'air, ses ailes se meuvent régulièrement. Les jambes restent tendues, et la tête renversée jusqu'à la mort.

M. Fodéra a vu tous ces phénomènes se succéder sur un même oiseau. Mais chacun de ces phénomènes peut avoir lieu immédiatement, si le cervelet est immédiatement lésé d'une manière analogue.

Sur des moineaux, les phénomènes ne sont plus tout-à-fait les mêmes. L'ablation d'environ le tiers supérieur du cervelet, n'empêche pas un de ces oiseaux de s'enfuir en volant, et de donner de forts coups de bec. Une destruction de la moitié en longueur et du tiers en profondeur, affaiblit d'abord un autre moineau, et il ne put se tenir sur ses pates. Quelques minutes après, il reprit de la force, et reculait spontanément, surtout si on le pinçait. Enfin, plus tard, il marchait, sautait et évitait les coups qu'on lui voulait porter; il se défendait même à coups de bec.

Sur des grenouilles et des crapauds, l'on a vu au chapitre précédent que l'enlèvement de la petite bandelette prise pour le cervelet, ne cause même pas la tendance à reculer, et que l'animal reste entièrement maître de la direction de ses mouvements.

Chez les poissons, l'ablation complète du cervelet ne cause aucune espèce de perturbation des mouvements; ils ne sont qu'affaiblis.

Il est fort singulier que l'action du camphre et de la coque du Levant produisent dans les mouvements les mêmes désordres, les mêmes tendances que la destruction progressive du cervelet. Voici encore quelques résultats d'expériences de M. Fodéra. Par suite de l'injection d'une solution huileuse de camphre dans l'abdomen, un pigeon chancelait, tombait sur le devant, se relevait, chancelait encore, tombait en arrière. Les moineaux et les bruants ont plus de tendance à reculer, et les mâchoires s'élèvent et s'abaissent : mouvements que le camphre cause aussi aux lapins. Les phénomènes continuent après l'enlèvement du cerveau ; ils se produisent également, si l'on a commencé par cette ablation. Enfin si, durant l'action du camphre, on retranche la partie supérieure du cervelet, les phénomènes angmentent d'intensité et de rapidité.

Dans aucun cas , l'animal n'éprouve la moindre douleur.

Les blessures ou même la destruction presque complète du cervelet ne paralysent donc pas les mouvements, comme le croyait M. Rolando; elles ne les désordonnent pas, ne les dérèglent pas, comme l'avait cru M. Flourens, qui de plus affirmait que les mêmes blessures de cet organe produisaient invariablement les mêmes phénomènes dans les quatre classes de vertébrés.

Enfin il est évident que ce n'est pas le cervelet qui coordonne les mouvements en action régulière, puisqu'on a vu au chapitre précédent que des lapins, et surtout les hérissons, pendant fort longtemps se frottent le nez avec leurs pates de devant quand on en approche un flacon de vinaigre, ou se défendent avec ces mêmes pates d'une piqûre, d'un pincement à la tête.

Il paraît que les blessures et la destruction du cervelet, neutralisent une force qui faisait équilibre avec une autre force produisant la tendance à reculer. Ce n'est donc pas le cervelet lui-même qui est le siége de cette dernière force, il paraît l'être au contraire d'une force d'impulsion en avant, comme nous le verrons plus tard.

Et cette force d'impulsion paraît pouvoir être anéantie ou suspendue périodiquement et par accès. M. Magendie en a rapporté un exemple. Une jeune fille, présentée dernièrement à l'académie royale de médecine, est affectée d'une maladie nerveuse dont les attaques l'obligent à reculer assez rapidement, sans pouvoir éviter les obstacles, les précipices vers lesquels elle est poussée. Et M. Fodéra a vu, à la suite d'une chute sur l'occiput, une autre jeune fille atteinte d'accès convulsifs, consistant en mouvements irréguliers des membres avec renversement du corps et de la tête, tel qu'on l'observe chez les lapins. Elle mourut dans un de ces accès, d'un abcès dans le cervelet. Elle avait conservé toute son intelligence, et quoiqu'elle n'éprouvât pas de douleur, elle n'avait cessé d'avoir le pressentiment de sa mort.

L'opposition de ces deux forces antagonistes ne paraît exister que dans les mammifères et les oiseaux.

M. Magendie a découvert dans le cervelet un autre ordre de phénomènes, peut-être plus curieux encore.

Si l'on coupe l'un des pédoncules du cervelet à

un chat, à un lapin, à un chien, à un écureuil, etc., l'animal se met à rouler sur son axe du côté de la section, avec une vitesse qui peut aller au-delà de soixante révolutions par minute.

Le même effet arrive par toutes les sections verticales de toute l'épaisseur de l'arcade formée par le cervelet sur le quatrième ventricule, avec cette différence que les rotations sont d'autant plus rapides que la section est plus voisine des pédoncules.

Ces phénomènes peuvent durer huit jours sans s'arrêter, pour ainsi dire, un seul instant, et sans que l'animal semble souffrir. La rotation ne cesse que par un obstacle assez résistant contre lequel l'animal vient à s'appuyer. Ordinairement il s'arrête les pates en l'air, et mange dans cette attitude. Nous trouvâmes plusieurs lapins qui s'étaient pour ainsi dire ficelés d'une manière très-serrée, dans le foin sur lequel on les avait mis. Ils en étaient enveloppés de sept à huit tours l'un sur l'autre; tant est grand et continu l'effort de rotation.

Toutes les sections latérales sur le travers de la commissure du cervelet, produisent les mêmes phénomènes avec les mêmes circonstances, 1° de la rotation sur le côté blessé, et 2° d'une plus grande vitesse quand la section est plus voisine du pédoncule. Mais il n'est pas nécessaire que la commissure soit coupée dans toute son épaisseur pour que les phénomènes arrivent. Il suffit que sa surface soit seulement rayée, pour ainsi dire. Comme si la circulation de la force dont nous allons parler, était aussi bien arrêtée par l'interruption de la surface que par celle de toute l'épaisseur de la commissure.

Si la section est faite verticalement, de manière à couper le cervelet en deux moitiés latérales égales, il n'y a plus de rotation. L'animal oscille de droite à gauche sans pouvoir garder d'aplomb; et si une oscillation plus forte lui fait faire une ou deux rotations, aussitôt il s'arrête et tourne autant de fois du côté opposé. Cet équilibre entre les deux tendances à des rotations en sens contraire, s'établirait-il aussi par la section du milieu de la commissure? M. Magendie n'a pu réussir à en faire la section sur la ligne médiane.

Il résulte évidemment de ces faits que deux forces antagonistes circulent par les deux demi-cercles latéraux que forment le cervelet et sa commissure; en voici la preuve. Si l'on coupe l'autre pédoncule du cervelet sur un animal actuellement en rotation, le mouvement cessera, et, de plus, l'animal aura perdu le pouvoir de marcher et de se tenir debout. La walse serait-elle déterminée par l'exercice isolé de l'une de ces forces, isolement qui a évidemment lieu par la section latérale de l'anneau que forment le cervelet et sa commissure?

La compression latérale du cervelet, de manière à éviter celle du lobe du quatrième ventricule, ne produit point d'assoupissement ni de douleur.

CHAPITRE IV.

INFLUENCES ET PROPRIÉTÉS DES LOBES OPTIQUES.

Cette paire de lobes, simples dans tous les ovipares et doubles dans tous les mammifères, grandit avec les développements du nerf optique et de la rétine. De plus, chez les ovipares il s'y creuse des cavités, et les parois de ces cavités se dédoublent en feuillets distincts selon le degré de ces développements du nerf et de la rétine. C'est le feuillet interne qui, par ses nombreuses complications, paraît surtout en rapport avec les perfectionnements de l'œil, et partant des sensations qui en dérivent. Ces dédoublements des parois du lobe et ces plicatures du feuillet interne n'existent que dans les poissons osseux; en même temps ces lobes y sont ordinairement aussi prédominants que les lobes cérébraux le sont chez les mammifères. Ces derniers lobes sont, au contraire, réduits au plus petit vestige de la couche optique. On verra au chapitre suivant qu'aucun des phénomènes du mouvement ne paraît, dans ces poissons, dépendre de ces lobes. Il est au moins douteux que quelques phénomènes d'instinct ou d'intelligence y résident encore. Et comme tous ces lobes, moins celui du quatrième ventricule, peuvent être à leur tour rudimentaires ou même nuls, sans que pour cela les instincts, les industries manquent aux animaux, il est évident qu'alors, ces instincts doivent avoir leur siége dans les organes subsistants, et surtout dans ceux qu'un plus grand développement annonce avoir plus d'action. Comme enfin dans l'homme même, l'observation prouve une liaison plus intime entre les opérations intellectuelles et les phénomènes d'un sens principalement actif, tel que l'œil, par exemple, chez les sourds-muets; comme d'autre part on a vu que deux forces différentes, la conscience et la volonté, peuvent s'assembler dans un même organe, la moelle allongée; il y a lieu d'admettre que dans le segment cérébro-spinal d'un sens, la totalité ou une partie des forces intellectuelles peut y coïncider avec les opérations ordinaires à ce sens, et qui y sont ordinairement isolées. Dans cette hypothèse on conçoit quelle liaison plus intime doit alors assujettir l'intelligence aux impressions du sens dans le lobe cérébro-spinal duquel elle réside. Et telle me paraît être celle de tous les poissons osseux à lobes optiques très-développés.

La relation avec l'exercice de la vue, des forces qui résident dans ce lobe, est démontrée par deux sortes d'expériences, l'une directe et artificielle, l'autre pathologique et naturelle. La section d'un nerf optique, ou même la simple suspension de l'exercice d'un œil, entraîne, au bout de quelques semaines, l'atrophie de la surface inférieure du lobe optique opposé d'un pigeon et la disparition de cette matière nacrée qui forme l'expansion rayonnée du nerf. Elle se reproduit avec l'exercice de l'organe. Cette expérience prouve de plus le croisement de la sensation optique.

Mais dans les mammifères la cessation de l'action et même la destruction d'un œil, n'entraîne aucune altération dans le volume ou la structure d'aucune des deux paires latérales de tubercules optiques (dits *quadri-jumeaux*). Les observations publiées par Nœthig et Sœmmering, sur des chats, des chiens, des chevaux, et sur l'homme, n'ont montré d'altéré alors que le volume de la partie postérieure de la couche optique. (*Scipt. nevr. min.*, t. 1.) Il en est de même des observations de M. Wrolik, et de celles qu'a faites M. Magendie.

Cette inaltérabilité du volume et de la stucture du lobe optique des mammifères par la cécité ou même par la destruction de l'œil, prouve que ce lobe a d'autres usages que celui de réagir sur les sensations de la vue. Aussi la cécité naturelle des taupes, des chrysochlores, du zemni, etc., ne coïncide-t-elle nullement avec l'état rudimentaire de ce lobe. Les lobes optiques n'y sont que très-peu plus petits que dans d'autres animaux d'une même taille et de genre voisin. Comme pour les oiseaux, il paraît que ce qui peut y subsister d'action optique réside à la surface, car on peut, sur des lapins, sur des chiens, etc., enlever les quatre mamelons de ces lobes sans qu'il en résulte de trouble dans les mouvements; les agitations ne surviennent qu'en pénétrant un peu profondément. On peut même enlever la moitié supérieure de l'épaisseur des lobes optiques, sans que la course rectiligne soit interrompue. Sur un animal privé de cerveau, l'influence des couches optiques sur le mouvement, ne se transmet donc que par les fibres qui traversent la base des lobes optiques. Les effets de la blessure des lobes optiques sont donc neutralisés sur un mammifère, à qui il ne reste plus au-devant que les corps striés. Les convulsions exigent une blessure plus profonde des fibres de cette base; encore n'est-ce que relativement au mouvement circulaire des mammifères et des oiseaux, puisqu'il s'est trompé de côté pour les reptiles.

Un phénomène plus singulier et qui implique une influence très-énergique de ces lobes sur la direction des mouvements, c'est que, si l'encéphale est entier, la blessure du lobe optique, surtout à sa base, enrtaîne irrésistiblement l'animal dans une course ou dans un vol circulaire ou de manège, sur le côté dont on a blessé le lobe. Le phénomène est inverse chez les grenouilles et les serpents : ils tournent sur le côté opposé au lobe blessé. Je me suis assuré que ce mouvement circulaire, en sens opposé, chez les mammifères et les oiseaux, d'une part, et chez les reptiles, d'autre part, dépendait d'une force directe et nécessaire, car, après la destruction successive des deux yeux, l'animal continue de tourner du même côté qu'auparavant. Mais par leur construction le mouvement circulaire n'est plus qu'une déviation sur une courbe qui n'appartient plus à un cercle, dans les serpents, et qui est très-excentrique dans les grenouilles et les crapauds. Le même phénomène s'exécute aussi du même côté que la blessure, dans les mammifères, quand par le quatrième ventricule on a coupé le cordon inférieur de la moelle en dehors de la pyramide (1).

Dans les mammifères et les oiseaux, la blessure du lobe optique entraîne la cécité de l'œil du côté opposé, l'iris restant mobile chez ces derniers (2). Dans les grenouilles, c'est au contraire celle de l'œil correspondant.

L'on connaît l'influence spéciale de la belladone sur la vue. On a prétendu que son action se passait toute entière dans les lobes optiques, qu'après l'expérience on aurait trouvés colorés en rouge; le

(1) Ce manège des mammifères et des oiseaux, sur le côté blessé du lobe optique, a été découvert par M. Flourens. C'est la seule de ses expériences que nous ayons trouvée exacte. Mais il a imaginé le même résultat dans les grenouilles et autres reptiles, où le phénomène est justement inverse.

(2) On verra, liv. V, que les causes de la mobilité de l'iris, sont ailleurs que dans le nerf optique, où les suppose M. Flourens.

fait est faux. La belladone ne laisse à la surface ou dans l'épaisseur de ces lobes aucune trace de son action.

CHAPITRE V.

INFLUENCES ET PROPRIÉTÉS DES LOBES CÉRÉBRAUX.

D'après Sœmmering, Ebell, Vicq-d'Azyr, Gall et Tiedemann, on avait cru jusqu'ici que le nombre et la perfection des facultés intellectuelles croissaient ou diminuaient comme le volume des lobes cérébraux.

Mais Daubenton et Buffon avaient déjà observé que le cerveau de plusieurs sapajous est plus grand à proportion que celui de l'homme. Et ces sapajous, loin de surpasser en intelligence, soit les espèces du même genre, soit les différentes espèces de singes de l'ancien continent à cerveau moins volumineux, leur sont au contraire de beaucoup inférieurs. Sans donc introduire l'homme dans la comparaison, on voit que le volume du cerveau ne donne pas une mesure de l'intelligence. Ensuite, chez une même espèce, dans l'homme en particulier, ce ne sont pas les individus à plus grosse tête, ou, ce qui est la même chose, à plus gros cerveau (même quand ce cerveau n'est pas creux, comme chez les hydrocéphales), qui sont le plus remarquables, soit par l universalité, soit par la supériorité spéciale de leur esprit (1).

Tous ces faits sont d'une évidence populaire. Ils repoussent donc le rapport en question.

Le volume de la tête représente assez bien le volume du cerveau dans l'homme, et en effet l'épaisseur de la voûte du crâne y est en général à peu près partout uniforme. Si le volume du cerveau donnait la véritable mesure de l'esprit, elle pourrait donc s'exprimer par le volume de la tête.

Mais cette proportion de volume, du crâne au cerveau, disparaît chez la plupart des mammifères, chez beaucoup d'oiseaux, et chez tous les reptiles et poissons sans exception.

Dans l'hypothèse de l'exactitude et de la constance de cette proportion, Camper, observant qu'il y a un rapport assez général entre ce développement du contour extérieur du crâne, et la grandeur de l'angle que fait la ligne tangente au point

(1) Je pourrais citer un certain nombre d'hommes connus, aussi remarquables par la grosseur de leur tête que par la lourdeur de leur esprit ou la médiocrité de leurs talents. J'en pourrais citer bien d'autres, d'une supériorité ou d'une universalité d'esprit bien décidées, et dont la tête est plutôt petite que grosse.

A plus forte raison, les cheveux, plantés un peu plus haut, un peu plus bas, sur le front, ne font-ils rien à l'esprit et aux talents, comme on a l'air de le croire d'après la mode.

le plus saillant du front et aux incisives moyennes, avec la ligne qui divise également le plan passant par les trous auditifs extérieurs et le bord inférieur de l'ouverture des narines, avait proposé cet angle pour mesure du rapport, c'est-à-dire, de l'intelligence elle-même. Et il appela cet angle, *angle facial*. Mais assez souvent cette mesure ne pouvait qu'à peu près, même dans l'homme, exprimer la proportion du cerveau, car elle suppose les contours intérieurs du crâne parallèles à ses contours extérieurs. Or, ce parallélisme n'existe pas dans beaucoup d'individus. Les sinus creusés dans l'épaisseur du frontal, derrière et au-dessus des sourcils, se propagent quelquefois outre mesure, se continuent sur la ligne médiane, et donnent au front une grande proéminence en avant du cerveau. Dans les autres mammifères, l'angle facial devient une mesure bien plus infidèle encore.

Chez eux, dans l'éléphant et parmi les oiseaux, dans la chouette et le hibou, animaux à qui le volume de leur crâne et la proéminence de leur front faisaient attribuer une certaine supériorité intellectuelle, la table interne du crâne est écartée de l'externe d'une quantité qui équivaut au quart chez les oiseaux, et chez l'éléphant, aux deux cinquièmes du diamètre total du crâne.

On voit donc que dans tous les cas semblables, ou à peu près, à ceux que je viens de rapporter, pour que l'angle facial mesurât la grandeur du cerveau, il faudrait en diriger le côté supérieur à travers la face, de manière à ce qu'il vînt toucher le point le plus saillant en avant du contour intérieur du crâne, ou de la surface correspondante du cerveau; ce qui est la même chose, puisque le cerveau est à peu près juxta-posé à ce contour. Mais dans ce trajet, une grande partie de la face se trouverait exclue, et l'on ne pourrait rien conclure du résultat, puisque une quantité indéterminée de l'un des termes du rapport serait ainsi retranchée.

L'angle facial ne peut donc mesurer la proportion d'intelligence des animaux. Il ne doit plus servir qu'aux artistes pour exprimer, d'après nos idées sur le beau, le degré de majesté de la figure humaine, et la mettre en proportion avec la supériorité de nature ou du génie que l'on attribue aux hommes et aux divinités exposés, par la politique et la religion, à la vénération du peuple.

Observant que plus les organes des sens sont développés, plus la proportion de la face au crâne augmente, et réciproquement pour le crâne quand les organes cérébraux dominent; observant d'autre part que les proportions de l'angle facial n'exprimaient pas ces rapports de grandeur, M. Cuvier avait proposé pour mesure de ces rapports, ou de l'intelligence, la différence que présente l'*aire de la capacité du crâne* avec l'*aire de la face*.

Si le volume de l'encéphale était en proportion

de l'intelligence (et l'exemple des singes américains prouve le contraire), ce nouveau rapport entre les aires du crâne et de la face, ne serait pas encore à beaucoup près une mesure approximative de l'intelligence. Car dans aucun poisson, dans beaucoup de reptiles, jamais l'encéphale ne remplit le crâne; il occupe ordinairement moins que la moitié de sa cavité. Dans les tortues l'aire de la coupe verticale de l'encéphale est plus d'un tiers moindre que l'aire de la cavité cérébrale; et dans les poissons, soit osseux, soit cartilagineux, la disproportion est constamment plus grande encore. Ce rapport ne peut donc pas, plus que le précédent, servir de mesure à la proportion d'intelligence des animaux.

Or, l'observation successive de tous les animaux vertébrés montre dans la structure de leur cerveau un mécanisme qui se complique ou s'accroît, diminue ou disparaît selon l'augmentation et le perfectionnement, ou bien selon la diminution de leur intelligence. Ce mécanisme résulte du plissement de la membrane des hémisphères du cerveau.

Jusqu'ici on n'avait cherché dans ce plissement qu'un usage tout à fait étranger aux conditions de l'intelligence, et fondé uniquement sur une erreur et même un contre-sens de mécanique. M. Magendie le premier, en 1816, a soupçonné l'usage de ce plissement. « Il serait curieux, dit-il (t. I, »*pag.* 163. *du précis élém. de physiol.*) de re-

» chercher s'il n'existe pas un rapport entre le
» nombre des circonvolutions, et la perfection
» ou l'imperfection des facultés intellectuelles,
» entre les modifications de l'esprit et la disposi-
» tion individuelle des circonvolutions cérébrales. »

Voici d'abord les usages qu'on avait attribués à
ce plissement.

Sœmmering, après avoir observé (chap. 35)
que ces circonvolutions sont moins nombreuses et
moins profondes dans le fœtus humain à terme,
que dans l'adulte, différence qui correspond pourtant si bien à celle de l'activité intellectuelle de ces
deux époques, revient (chap. 100) sur l'usage de
ces circonvolutions, et dit qu'il est évident que les
circonvolutions n'ont d'autre résultat que de faire
pénétrer plus commodément les vaisseaux dans le
cerveau.

Pour peu qu'on ait injecté ou vu injecter des cerveaux humains de différents âges, on sait qu'au cerveau comme partout ailleurs, le nombre et le volume des rameaux de troisième et de quatrième
ordre, sont d'autant plus grands que l'âge est plus
rapproché de la naissance et même de la conception. Si donc tel était l'usage des circonvolutions
cérébrales, elles devraient être plus formées chez
le fœtus que chez l'adulte. Or au contraire, plus
on remonte vers le temps de la conception, et
moins on trouve de circonvolutions. Le cerveau ne
commence à se plisser qu'à la fin du sixième ou au

commencement du septième mois. La profondeur et le nombre de ces circonvolutions augmentent progressivement après la naissance. La supposition est donc en contradiction avec les faits.

Et de plus, elle est un contresens de mécanique. Car les changements de direction qu'entraînent les angles et les courbures des plis du cerveau et des lames du cervelet, ralentissent d'autant la vitesse du cours du sang, qui, en définitive après toutes ces pertes de sa force initiale, n'en doit pas moins, pour pénétrer dans la substance blanche, traverser l'enveloppe de matière grise, aussi épaisse et aussi résistante au fond des plis qu'à leur sommet. La forme du cerveau la plus favorable à la pénétration du sang est donc celle où ces causes de ralentissement n'existent pas, c'est-à-dire une courbure régulière, comme dans les rongeurs, les oiseaux, et les lobes optiques ou autres des poissons.

Or, ainsi que M. Cuvier l'avait déjà observé, tous les animaux le cèdent à l'homme pour la profondeur des circonvolutions. Sœmmering (chap. 35) dit avoir observé qu'elles sont plus profondes dans un grand que dans un petit cerveau. L'étendue des surfaces développées par les plis, est donc en raison de la grandeur du cerveau, du nombre et de la profondeur de ses plis. Or, comparant la grandeur du cerveau à la grandeur du corps dans tous les animaux, on trouve constamment que l'étendue de ses surfaces est proportionnellement et même absolument plus grande dans l'homme que dans aucun autre animal. Le dauphin a bien des circonvolutions au moins aussi nombreuses que celles de l'homme, mais elles sont moins profondes. Et comme son cerveau est relativement à la masse de son corps moitié plus petit que celui de l'homme, la part d'intelligence indiquée par le calcul des surfaces de son cerveau est beaucoup plus près de la réalité, à l'égard de l'homme (car on n'a aucune information sur les facultés des cétacés), que celle conclue des autres rapports qui produisent les contradictions les plus choquantes. Or, le dauphin est, après l'homme, l'animal qui a le plus de circonvolutions.

En 1821 (*Icon. cereb. Simiar., et quorumdam mammal. rarior. Heidelberg:* in-fol. avec 5 *pl.*) M. Tiedemann a décrit et figuré très-exactement dans plusieurs mammifères, depuis les singes jusqu'aux rongeurs et aux édentés, la diminution progressive, jusqu'à disparition totale, des plis du cerveau, et la réduction numérique, aussi progressive, des lames du cervelet. Or, ce progrès, dont je ne rapporterai pas ici les détails, bien mieux exprimés par des figures que par les plus minutieuses descriptions; ce progrès est le même que celui de la diminution de l'intelligence, que celui de la stupidité. Dans les chiens, et surtout dans les chiens de chasse, les circonvolutions, eu égard à la petitesse relative de leur cerveau, ne sont guère moins nombreuses et profondes que dans les singes et même l'homme. J'ai observé avec étonnement la profondeur des plis dans l'espèce de guenon dite *Mangabey* sans collier; mais ils y sont moins nombreux que dans le chien braque et le chien barbet. Dans deux espèces de macaques dont Tiedemann a représenté les cerveaux (*sim. Nemestrina* et *Rhesus*), la disposition de ces plis est uniforme, avec de légères différences pour les courbures, d'une espèce à l'autre. Le callitriche, espèce de guenon, genre voisin des macaques, en diffère peu sous ce rapport. Dans le sajou, *sim. capucina*, le plan n'est plus le même, les plis ont moins de longueur, mais, surtout, ils sont presque superficiels. Dans le ouistiti je n'ai plus trouvé de plis, et seulement trois lames au cervelet. Or, l'intelligence bien connue des ouistitis ne diffère guère de celle des écureuils, dont ils ont les mœurs et même la physionomie. Il faut de plus observer que le cerveau du ouistiti et du saï sont relativement plus volumineux que dans l'homme. Or, dans les exercices auxquels les bateleurs emploient ces sapajous et les singes de l'ancien continent, on voit que ceux-ci sont bien plus susceptibles d'instruction, et partant plus intelligents que les autres.

Dans toutes les espèces du genre félis le plissement ne forme, à chaque hémisphère, que deux sillons parallèles et longitudinaux. Quelques petites dépressions existent seulement sur la partie du lobe en dehors du sillon extérieur. Cette uniformité du nombre et de la direction de ces sillons dans toutes les espèces observées de ce genre, où les instincts, les mœurs et les habitudes sont si semblables qu'elles ne diffèrent que par la taille et les couleurs, est une forte raison de croire que cette ressemblance morale tient à la similitude de l'organisation du cerveau.

Aussi, dans les divers exercices auxquels on dresse et les chats et les chiens, éprouve-t-on une grande différence de docilité et de susceptibilité à apprendre, différence tout entière à l'avantage de ces derniers. Or, les plis de leur cerveau sont au moins six à huit fois plus nombreux que ceux des chats. Et j'ai déjà dit que parmi les chiens j'ai vu le cerveau des barbets, des braques et des épagneuls plus plissé que celui des chiens de rue et des mâtins. A compter des sarigues si stupides, parmi les carnassiers, les édentés, les tatous, les paresseux, les rongeurs n'ont plus de plis à leur cerveau. C'est une membrane réfléchie sur une courbe régulière, comme au troisième et quatrième mois de l'embryon humain. On ne remarque plus à sa surface que quelques impressions superficielles des vaisseaux qui se divisent dans la pie-mère. Or, dans plusieurs de ces rongeurs, comparés à beaucoup de carnassiers, comme dans les singes américains comparés à ceux de l'ancien continent, le cerveau offre un excès relatif de volume, mais les surfaces en sont moins étendues que celles qui sont dévelopées par le plissement plus ou moins profond et multiplié des cerveaux plus petits de ces carnassiers et de ces singes.

Ensuite, dans tous les cas d'idiotisme, le nombre et la profondeur des plis du cerveau sont moindres qu'à l'ordinaire, au moins d'un côté du cerveau si ce n'est de tous deux. Malacarne avait déjà observé des idiots où le nombre des lames du cervelet était plus de moitié moindre que chez des individus où l'intelligence était saine. Enfin, dans les folies anciennes, les circonvolutions, plus ou moins effacées, sont écartées l'une de l'autre par l'épaississement des feuillets de pie-mère alors infiltrée d'une sérosité plus ou moins consistante. Et comme la boîte du crâne reste inextensible, on voit que le volume et le nombre des circonvolutions doivent nécessairement diminuer. L'étendue totale des surfaces cérébrales diminue donc plus ou moins vite, avec le temps, dans les folies anciennes, comme il arrive aux plis du nerf optique, et de la rétine des oiseaux, de s'effacer par l'inaction de l'organe. Or, cette disparition des plis par inaction de l'organe, dans la rétine qui peut devenir jusqu'à cinq ou six fois plus petite, et dans le cerveau, est un phénomène du même genre.

Le nombre et la perfection des facultés intellectuelles dans la série des espèces, et dans les individus de la même espèce, sont donc en proportion de l'étendue des surfaces cérébrales.

L'anatomie pathologique prouve que les facultés ou forces intellectuelles résident ou se passent aux surfaces mêmes du cerveau, comme les irritations du mouvement et du sentiment se transmettent par les surfaces de la moelle et des nerfs.

Dans les inflammations de la pie-mère, connues sous le nom de *frénésie, d'arachnitis*, de *fièvre cérébrale*, il y a constamment altération, ou même abolition complète des facultés intellectuelles et même de la connaissance. Le délire, dit M. Martinet (page 105 du *Traité de l'arachnitis*) paraît se lier avec l'arachnitis non suppurée de la convexité des hémisphères du cerveau et du cervelet; il paraît appartenir davantage aux jeunes sujets et à ceux chez lesquels la réaction est le plus fortement prononcée; il ne se rencontre presque jamais avec l'inflammation de la base. Les recherches les plus scrupuleuses n'ont pu démontrer de rapport entre telle ou telle région enflammée de l'arachnoïde de la convexité, et tel caractère particulier du délire.

Le coma ou assoupissement au contraire, dit-il page 101, a lieu de préférence dans l'arachnitis de la base, vers l'entrecroisement des nerfs optiques et le voisinage de la protubérance annulaire. Or, dans tous les cas de ce désordre, de cette abolition de l'intelligence si promptement suivis de lamort, la surface seule du cerveau est enflammée, adhérente à la pie-mère, et les feuillets de la pie-mère sont adhérents entre eux. En outre, cette surface du cerveau et les mailles du réseau de cette pie-mère sont agglutinés par une sérosité ou gelée consistante, qui existe quelquefois à la surface même de l'arachnoïde. L'intérieur de l'organe, c'est-à-dire la substance fibreuse blanche qui en forme toutes les profondeurs, est dans une intégrité parfaite.

Réciproquement chez des individus où l'on n'avait pu observer le moindre dérangement d'esprit, l'on trouve inopinément après la mort, des amas de sérosité occupant des espaces plus ou moins grands de la profondeur du cerveau. Dans les paralysies du mouvement ou du sentiment, ou de ces deux propriétés ensemble, à la suite d'épanchements de sang par rupture dans la masse cérébrale, ou par suite d'inflammations suppurées, spontanément survenues dans des étendues plus ou moins grandes de cette masse, on n'observe le plus souvent aucun dérangement d'esprit.

Les facultés intellectuelles sont donc non-seulement en proportion avec l'étendue des surfaces cérébrales, et de plus elles ne se produisent qu'aux

surfaces, et non dans la profondeur du cerveau.
Car, il n'y a pas de liaison entre le dérangement de
l'intelligence et l'altération matérielle de ces parties; tandis qu'au contraire cette liaison est constante avec les altérations matérielles de cette surface.

Il ne peut donc y avoir d'autre mesure de l'é-
tendue et de la perfection des facultés intellectuelles, que la quantité relative du plissement
des surfaces cérébrales, ou, ce qui est la même
chose, l'étendue de ces surfaces. J'ai le premier
proposé ce rapport (*journ. compl. du dict. des
sec. med.*, septembre 1822, et Mém. lu à l'Institut le 8 août précédent).

Mais il n'y a aucune relation entre cette quantité du plissement du cerveau et l'étendue ou
la figure de la boîte cérébrale, puisqu'un cerveau très-volumineux peut avoir cinq ou six fois
moins de surfaces qu'un cerveau plus petit de
deux tiers. L'examen fait sur l'individu vivant,
indépendamment de l'expérience même des facultés, ou bien l'examen de son crâne, soit quant
à la figure, soit quant à la différence de son
aire avec l'aire de la face, ne peuvent donc
rien apprendre sur la quantité du plissement, ou,
ce qui est la même chose, sur la proportion de
l'intelligence, qui n'a d'autre mesure proportionnelle que ce plissement même. Les animaux où les

contours de l'encéphale dessinent les mêmes courbures que la table interne du crâne, c'est-à-dire, où le cerveau n'est pas plissé, et où la surface interne du crâne représente justement celles du cerveau, doivent être exceptés; tels sont la plupart des rongeurs, des édentés, et tous les oiseaux. A ces seuls animaux peut s'appliquer la proportion de l'aire du crâne à celle de la face. La figure de leur crâne ne peut fournir aucune donnée, puisqu'on a vu au livre premier que les saillies extérieures ne répondent pas à des concavités intérieures.

Il ne peut donc y avoir en-deçà des limites, soit d'une extrême petitesse, soit d'une extrême déformation, de signes extérieurs certains de l'étendue et de la perfection des facultés intellectuelles.

Y a-t-il un rapport entre une faculté ou un penchant donné et un endroit particulier de la surface du cerveau, ou bien entre cette même faculté et le développement plus ou moins considérable des plis de cet endroit? c'est l'opinion de Gall et de Spurzheim; et cette conjecture me semble plausible. Mais les démonstrations qu'ils en ont données sont loin d'être concluantes, puisqu'elles ne reposent que sur la configuration extérieure des crânes; et comme je n'ai pu me procurer aucun fait personnel un peu concluant à cet égard, je n'en parlerai pas.

Toutefois un certain nombre de faits observés

dans des apoplexies, prouvent que la faculté du langage, non-seulement a un siége déterminé et limité dans le cerveau, mais de plus, que ce siége général est subdivisé lui-même en siéges partiels pour les forces spéciales de cette faculté.

Ainsi le médecin Broussonnet, à la suite d'une apoplexie, perdit la mémoire des noms propres et des substantifs, quoiqu'il eût conservé toute entière celle des mots relatifs aux qualités, celle des adjectifs et des verbes. Cet exemple, et d'autres semblables, prouvent que la perte de la parole peut être indépendante de toute altération des organes mécaniques de la voix. En effet, dans ces cas d'abolition partielle de la parole, la langue et le larynx n'ont rien perdu de leur mobilité. (Cela ne veut pas dire que la perte de la parole ne tienne quelquefois à la paralysie des organes de la voix.) Alors, tout en conservant la mémoire du sens des mots, tout en pouvant même encore prononcer des monosyllabes , la faculté d'articuler tous les autres mots est perdue. Ainsi M. Spurzheim a vu deux hommes comprenant tout ce qu'on leur disait, mais ne pouvant trouver la prononciation des mots nécessaires, et ne répondant que par oui ou par non. Quelquefois encore, le discernement des mots est seul perdu, et ceux qui sont employés n'ont aucun rapport au sujet. Dans tous ces cas, l'intégrité des organes mécaniques de la voix est évidente. On a même vu des malades répondre à une question, qu'ils la comprenaient, qu'ils savaient ce qu'il fallait répondre, mais qu'ils n'en pouvaient trouver les termes. Or, dans tous ces cas, la partie antérieure de l'hémisphère cérébral était altérée. M. Spurzheim a le premier indiqué ces rapports de la faculté du langage avec la partie du cerveau qui repose sur la voûte de l'orbite.

Il est très-vraisemblable, d'après cet exemple, que les diverses facultés ont chacune un siége spécial. Mais il est évident que ce siége ne peut être connu que par les moyens qui ont indiqué celui du langage. C'est dans l'observation des aliénés qu'il faut donc chercher cette source de connaissances. La stérilité, en résultats pareils, de tous les écrits publiés jusqu'ici sur la folie, prouve, non pas que telle ou telle aliénation n'est pas produite par l'altération d'une partie donnée du cerveau, mais seulement que les auteurs ne connaissent pas l'anatomie de cet organe. Et, effectivement, les plus renommés de ces écrits fournissent les plus déplorables preuves de cette ignorance. Il y a plus : on y va jusqu'à dire que l'anatomie du cerveau ne sert à rien, ni pour connaître ni pour guérir la folie.

L'exemple des apoplexies et des paralysies, prouve aussi que les lobes cérébraux correspondent avec les sensations tactiles et le mouvement musculaire du côté qui leur est opposé.

Mais il n'y a aucun rapport entre un point donné, soit de la surface, soit de l'épaisseur du cerveau, et la paralysie totale ou partielle du mouvement ou de la sensibilité, ou de ces deux facultés ensemble, dans le côté opposé. M. Martinet (op. cit.) a constamment trouvé dans les arachnitis, où il y avait eu hémiplégie ou commencement de paralysie d'un côté du corps, un épanchement sur la convexité de l'hémisphère opposé, soit que cet épanchement fût borné à ce seul hémisphère, soit qu'il fût seulement plus abondant de ce côté. C'est surtout dans l'arachnitis par cause externe, par chocs au crâne, par exemple, qu'il a remarqué ce phénomène, qui paraît dépendre de la plus grande quantité de pus épanché dans ces sortes d'arachnitis, souvent bornées à un seul côté de la tête. Mais comme il a vu aussi des épanchements plus bornés, n'avoir pas coïncidé avec des hémiplégies, il s'ensuit que si l'hémiplégie suppose du côté opposé un épanchement suffisant, tout épanchement partiel n'est pas nécessairement suivi d'hémiplégie.

Or, l'hémiplégie arrive constamment plus ou moins complète et plus ou moins durable, toutes les fois que le moindre épanchement se fait dans l'épaisseur des couches fibreuses du cerveau. Dans ce cas il arrive, comme dans celui des épanchements toujours bien plus considérables de la surface, que les fibres voisines de l'épanchement sont comprimées, et en outre que des fibres plus ou moins nombreuses, dans la continuité et l'épaisseur desquelles s'est fait l'épanchement, sont rompues. Cette rupture et cette compresssion arrivent également dans le cas des inflammations locales de la masse fibreuse blanche, que ces inflammations soient ou non suivies de suppuration. Et alors, selon l'intensité de la maladie et l'étendue de son siége, on observe des altérations proportionnées du mouvement et de la sensibilité (voy. Lallemant, *lettres sur l'encéphale, passim*). Or, dans tous ces cas de paralysie, les fibres blanches sont seules altérées, soit par rupture, soit par désorganisation suppurative, soit par simple compression. L'usage des couches concentriques si nombreuses de fibres blanches ou médullaires, formant la plus grande partie de la masse cérébrale, est donc relatif aux facultés de la locomotion et à la perception du toucher et du tact général.

Et comme il y a de ces fibres qui ne traversent que les couches optiques seulement, d'autres les couches optiques et les corps striés, que d'autres fibres encore ne se prolongent pas inférieurement au-delà de ces deux masses, lesquelles sont continues avec toutes les fibres qui viennent, soit des réseaux de la moelle allongée, soit des pyramides, il y avait lieu de supposer que les propriétés de ces deux masses inférieures du cerveau, n'étaient pas relatives aux mouvements et à la sensibilité des mêmes parties. Et en effet les expériences vont montrer que les corps striés et les couches optiques agissent différemment sur les mouvements des membres et du tronc, sans toutefois qu'alors la sensibilité soit aucunement altérée.

Il est évident que le corps calleux ou la grande commissure du cerveau n'a point de rapport ni avec les paralysies ni avec l'intégrité des facultés en question dans aucune des paires de membres, car cette commissure n'existe pas dans les animaux, qui font de l'une de ces paires de membres ou de toutes deux successivement, l'usage le plus continu et le plus violent. Tels sont les palmipèdes grands voiliers parmi les oiseaux. Les albatrosses, par exemple, s'éloignent à cinq ou six cents lieues de toute terre, de tout écueil connu où ils puissent se reposer. Les oies, les grues, tous les oiseaux de passage qui entreprennent de longs voyages ; les oiseaux de proie qui ont un vol si rapide, tous ces oiseaux, comme le reste de leur classe, et tous les ovipares sans exception, manquent de commissure à leurs hémisphères. En outre dans l'homme même, Reil (*archiv. fur die physiol.* t. II, *p.*341) a vu toute la partie moyenne du corps calleux manquer entièrement, dans une idiote de trente ans, bien portante d'ailleurs jusqu'à sa mort, et qui faisait les petites commissions de son village à la ville voisine. Cette femme mourut d'apoplexie. Les deux hémisphères du cerveau ne communiquaient que par les commissures antérieure et postérieure. Toute la ligne de la face plane et interne des hémisphères, par où le corps calleux aurait dû pénétrer dans leur profondeur, était couverte de circonvolutions comme leur convexité. Aux circonvolutions près, c'était le cerveau d'un oiseau ou d'un reptile. Et cette femme n'était pas moins dispose de tous ses membres, que si les deux lobes de son cerveau avaient été en communication par leur grande commissure. Enfin M. Martinet m'a dit avoir observé un cer tain nombre d'altérations, de destructions partielles du corps calleux et de la voûte à trois piliers, étendues jusqu'à une certaine profondeur dans les hémisphères, sans qu'il y eût eu simultanéité d'aucun accident de paralysie. De ces faits d'anatomie comparée et d'anatomie pathologique, il suit donc que le corps calleux n'a point d'action sur les mouvements ni sur la sensibilité d'aucune partie du corps. Mais comme le corps calleux n'existe que dans les mammifères, tous supérieurs aux ovipares pour l'intelligence ; comme le corps calleux grandit en raison de l'étendue de la menbrane nerveuse des hémisphères et de leur plissement, mécanisme qui lui-même correspond pour le degré aux facultés intellectuelles; comme enfin l'idiotisme, dans l'exemple cité tout-à l'heure, coïncidait avec l'absence de corps calleux; il suit que l'usage de cette grande commissure est très-probablement relatif aux seules facultés intellectuelles, soit parce qu'en faisant communiquer les hémisphères, il est un moyen de concert dans leurs actions, soit parce qu'il peut faire participer un lobe plus faible aux effets des actions d'un autre lobe plus fort.

La voûte n'étant réellement que la continuation du corps calleux, et formant la commissure des circonvolutions postérieures et inférieures, comme il forme celle des antérieures et supérieures, ses fonctions doivent être analogues. En effet, elle n'existe, comme lui, que dans les mammifères.

On connaît depuis long-temps la pesanteur spécifique de la masse cérébrale ; et comme cette substance paraît partout homogène, en comparant à elles-mêmes la partie blanche et la partie grise ou corticale, il est à croire que cette pesanteur est uniforme pour toutes les régions de la masse. Elle est à l'eau comme 10,310 : 10,000.

Or, (1) j'ai reconnu que cette pesanteur n'était pas constante dans tous les états ni à tous les âges de la vie. Dans les marasmes au dernier degré, à la suite de maladies soit aiguës, soit chroniques, chez les sujets jeunes ou adultes, la persistance du

(1) De l'état du système nerveux sous les rapports de volume et de la masse dans le marasme non sénile, etc., lu à l'Institut. *Journal de physique, juin* 1820. Ce travail fait en 1815 (j'avais alors vingt ans), ne fut donc pas *provoqué par le prix proposé pour* 1821 dans une illustre académie.

volume des nerfs au même degré que dans l'état d'embonpoint ordinaire, et le contraste de cette persistance avec la diminution des muscles, me conduisirent à penser qu'alors le système cérébro-spinal persistait aussi dans son intégrité antérieure à la maladie. Dans la vieillesse au contraire, le raccornissement et la diminution de volume simultané des nerfs et des autres tissus, me fit soupçonner qu'alors le cerveau diminuait de volume. Ce qui supposait le retrait des parois du crâne, car le cerveau remplit aussi exactement sa cavité dans la vieillesse que dans les autres âges. Mais alors dans le marasme des jeunes sujets, il se pouvait que l'état de plénitude du crâne en imposât, et que les parois eussent, comme dans le vieillard, suivi l'encéphale amaigri. Quoique cet amaigrissement du cerveau des adultes et ce retrait de leur crâne fussent peu vraisemblables, attendu l'intégrité coëxistante des nerfs, et la rapidité de la marche de quelques marasmes qui parviennent en deux ou trois semaines au dernier degré, voici comme je m'assurai contre cette cause d'erreur.

Au début de phlegmasies qui devinrent chroniques, j'avais mesuré la circonférence occipito-frontale du crâne. Or, par la comparaison de ces mesures avec celles que j'obtenais après la mort, je les trouvai identiques. Il en résultait donc identité de volume du crâne, et partant du cerveau.

Mais le volume du cerveau pouvait être resté le

même, et le poids avoir diminué. Et dans ce cas, il était évident que l'effet du marasme serait représenté par la différence entre le poids après la mort et le poids au début de la maladie.

Cette comparaison étant impossible dans le même sujet, je comparai, sous des volumes hydrostatiques égaux, le poids de parties cérébrales analogues, prises les unes sur des sujets exténués par le marasme, les autres sur des sujets d'âge et de tempérament semblables, morts dans un état d'embonpoint sensiblement ordinaire.

Le résultat de ces expériences sur des sujets jeunes ou adultes au-dessous de quarante ans, m'a toujours donné égalité de poids spécifique. J'ai déjà dit que le marasme des jeunes gens et des adultes n'altérait pas le volume des nerfs.

Il en résulte donc que le système nerveux conserve son intégrité de volume et de masse au milieu des autres tissus diminués sous le même rapport. C'est surtout le système musculaire que diminue le marasme. La contractilité des muscles en est affaiblie. Les fonctions sensitives offrent au contraire le plus souvent une extrême exaltation, une vive susceptibilité. Il y a donc ici étroite dépendance entre l'action des muscles diminuée et la susceptibilité des sens et du cerveau accrue d'une part, et l'état inverse des muscles et des nerfs d'autre part. Les phénomènes nerveux que présentent les derniers temps de la vie dans le marasme et le commencement des convalescences après les maladies qui en sont suivies, tiennent donc à la prédominance de masse, et partant d'activité du système nerveux sur les autres systèmes plus ou moins appauvris.

Cette conclusion est facile à vérifier par des expériences, semblables aux précédentes, sur le cerveau de vieillards septuagénaires et au-delà. Comme chez eux, les nerfs et la moelle épinière sont plus ou moins atrophiés, et comme le cerveau tout en conservant en apparence l'intégrité de sa masse partage la lenteur et l'affaiblissement survenus dans les fonctions des autres organes nerveux, il suit que la cause de cette abolition doit être identique, et que le cerveau comme les autres organes nerveux doit diminuer de volume et de masse.

Comme on ne pourrait qu'en rapprochant des mesures prises à des époques très-éloignées, comparer à lui-même le volume du crâne d'un même individu; comme on ne peut non plus avec utilité comparer ces volumes sur des vieillards et des adultes, il faut substituer la comparaison des masses à celle des volumes qui ne serait possible que par des mesures prises à des époques très-distantes. Ce que je ne fis pas alors, et ce que je n'ai pas fait depuis. La comparaison des masses me semble même plus concluante que celle des volumes. Car la masse étant le produit du poids par le volume, les erreurs possibles par l'emploi du dernier facteur seul, sont alors nécessairement corrigées.

Or, on trouve par la balance hydrostatique, que la densité dans les vieillards au-delà de soixante-dix ans, est d'un vingtième à un quinzième moindre que dans les adultes. Sous volume égal, il y a donc moins de molécules; par conséquent la nutrition n'y est plus la même

En même temps, les fibres cérébrales prennent plus de dureté et de cohésion, moins de sang peut y pénétrer. Et comme M. Chevreul vient de prouver que la matière nerveuse existe toute formée dans le sang, comme elle ne fait que se déposer en passant par le cerveau, on voit que de la diminution et du nombre et du calibre des vaisseaux, il résulte que moins de sang passe par le cerveau, et que moins de matière nerveuse s'y dépose. Il est même très-vraisemblable que cette diminution de volume et de la masse du cerveau et de tout le système nerveux dans les vieillards, tient à ce que la matière nerveuse ne se produit plus aussi abondamment dans le sang, qui, peut-être, finit par n'en plus charrier du tout. On ne sait pas si les circonvolutions diminuent d'ampleur dans la vieillesse, comme elles vont en augmentant de la naissance à l'âge de l'adolescence.

Aux diverses époques de la vie d'un même animal, tout comme dans les divers degrés de chaque embranchement des animaux, il y a donc rapport direct entre la masse des organes, leur activité ou leurs forces, et le produit de ces forces ou leurs actions ; en d'autres termes, l'intensité des fonctions nerveuses est partout proportionnelle à la quantité de matière nerveuse et surtout à l'étendue de surface qu'elle déploie.

J'ai vu en outre que dans les mêmes sujets, la fermeté, l'élasticité, et la pesanteur spécifique variaient très-souvent d'un hémisphère à l'autre. M. Scipion Pinel a multiplié ces observations, pour les deux premiers états, dans un grand nombre d'idiots, où l'abrutissement tenait évidemment à cette disparité de constitution des deux hémisphères. J'ai trouvé la différence de pesanteur spécifique dans l'idiot dont j'ai déjà parlé, de cinq à six centièmes plus grande dans l'hémisphère déplissé, que dans celui où toute la masse blanche était homogène. C'était aussi dans ce même hémisphère que la substance cérébrale était plus ferme et plus élastique.

Ainsi, de la diminution de volume et de masse de la matière nerveuse chez le vieillard, où cette matière endurcie reçoit moins de sang, est par conséquent moins vivante, dépend la diminution du nombre et de l'intensité des actions nerveuses. Réciproquement de l'intégrité persistante des organes nerveux dans le marasme des adultes, lors de la réduction du quart au tiers de leur poids primitif des autres organes, résulte l'excès d'intensité alors observable des actions nerveuses. Cet excès d'action nerveuse est indéfiniment accru par la diminution d'épaisseur des enveloppes isolantes du système nerveux , surtout du tissu cellulaire , d'où suit que l'impression des stimulants est alors indéfiniment accrue. Et ces causes et ces effets de surexcitation seront d'autant plus intenses , que la proportion de volume et de masse du système nerveux aux autres tissus sera supérieure, c'est-à-dire, que les sujets seront plus jeunes ; car ce rapport de la masse du système nerveux aux autres tissus grandit en raison inverse de l'âge. Enfin , dans les convalescences consécutives aux maladies aiguës, et dans les derniers temps des consomptions , les états de suractivité nerveuse sont en rapport constant avec l'excès de masse , et partant avec les forces du système nerveux resté intact , sur les autres appareils épuisés. Et l'on ne peut attribuer cette suractivité nerveuse à l'impression du pus résorbé, et porté sur la substance nerveuse par un sang appauvri, car cette surexcitation a indifféremment lieu dans les cas d'absence ou d'existence de foyers de suppuration.

Il suit encore de la persistance de l'intégrité du système nerveux , lors du marasme des adultes et des enfants, ou bien que la nutrition y est indéfiniment plus lente que dans les tissus épuisés, ou bien que ce système exerce une affinité indéfiniment plus grande que celle des autres tissus , pour les matériaux de réparation actuellement disponibles dans le sang. Ou bien les matériaux élémentaires de la substance nerveuse, sont à ces âges les derniers qui cessent de se former dans le sang. Et si l'intensité des actes organiques est proportionnelle à la masse des organes, la masse des organes peut croître aussi avec la permanence et l'intensité des excitations qu'ils subissent; aussi ai-je vu dans beaucoup de cas de cancers du sein, de la matrice, de différentes dégénérescences de plusieurs viscères , les nerfs de ces parties excéder en volume les nerfs des mêmes parties saines. Puisque la matière nerveuse existe toute formée dans le sang , la quantité de ses molécules doit diminuer dans la vieillesse. Peut-être même ne se forme - t -elle plus, car l'amaigrissement si considérable des nerfs et de la moelle épinière semble prouver qu'elles ne recoivent plus de molécules. Enfin dans tous ces états de surexcitation du système nerveux qui accompagnent les convalescences et ces tempéraments maigres qu'on appelle nerveux, les forces de ce système ne sont pas diminuées comme le disent faussement la plupart des médecins. Au contraire ces forces prédominent avec une énergie que ne balancent plus les forces des autres tissus, et surtout celles des muscles. En conséquence les médecins avec leurs antispasmodiques, leurs prétendus calmants, leurs nervins, etc., médicaments qui tous sont des stimulants énergiques, empirent sans s'en douter les maux qu'ils croient guérir.

Dans les oiseaux et les reptiles quadrupèdes, l'absence de corps calleux, de voûte et de cloison, coïncide, chez les premiers surtout, avec les mouvements les plus violents et les plus soutenus des deux paires de membres. Chez tous ces ovipares la cause de ces phenomènes réside donc ailleurs. Ces mêmes parties, et de plus la voûte des hémisphères cérébraux proprement dits, les corps striés et leur commissure, manquent aux poissons, où il ne subsiste qu'une seule petite masse grise, située comme la couche optique. Elles y sont donc étrangères aussi chez les poissons. Enfin les raies et les squales n'ont même plus cette couche optique des poissons osseux, il ne leur reste plus rien du lobe cérébral proprement dit. Le cerveau n'est donc pas le siége constant des mêmes influences sur le mouvement. Ces influences, suivant les classes, ont donc des sièges différent;.

La coïncidence de cette dégradation du lobe cérébral avec celle des facultés intellectuelles et instinctives, n'est pas moins manifeste. Mais on sait si peu de chose sur les facultés des reptiles et surtout des poissons, qu'il est impossible de dire quelle faculté disparaît avec telle partie d'organe, et par conséquent, de dire dans quelle partie d'organe, ou dans quel organe, réside telle faculté. Seulement l'atrophie du cerveau des poissons osseux, le déficit complet de cet organe dans les squales et les raies, impliquent assez que toutes les facultés de ces êtres résident dans les autres lobes à proportion si développés de leur encéphale. Or, c'est tantôt le lobe olfactif, tantôt l'optique, tantôt le cervelet, tantôt le lobe du quatrième ventricule, tantôt enfin les lobes post-cérébelleux qui ont la prédominence, et qui, selon toutes les inductions, doivent être le siége des facultés principales de chaque espèce.

Les résultats de l'expérience s'accordent avec ces inductions de l'anatomie.

1°. Si l'on retranche à un mammifère la voûte de l'hémisphère cérébral et le corps strié; aussitôt l'animal s'élance droit en avant et court sans se détourner jusqu'à ce qu'il choque un obstacle. S'il s'arrête spontanément, il garde l'attitude de la course; et en s'élançant encore, sa course continue d'être rectiligne.

Ces phénomènes n'arrivent qu'autant que la partie blanche et rayonnée des corps striés est détruite. La destruction de la seule matière grise, qui forme un segment de cône recourbé, laisse l'animal dans le même état que si la voûte seule des hémisphères était enlevée; et alors, il n'y a aucune altération des mouvements, l'animal semble n'avoir perdu que la volonté et l'intelligence.

Après les corps striés, si l'on enlève les couches optiques, aussitôt cette attitude de la course est rompue, l'animal tombe sur le côté, le corps fléchi, et agitant ses quatre pates avec une grande vitesse. L'on a vu plus haut ce qui arrive par la destruction ultérieure des lobes optiques et du cervelet. Tous ces résultats sont uniformes sur les chiens, les chats, les lapins, les cochons d'Inde, les hérissons et les écureuils. Seulement ces derniers, dans la course produite par la section des corps striés, croisent leurs pates de devant comme pour monter à une branche, et montent effectivement, si on leur donne un bâton qu'ils puissent embrasser.

L'ablation des lobes cérébraux, les lobes optiques restant intacts, jette certains oiseaux, par exemple les pigeons, les corneilles adultes, dans un état d'assoupissement et d'immobilité décrit par M. Rolando. Mais d'autres oiséaux, des canards par exemple, courent, sautent, nagent après la perte de leurs hémisphères.

Par l'ablation des lobes cérébraux, les reptiles et les poissons, dont la spontanéité reste entière, ne paraissent avoir rien perdu de l'usage de leurs mouvements. Les carpes, les grenouilles nagent aussi agilement qu'auparavant.

La spontanéité des mouvements n'appartient donc aux hémisphères cérébraux que dans quelques oiseaux, par exemple, les pigeons, les corneilles adultes; mais il est évident qu'elle réside ailleurs, dans les mammifères, les reptiles, les poissons, et même chez plusieurs oiseaux.

Comme l'anatomie le faisait prévoir, l'ablation

du corps calleux, de la voûte, de la cloison, n'a point d'influence sur les mouvements.

L'expérience médicale prouvant que, dans les apoplexies, la moindre compression, exercée dans les hémisphères par un peu de sang, en se transmettant aux couches et aux lobes optiques, paralyse les mouvements ; on conçoit que, dans ces expériences, il faut avoir bien soin d'empêcher cette compression des couches et des lobes optiques, par des caillots. Car leur formation paralyse l'animal ; le phénomène de la course rectiligne ne se produit pas ou s'arrête. Mais on le rétablit en ôtant le caillot. Pour ne s'être pas aperçu de la nécessité de cette précaution, M. Flourens dans ses ablations des lobes cérébraux a toujours mis l'animal en apoplexie, il a dû alors ne pas voir l'animal courir, mais au contraire, assoupi et immobile. (1)

D'un autre côté, l'ablation des lobes cérébraux rend les mammifères et les oiseaux aveugles. Si l'on n'enlève qu'un lobe, l'animal perd la vue du coté opposé. L'anatomie faisait encore prévoir ce résultat sur les mammifères, puisqu'on a vu que c'est dans la voûte même de l'hémisphère, et à

(1) Comme M. Flourens, dans ses expériences mettait ses animaux en apoplexie, il concluait de leur immobilité et de leur insensibilité que les lobes cérébraux sont le siége exclusif de la volition, de l'intelligence et des sensations. Quant aux reptiles et aux poissons, il faut bien croire qu'il a supposé ses expériences.

la couche optique qu'aboutit principalement le
nerf optique opposé. Le plus petit nombre des fibres de ce nerf parvient seulement aux tubercules
quadri-jumeaux correspondants des lobes optiques. Aussi la blessure de la seule couche optique
paralyse-t-elle la vue de l'œil opposé? ce qui n'arrive pas par une lésion d'un tubercule quadri-ju-
meau correspondant.

Dans les oiseaux, au contraire, ce dernier effet
est complet; mais l'anatomie n'explique pas comment l'ablation de leur cerveau produit le même
résultat.

Les reptiles et les poissons, par l'ablation des
lobes cérébraux, ne perdent pas la vue. A quoi
tient cette différence, puisque chez eux comme
chez les oiseaux toutes les fibres du nerf optique
se terminent au lobe optique?

Ainsi, dans les mammifères, les lobes cérébraux
paraissent être le siège unique de la volonté, puisque après leur ablation ces animaux s'élancent
irrésistiblement par une course précipitée. La conscience de toutes les sensations, moins la vue, réside ailleurs, puisqu'un lapin sans cerveau recule
si l'on tire un coup de pistolet à quelques pas de
lui, et qu'il continue de se défendre par ses cris et
par ses pates de devant, contre une odeur, une
saveur, une piqûre, même quand il n'a plus que
le lobe du quatrième ventricule.

Non-seulement les reptiles continuent de voir

après l'ablation du cerveau, puisqu'en plaçant une grenouille obliquement, par rapport à une fente assez large pour le passage de son corps, elle s'élance à travers; mais, outre qu'alors ils ne perdent la conscience d'aucune sensation, ils conservent aussi la mémoire, la volonté et l'emploi régulier de tous leurs mouvements, de toutes leurs allures. Ainsi la blessure, la destruction d'un organe quelconque du système cérébro-spinal, moins le lobe du quatrième ventricule, nuit d'autant moins à l'ensemble des facultés sensitives et motrices, que cet organe est moins développé. Le degré d'importance de cet organe ne dépend donc pas de sa position ordinale dans le système, mais uniquement de son degré de proportion et de perfectionnement. Plus les facultés qui s'y accumulent, selon ces degrés d'accroissement, sont nombreuses ou dominantes, et plus il exerce alors d'influence sur le reste du système. Voilà pourquoi les animaux, indépendamment de l'ordre de leur classe, survivent inégalement à la perte de la même partie.

Nous (1) n'avons jamais vu sur plusieurs centaines, peut-être un millier d'expériences, aucun oiseau, pi-

(1) On peut lire (*Recherches expérimentales sur les propriétés et les fonctions du système nerveux*, par M. Flourens) l'histoire miraculeuse d'une poule qui, privée de ses deux lobes du cerveau, *a vécu dix mois dans la plus parfaite santé, et qui vivrait sûrement encore si, au moment de son retour à Pa-*

geon, poule, dindon, canard, corneille, pie, pic, oiseaux de proie, nocturnes et diurnes de plus de huit espèces de tout âge et de tout sexe, survivre plus de quatre jours à l'ablation du cerveau. Les mammifères n'y survivent pas plus de trois heures, et encore les seuls hérissons vont-ils jusque-là. Les grenouilles et les couleuvres, les vipères, vivent jusqu'à huit jours et au-delà. Dans toutes ces expériences la sensibilité de l'animal n'est pas également émue, tant s'en faut. La face supérieure du lobe du quatrième ventricule et la moelle épinière, irritées, produisent seules de vives douleurs, et des agitations convulsives dans les quatre classes. Il en est de même de la profondeur des lobes optiques, chez les mammifères et les oiseaux seulement. Mais les quatre petites éminences qui surmontent ces lobes, dans les mammifères, peuvent être enlevées sans douleur, ainsi que le cervelet, toute la voûte des hémisphères cérébraux, et la totalité des lobes olfactifs. La section même des corps striés laisse l'animal insensible, tout en le précipitant dans cette course rectiligne.

Or, le lobe du quatrième ventricule où réside la *conscience des sensations,* dans les mammifères,

---

ris, l'auteur *n'avait été obligé de l'abandonner.* Comme personne n'a vu cette poule, il était bien plus simple de l'apporter à Paris, voyage qu'elle eût sans doute bien supporté, puisque, dit M. Flourens, *au cinquième mois de l'expérience on n'avait jamais vu poule plus grasse et plus fraîche.*

et de plus, la *volonté* ou la faculté de se déterminer, dans les reptiles et les poissons, jouissant d'une *sensibilité* exquise; et les lobes cérébraux, où toutes les inductions prouvent que résident les facultés de l'*intelligence* et de l'*instinct,* étant tout-à-fait *insensibles : sentir* et *penser* sont donc deux phénomènes différents, puisqu'ils dépendent de l'action de deux organes, dont les propriétés sont contraires, la structure diverse, et la distance relative si grande. Tout système métaphysique déduit de l'unité supposée de ces deux facultés, est donc faux dans ses principes.

L'expérience physiologique montre bien avec précision pour les mouvements, pour la conscience des sensations, et dans quelques cas pour la volonté ou la détermination des mouvements, quel est le siège précis des forces actives dans ces phénomènes. L'induction anatomique montre aussi avec une précision suffisante quelle parties cérébrales ne sont pas le siége, soit de l'ensemble, soit de l'une quelconque des facultés d'un animal, et elle indique, avec beaucoup de probabilité, le siége de ses facultés principales. Mais quel est le lien, le moyen d'union, de concert, de simultanéité de toutes ces facultés? Voilà ce que ni l'expérience ni l'induction anatomique ne peuvent seulement faire soupçonner.

Toufois l'observation nous apprend encore quelque chose sur l'association de tous ces phénomènes, et sur la manière dont telle faculté agit plus spécialement de concert avec telle autre. Elle va nous montrer que les facultés les plus nobles de notre intilligence sont indépendantes, non-seulement de la perfection, mais de l'existence même de nos sens; que par conséquent elles n'en dérivent pas comme le supposaient l'école de Loke, celle de Condillac, etc. Elles sont donc primitives, et seulement susceptibles de s'acroître, de se perfectionner par l'exercice des sens.

En voici la preuve dans le précis historique d'un jeune homme de vingt ans, recucuilli par un excellent observateur, M. Spurzheim(1).

(1) Jacques Mitchell naquit sourd et aveugle, de parents intelligents. Il semble percevoir des sons intérieurement, car il se plaît à mouvoir des corps durs contre ses dents, durant des heures entières; il distingue le jour de la nuit, et les couleurs éblouissantes. A douze ans, le tympan fut perforé aux deux oreilles sans résultat; à quatorze, l'opération de la cataracte à l'œil droit, lui fit reconnaître plus aisément la présence des objets : mais il ne s'est jamais servi de la vue pour connaître les qualités des corps, il n'y a employé que l'odorat et le toucher. Il a fini par se servir moins de l'odorat; il examine avec ses mains tout ce qu'il rencontre.

Étant enfant il flairait tout le monde, et l'odeur décidait de son aversion, de son affection. Il a toujours aimé les exercices du corps, à se rouler sur un terrain incliné, à faire la culbute, à faire des cercles de pierre pour se mettre au centre

L'intelligence existe et agit indépendamment des sens. De plus, malgré la disponibilité apparente de

à construire des cabanes de bois; il passe la plus grande partie du jour aux champs et sur la route.

Son visage est expressif; son langage d'action, plein d'esprit. Tous ses gestes, ses signes sont calculés pour la vue des autres. Il aime à monter à cheval, etc. Il se rappelle aisément du sens des signes qu'on lui fait : par exemple, on lui exprime le nombre des jours, en lui inclinant la tête, comme signe qu'il doit se coucher tant de fois avant le terme. Son moral est aussi développé que son intelligence; il aime les enfants, et les caresse; il n'offense personne; ayant du courage naturel il agit toujours avec prudence. Étant encore enfant, il voulait tous les jours aller plus loin que la veille. Un jour trouvant sur son chemin un pont de bois étroit, jeté sur la rivière près de la maison de son père, il se met sur ses genoux et sur ses mains pour y passer en rampant. Pour l'intimider on le fit tomber dans l'eau là où il n'y avait pas de danger, depuis il n'y retourna plus. Quand il toucha pour la première fois un homme mort (c'était son père) il se retira effrayé et précipitamment; depuis il en toucha d'autres sans la même émotion. Quand le cercueil fut exposé sur la porte, Mitchell sortit de la maison avec précipitation, aspirant l'air autour de lui pour se diriger; il approche du cercueil, se jette dessus, le serre dans ses bras avec la plus vive expression de douleur; on fut obligé de l'en arracher. Quelque temps après, sa mère étant indisposée il pleurait. L'absence de quelqu'un de sa famille l'inquiète. Sa sœur aînée, qu'il préfère à tout autre personne, tomba malade pendant qu'il avait un rhumatisme aigu. Elle gardait le lit. Il fit signe à une tante qu'il aimait aussi, de le conduire en haut à la chambre de sa sœur, car il ne pouvait marcher seul. Il serra avec joie la main de sa sœur, et étant redescendu, il fit signe à sa tante de remonter pour rester près d'elle. Il

plusieurs sens; il y a des cas où elle ne se sert nécessairement que d'un seul. Un vieillard paralysé
(Darwin Zoon. t. 4, ed. III) avait conservé l'ouie et
la vue, mais il ne combinait ses idées qu'avec les impressions de la vue. Lui disait-on l'heure de dîner,
il entendait les mots et les répétait sans y attacher
de sens, mais si on lui montrait l'heure, alors il
demandait à dîner. On ne pouvait lui parler que
par signes, quoiqu'il entendît bien.

De même habitué à ne juger de tout qu'avec ses
yeux, le jeune sourd-muet, à qui M. Deleau vient
de donner l'ouïe et la parole, a plus tôt compris le
sens d'une phrase qu'il lit, que si on la lui adresse
en parlant, et alors pour la comprendre il la ré-

se met à genoux pendant les prières de la famille, mais est-ce
habitude ou dévotion? Après la mort de son père, un ecclé-
siastique qui assistait quelquefois à ces prières, étant venu,
Mitchell lui apporta la Bible qu'il savait que son père avait
devant lui durant la prière, et il fit signe qu'on se mît à genoux.
N'est-ce pas là l'indice d'un sentiment religieux? Il a le sentiment du juste et de l'injuste; s'il a fâché sa sœur, sa mère,
il les caresse pour regagner leur affection. Il a celui de la dignité, car il ne voudrait pas manger à la cuisine où est la
servante; il aime l'aprobation et les caresses. Enfin il a le
sentiment de la propriété. Un jour il rencontre un homme
monté sur un cheval acheté à sa mère. Selon sa coutume il
touche le cheval, le reconnaît, fait signe au cavalier de des-
cendre, et Mitchell conduit le cheval à l'écurie de sa mère, où
il le desselle et l'enferme....! Et cependant ce jeune homme,
pourvu de plusieurs sentiments et même d'idées, qui manquent à des hommes qui ont tous leurs sens, n'a reçu aucune
éducation.

pète. Quand il apprit le syllabaire, il prononçait bien les syllabes qu'il voyait écrites, et qu'on articulait; mais si on ôtait le tableau et qu'on articulât les mêmes syllabes, il ne parvenait que difficilement a les répéter. Sa mémoire était donc liée davantage à l'action du sens de la vue, qu'à celle de l'ouïe, et sa volonté agissait mieux sur son larynx, en conséquence d'une impression de la vue, qu'en conséquence d'une impression de l'ouïe. Il saisissait donc mieux le rapport des sons avec les lettres, que le rapport de ces sons avec ceux qu'il prononçait lui-même. Enfin il articule mieux en lisant qu'en parlant, parce qu'en lisant, la sensation de la vue guide l'exercice de ses organes vocaux.

A plus forte raison quand un seul sens existe, du moins avec une extrême prédominence, dans un animal; par exemple, l'oreille dans une chauve-souris, l'odorat et le toucher du museau dans la taupe, l'œil dans les poissons et les oiseaux à rétines et nerfs optiques plissés, etc.; combien cette association doit-elle être intime! Combien le doit-elle être surtout dans les poissons, où le lobe cérébral, siége de l'intelligence chez les mammifères, est si rudimentaire ou même nul, et où, au contraire, l'organe cérébral de tel ou tel sens est si développé qu'il implique nécessairement que l'intelligence ne peut résider ailleurs!

On sait trop peu de chose sur les propriétés des lobes olfactifs pour leur consacrer ici un chapitre. M. Magendie les a trouvés aussi insensibles que le cerveau à toutes les espèces d'irritation et de destruction. On verra, dans le livre suivant, que leur destruction n'anéantit pas l'odorat, et que, malgré leur intégrité, l'odorat est détruit par la section ou l'altération maladive du tronc de la cinquième paire ou de son ganglion.

La loi de proportion entre l'activité des fonctions d'un organe et le degré de son développement fournit quelques inductions sur les fonctions de ces lobes. Dans plusieurs mammifères, les hérissons, les chauve-souris, etc., ils représentent le quart, ou même le tiers de toute l'encéphale en volume. Le rapport est plus grand encore dans plusieurs squales et dans les raies. Dans l'homme, au contraire, ces lobes et leurs pédoncules ne font pas la dix millième partie d'un lobe cérébral, la centième partie de la masse des lobes optiques.

Ne serait-il pas plausible d'attribuer à des organes si développés les facultés qui sont communes à ces animaux et qui manquent à l'homme? Car, chez lui, l'état rudimentaire de ces lobes, presque comparable à celui de l'œil de la taupe et d'autres mammifères, ne permet pas de leur attribuer plus d'action que l'expérience ne prouve directement qu'il en faut accorder aux yeux des animaux en question.

Maintenant, quelles sont ces facultés? On connaît si peu les mœurs, les instincts des animaux, qu'il est difficile d'émettre quelque conjecture probable à ce sujet (voy. *Journal de physiol.*, tom. V. pag. 21 et suiv.).

Note de la pag. 589, chapitre III.

L'induction sur l'influence du cervelet dans la walse, est prouvée par un fait d'autant plus important qu'il a été publié avant la découverte des phénomènes que produit la section des pedoncules de cet organe.

A la suite d'un excès de vin, un homme de soixante-huit ans au lieu de voir les objets tourner, dit qu'il lui semblait qu'*il tournait lui-même*, et, en effet, il se mit bientôt à *tourner réellement sur lui-même de droite à gauche*. On le coucha, et il continua de rouler dans son lit. Cette indisposition dura autant que sa maladie ; quatre mois après il mourut. On trouva pour toute altération du système nerveux une excavation de neuf lignes de long et de cinq de large, dans le *pédoncule droit du cervelet*. Au pourtour de ce foyer, la matière blanche était jaunâtre et endurcie, ainsi que lobe correspondant. (Voy. *Journal de physiologie*, t. 3, pag. 145 et suiv.)

LIVRE CINQUIÈME.

PHYSIOLOGIE DES SYSTÈMES NERVEUX LATÉRAUX.

Distinction des phénomènes.

Les nerfs qui se terminent dans les muscles les font se contracter, et produisent le mouvement; ceux qui se terminent à la peau et aux organes des sens, y donnent la susceptibilité de prouver telle ou telle impression, selon la structure du sens. De là deux ordres de phénomènes, les mouvements et les sensations.

Il ne paraît pas que la cause de ces deux phénomènes soit dans la structure même du nerf correspondant. Car on a vu que dans les mammifères, excepté les nerfs optiques, auditifs et olfactifs, il n'y a pas de différence appréciable entre les nerfs sens et ceux des muscles. Il y a plus, des obsevations ultérieures de M. Amussat nous ont démontré que les deux faisceaux dorsaux de chaque nerf spinal, après être sortis du ganglion où leurs filets sont restés parallèles et sans entrelacement, se tressent chacun avec les filets du cordon abdominal correspondant, qui n'a point passé par le ganglion. De sorte que chaque cordon ultérieur doit contenir à la fois des filets provenants des deux ordres de racines, ce qui explique les douleurs musculaires dans la syphilis, les rhumatismes, etc. Bien plus, on a vu que chez les reptiles, les oiseaux et les poissons, les trois nerfs qui font exception chez les mammifères, peuvent avoir, même dans le cas de leur plus grand développement, la structure des nerfs musculaires. Il semble donc que les propriétés sensitives ou motrices du nerf, tiennent seulement à la structure des organes qu'il fait communiquer. Et en effet, nous avons vu que les nerfs spéciaux des sens aboutissent à des lobes spéciaux, et que la moitié dorsale de la moelle à laquelle répondent les racines excitatrices de la sensibilité, a d'autres propriétés que la moitié abdominale.

Les mouvements dérivent partout d'un phénomène unique, la contraction musculaire. Mais chaque espèce de sensation constitue réellement un phénomène différent. Ces différences tiennent surtout aux modifications que toute matière sensible doit éprouver dans son impression sur le sens, ou plutôt par l'action du sens sur ses molécules. Car les sens ne peuvent être affectés que par des objets matériels.

L'on a vu que l'intelligence, la conscience, la volonté, les affections existaient, agissaient indépendemment des sens. Les sensations sont donc des phénomènes intermédiaires à ceux des facultés in-intellectuelles et affectives, et à ceux du milieu d'existence de l'animal. Les mouvements sont d'autres phénomènes intermédiaires pour l'action de l'animal, sur tout ce qu'il peut toucher et atteindre. Et comme on a vu l'intelligence, tantôt sans la vue et sans l'audition, tantôt sans le goût, l'odorat et le toucher, les sensations peu-vent exister aussi sans les mouvements, et les mouvements sans les sensations. Ces phénomè-nes se compliquent, s'enchaînent donc beaucoup moins intimement qu'on ne le supposait. Leur liai-son consiste plutôt dans leur simultanéité que dans leurs connexions et dans leur dépendance.

On a trop restreint le nombre des sens en le fixant à cinq, d'après celui de l'homme. Plusieurs animaux ont bien certainement des sens que nous n'avons pas. Mais nous ne pouvons nous en faire aucune idée, parce que nous ne jugeons de leurs sens que par comparaison aux nôtres.

Les sensations ne dépendant pas plus les unes des autres qu'elles ne dépendent des phénomènes intellectuels ou des mouvements, il est indifférent de commencer par l'une ou par l'autre. Nous sui-vrons l'ordre anatomique.

CHAPITRE PREMIER.

DE L'ODORAT.

Ces particules des corps, que leur tension en sépare et répand dans l'air, sont les odeurs. Si l'air
peut en être le véhicule, à plus forte raison l'eau,
qui peut dissoudre ou tenir en suspension toutes
les substances d'où les odeurs peuvent émaner.

On a dit que les odeurs ne pouvaient pas être
contenues dans l'eau, parce qu'elles étaient volatiles, mais toutes ies substances volatiles peuvent y être coërcées. Et parce que nos narines, ac-
coutumées au contact de l'air, n'odoreraient pas
dans ce liquide, il n'y a pas plus de raison de nier
l'odorat des animaux, dont les narines en sont baignées, qu'il n'y en aurait de nier leur toucher, parce que le nôtre et sans doute celui de tous les animaux aériens, s'émoussent dans l'eau. En outre, la
simultanéité d'un organe du goût et d'un organe
de l'odorat, dans les cyprins, dément un autre
sophisme, qui transformait les narines des poissons
en organes du goût, à cause de la prétendue nécessité, 1° qu'une odeur fixée dans l'eau devînt
une saveur, et 2° que la membrane buccale des
poissons devînt coriace, et se hérissât de pointes,

de cornes, par l'effet du passage continuel de l'eau.

Ces subtilités ne peuvent plus en imposer maintenant à personne.

L'exposition anatomique a suffi pour faire pressentir le mécanisme de ce sens. Un mucus insoluble dans l'eau, surtout chez les poissons, peu susceptible d'évaporation chez les animaux aériens, empêche chez les premiers la macération, et chez les seconds la dessication de la membrane pituitaire. En outre, ce mucus étant visqueux, est susceptible d'arrêter les moindres molécules qui viennent y toucher. Il contribue ainsi à multiplier l'intensité, le nombre et la durée des impressions odorantes. La construction de la narine des baleines rend très-probable ce mécanisme de l'odorat, que confirme aussi l'état de sécheresse de la pituitaire dans les rhumes du nez, toujours accompagnés de suspension ou d'affaiblissement de ce sens. L'étage supérieur des narines, correspondant aux sinus ethmoïdaux, ne peut évidemment servir au passage de l'eau projetée par les évents; il paraît donc exclusivement réservé au passage de l'air. De sorte que les baleines ne doivent pas pouvoir odorer l'eau comme les poissons.

Des nerfs de la cinquième paire s'épanouissent dans la pituitaire en même temps que ceux de la première paire, chez les trois premières classes de vertébrés. Ces deux sortes de nerfs y remplissentils la même fonction, ou l'une sert-elle exclusivement à l'odorat, et l'autre au tact et au toucher ordinaire?

L'anatomie nous a donné sur la fosse préoculaire des serpents à sonnettes et des trigonocéphales, une induction pour la solution de ce problême. Cette fosse, dont les parois immobiles ne peuvent être mises en contact avec aucun corps solide, ne peut admettre que l'air. Plus de nerfs de la cinquième paire qu'il n'y en a dans la narine d'aucun animal, s'y épanouissent. C'est une véritable narine accessoire. La narine ordinaire ne reçoit qu'un très-petit filet de la cinquième paire avec le nerf olfactif.

Or, l'expérience prouve que non-seulement le tact de l'intérieur de la narine, mais l'odorat, disparaissent à l'instant même de la section de la cinquième paire. Ce qui, si l'on suppose que le nerf olfactif sert à l'odorat, rendrait son action. subordonnée à celle de la cinquième paire. L'altération maladive du ganglion de la cinquième paire chez l'homme, malgré l'intégrité des nerfs olfactifs proprement dits, et celle de leurs lobes, produit justement le même résultat. Ce n'est pas tout : malgré la destruction cancéreuse des nerfs et des lobes olfactifs, si les nerfs de la cinquième paire restent intacts, l'odorat subsiste. Ces derniers nerfs sont donc les organes uniques ou au moins principaux de cette sensation.

La mobilité des narines, outre son utilité pour

la respiration, sert aussi à la direction des courants d'air odorants, vers la voûte des cavités nasales, où se distribue seulement le nerf olfactif. La privation du nez détruit presque l'odorat chez l'homme. M. Beclard a rétabli ce sens en pareil cas, en adaptant un nez artificiel.

L'on conçoit, d'après ce mécanisme, que plus grandes sont les surfaces en contact avec le véhicule des odeurs, plus intense et plus parfaite sera la sensation. Or, l'observation prouve que le degré et la finesse de ce sens croissent ou diminuent comme l'étendue de ses surfaces. Les cornets ethmoïdaux, par la multiplicité des feuilletures de leurs lames, dont toutes les profondeurs, tous les replis, sont tapissés par la pituitaire, y contribuent surtout. Mais des cavités accessoires, ouvertes dans les narines, se rapportent aussi à cet usage. Tels sont ces sinus que j'ai décrits au premier livre, et qui, par exemple, dans le buffle du Cap, occupent presque le tiers du volume de toute la tête, et se propagent jusqu'au sommet des cornes.

Dans les poissons le mécanisme est le même, seulement l'eau n'est pas agitée par deux courants opposés, comme l'air dans la narine des animaux aériens. Il se pourrait néanmoins que la soupape qui ferme la narine des raies et des squales servît à comprimer l'eau qui remplit la narine. Les seules murènes, parmi les poissons, en dilatant et fermant alternativement les deux orifices de leurs narines, peuvent y établir un courant bien sensible.

Ces narines des poissons ne reçoivent aucun nerf de la cinquième paire. Le nerf olfactif suffit donc chez eux à l'odorat; nouvel exemple, que les mêmes parties ne conservent pas invariablement les mêmes propriétés.

L'appareil de l'odorat est en général d'autant plus développé, que les lobes cérébraux le sont moins. Son maximum coïncide même, chez les squales et les raies, avec le défaut de ces lobes. Il n'y a donc aucun rapport entre le degré de perfection de l'intelligence et l'énergie de ce sens, puisque tout démontre que l'intelligence réside dans les lobes cérébraux. Rousseau et d'autres métaphysiciens se sont donc étrangement trompés en qualifiant l'odorat, de sens de l'imagination.

Il n'y a non plus aucun rapport de la prédominance de l'odorat, soit avec les préférences de tel ou tel appétit pour le genre de nourriture, soit avec tel ou tel mode de génération. Ce sens est à peu près également développé chez les ruminants et les carnassiers, chez les cochons frugivores et les chauves-souris insectivores. chez le brochet, si carnassier, et chez la carpe. principalement herbivore.

Il est encore moins développé que dans l'homme, chez les cynocéphales si lubriques. Et le chevreuil, si constant et si chaste époux, ne l'a pas

moins grand que le cerf, si lascif et si volage;
enfin il est à son maximum dans les murènes et
autres poissons osseux, qui ne s'accouplent même
pas.

Comme Gall l'a judicieusement observé (*anat.
et physiol. du syst. nerv.*, in-fol., p. III), certaines
substances inodores pour nous, produisent une
forte impression sur l'odorat des animaux; certains animaux sont puissamment excités par certaines choses, pour lesquelles d'autres sont indif-
férents; telle odeur est agréable à un individu, et
rebute un autre. De pareils faits prouvent que
l'organe de l'odorat, dans chaque classe, par une
modification spéciale, et par diverses modifications dans les individus, est mis en rapport réciproque avec l'ensemble de l'animal, et avec des objets
particuliers de son milieu d'existence.

Or, ces modifications n'étaient jusqu'ici que
des suppositions. J'ai démontré, dans la structure du seul nerf olfactif et de son lobe, huit ou
dix modifications précédemment inconnues. Et le
nombre de ces modifications, pour l'ensemble de
l'organe, doit être encore bien augmenté, en tenant compte de toutes les combinaisons de la
longueur, de la brièveté, et de l'étendue des surfaces du nerf, avec les proportions de tissu vasculaire, etc. Cette modification, dans la baudroie, a
réellement transformé l'organe olfactif en véritable tentacule.

On conçoit que l'appréciation de toutes ces combinaisons, dans chaque espèce, ou au moins dans chaque genre d'animaux, ne peut être faite qu'en traitant de l'anatomie spéciale de chaque animal.

CHAPITRE II.

DE LA VISION.

Je suppose connus les phénomènes de la transmission, de la réflexion et de la réfraction de la lumière, ainsi que les lois, suivant lesquelles la densité des milieux diaphanes et la figure de leurs surfaces modifient ces phénomènes.

On a vu, chap. II du livre III, combien de milieux diaphanes se succédaient, suivant l'axe de l'œil. J'ai indiqué aussi d'une manière générale les variations de courbure des surfaces de ces différents milieux.

Ces parties de l'œil ont pour objet de modifier tellement la transmission, la réfraction et la réflexion de la lumière qui les traverse, que l'animal puisse voir également les objets, et dans les limites de plusieurs intensités lumineuses, et dans celles de plusieurs distances. On conçoit que l'étude des variations de densité et de courbure des parties diaphanes pourrait seule apprendre quelque chose sur le degré de ces modifications. Mais on est, à cet égard, dans une parfaite ignorance. Chaque modification dépendant d'un degré différent de densité et de courbure de chaque milieu , il faudrait directement mesurer ces différences.

Tout ce que nous pouvons dire sur les modifications de la vision par l'effet de ces variations, c'est que, prenant pour terme de comparaison l'œil des mammifères terrestres, 1° la cornée est d'autant moins convexe, le cristallin d'autant plus près d'être sphérique, et l'intervalle du cristallin à la cornée d'autant plus petit, que l'animal est plus aquatique; que d'ailleurs cet animal soit un mammifère , un oiseau, ou un reptile ; 2° la cornée est d'autant plus convexe ou même portée sur un segment conique plus allongé , la convexité antérieure du cristallin est d'autant moindre que celle des mammifères, et elle est d'autant plus petite relativement à la convexité postérieure; enfin, l'intervalle du cristallin à la cornée est à proportion d'autant plus grand, que l'oiseau s'élève davantage dans l'athmosphère.

Il est, dans la théorie admise jusqu'ici sur la vision, plusieurs points tout-à-fait contradictoires avec quelques-uns des faits les plus importants de l'organisation de l'œil.

On a admis 1° que quand la distance d'un objet varie il faut, pour que son image se forme nettement, ou que le fond de l'œil s'éloigne ou se rapproche du cristallin immobile, ou que le cristallin se déplace sur l'axe de l'œil; 2° que l'extinction, par l'enduit noir choroïdien, de la lumière qui traverse la rétine, est indispensable à la vision nette et distincte.

L'on va voir 1° que ces déplacements du cristallin et du fond de l'œil n'existent pas, et ne sont pas mathématiquement nécessaires; 2° que cette extinction de la lumière derrière la rétine, non-seulement n'est pas indispensable, mais bien plus, qu'elle est une cause de réduction de la vue; 3° que dans l'action de la rétine, tout n'est pas exclusivement vital et sensitif, comme on le suppose, mais que dans le cas d'accroissement de cette action, le mécanisme en est purement physique et matériellement mesurable; 4° que même la transmission de l'action sensitive est assujettie à des conditions également mécaniques; 5° qu'il est même très- probable que des conditions semblables influent sur le phénomène même de la conscience ou de la perception de la vue.

Deux ordres de phénomènes contribuent à l'action optique : les uns sont purement *physiques*, les autres sont *sensitifs* et *nerveux*. Les phénomènes physiques sont en partie soumis à des lois géométriques, qui résultent des propriétés de la lumière, de l'influence des surfaces, de la nature et de la densité des milieux transparents sur sa réfraction. Mais cet assujettissement n'est pas absolu, comme on l'a cru jusqu'ici.

Les phénomènes physiques ayant la priorité dans l'ordre successif de la fonction optique, nous allons exposer d'abord les corrections qu'il faut apporter aux lois qu'on leur appliquait.

§ I. *Phénomènes physiques de la vision.*

1°. *Rapport de l'inflexibilité de la sclérotique avec la constance du foyer de l'œil.* Les baleines et autres cétacés voient dans l'eau à toutes les distances, comme les poissons; quand leur œil dépasse la surface de l'eau, ils peuvent voir dans l'air seul; enfin ils peuvent voir à travers l'eau et l'air ensemble.

Or, leur sclérotique, jusqu'au cercle d'enchâssement de la cornée, est si épaisse, qu'elle est tout-à-fait inflexible, surtout relativement au pouvoir des faibles muscles qui servent au mouvement de l'œil. Cet œil ne peut donc changer de forme. Et comme, pas plus dans l'intérieur de l'œil des cétacés que dans celui de l'homme, il n'existe de puissance capable de déplacer le cristallin, on voit qu'il faut nécessairement rejeter les deux explications mécaniques, que les physiciens donnaient de la constante distance du foyer de l'œil.

Cette invariabilité de la courbe que décrit la rétine dans l'œil des cétacés et des animaux, dont la sclérotique est inflexible, tels que les raies, les squales, les scombéroïdes, et autres poissons ; les monitors, les lézards, etc., parmi les reptiles, me faisait douter de la nécessité mathématique de cette déformation de la rétine, ou de ce déplacement du cristallin. Et en effet, M. de Simonoff, professeur d'astronomie à l'université de Kazan, ayant, à ma prière, dans un œil dont les courbures sont connues, calculé les changements de l'angle de réfraction, pour toutes les distances, depuis un demi-mètre jusqu'à l'infini, a trouvé que la limite de ce changement n'excédait pas 23 minutes.

Calculant ensuite, dans l'intervalle des mêmes limites, la distance de deux points d'intersection des rayons réfractés avec le cristallin, il a trouvé que les rayons de tous les points placés sur le prolongement de l'axe de l'œil, suivront dans l'œil presque la même route, les écarts n'étant qu'infiniment petits (voy. la note de M. Simonoff, *Jour. de physiol. expérim.*, t. IV). De sorte que le sommet du cône des rayons se trouve toujours compris dans l'épaisseur de la rétine. Or, on verra plus bas que le contact de l'image sur la rétine, suffit pour produire l'impression.

Ces résultats de l'observation et du calcul coïncident parfaitement avec ceux de l'expérience. Si la formation constante, sur le fond de l'œil, de l'image d'un objet vu à des distances inégales, dépendait d'un déplacement, soit du fond de l'œil, soit du cristallin, la variation de la distance devrait finir par porter le foyer en-deçà ou au-delà de la rétine, et il n'y aurait plus d'image. Or, il n'en est pas ainsi: M. Magendie a constaté avec M. Biot, qu'à quelque distance qu'un œil, dépouillé de ses graisses et de ses muscles, soit placé d'un objet, l'image se forme toujours sur la rétine; seulement la grandeur de l'image est proportionnelle aux distances. Les déplacements en question sont donc inutiles pour conserver constant, sur la rétine, le foyer de la réfraction de l'œil, malgré les variations de distance.

La même expérience prouve encore que cette constante projection de l'image, n'est point un effet de la proportion entre la dilatation de l'iris et la distance de l'objet, car l'iris est immobile sur un œil mort. Mais il est vraisemblable que les variations de l'ouverture de l'iris, ont pour objet de conserver constante la netteté de l'image, la distance de l'objet venant à changer. Et en effet la distance ne changeant pas, on augmente l'éclat de l'image' sur un œil mort, par l'ablation d'une zone circulaire à l'intérieur de l'iris. Or, l'observation prouve effectivement que l'iris se dilate ou se resserre suivant que le même objet s'éloigne ou se rapproche de l'œil.

Les milieux transparents de l'œil ne réfractent donc pas en raison seulement de la figure de leurs surfaces comme les lentilles homogènes. Le cristallin, par exemple, varie de densité, et vers ses bords et vers sa profondeur. Il faut donc admettre que ces variations dans la densité de chaque milieu oculaire, ont pour objet de corriger les aberrations de sphéricité, de réfrangibilité et de foyer.

Il n'y a donc aucune action vitale dans le phénomène de la constance du foyer de l'œil.

Voici d'autres expériences qui prouvent encore que la constance du foyer de l'œil est indépendante du nombre ou même de l'épaisseur des milieux transparents de l'œil.

Si par une petite ouverture à la cornée on extrait une petite partie de l'humeur aqueuse, l'image n'a plus la même netteté; il en est de même si par la sclérotique on expulse une certaine quantité d'humeur vitrée.

Par l'extraction de toute l'humeur aqueuse, l'image s'agrandit et devient en même temps moins nette et d'une moindre intensité lumineuse.

L'excision de la cornée ne change pas la grandeur de l'image, mais elle en diminue sensiblement l'intensité, car elle n'est plus formée que par les rayons qui ont parallèlement traversé la pupille, tandis qu'auparavant elle l'était en outre par tous ceux que la cornée avait réfractés en dehors de ce faisceau parallèle.

De même, par l'enlèvement du cristallin, la netteté et l'éclat de l'image diminuent. et sa grandeur augmente, puisque alors la même quantité de rayons occupe un plus grand espace.

Dans ce phénomène, qui résulte de l'opération de la cataracte, la grandeur de l'image est au moins quadruplée.

Enfin enlève-t-on sur un même œil, l'humeur aqueuse, le cristallin et la cornée transparente, ne laissant de tous ses milieux réfringents que la capsule cristalline et l'humeur vitrée, il ne se forme plus d'image sur la rétine : la lumière y parvient bien par réfraction, mais sans forme en rapport avec le corps d'où elle est partie.

Ces faits prouvent donc que dans l'immobilité de la pupille, le foyer de l'œil est immobile, et que quelle que soit la distance de l'objet, il n'y a de changement que dans le degré de netteté de l'image. Enfin, l'un des usages de l'humeur vitrée, est d'agrandir l'espace sur lequel peuvent se projeter les images.

Les changements de l'ouverture de l'iris ont donc pour objet, en se dilatant, d'accroître, et en se contractant, de réduire l'intensité lumineuse de l'image.

Les poissons à pupille fixe ont-ils dans la construction de leur œil quelque autre moyen de maintenir ces rapports de la distance à l'intensité ?

2°. *Effet des couleurs de la choroïde.* On

croyait qu'après sa réfraction à travers les milieux transparents de l'œil, la lumière devait nécessairement s'éteindre derrière la rétine, et que sa réflexion eût été un obstacle à la netteté de la vision.

Or, on a vu, livre III, chapitre II, que la choroïde chez la plupart des mammifères carnassiers et ruminants, offrait à sa face interne un véritable miroir réflecteur; qu'il en était de même dans les esturgeons, les raies et les squales, et dans les dernières périodes de la vie de l'homme. L'effet de ces surfaces réfléchissantes, est-il de compenser la faiblesse de la vue croissant avec l'âge, chez l'homme; et chez les mammifères et les poissons en question, de renforcer, en raison de son éclat et du degré même du pouvoir réflchissant, l'énergie de la vision? Ou bien, cet effet est-il de réduire, de troubler directement la vision?

Jusqu'ici ce dernier effet a été considéré comme une condition nécessaire, par les physiciens et par les physiologistes.

Voici comment s'exprime M. Biot (*Traité de physiq. exp.*, t. II, pag. 280) sur la couleur de la concavité de la choroide. « De même que nous noircissons l'intérieur des tuyaux de nos lunettes, il fallait que l'interieur de notre œil fût noirci, pour éviter la confusion qui serait résultée des réflexions multipliées des rayons. » Or, M. Biot reconnaît cependant que le mécanisme de la vision, si merveilleux dans l'homme, est loin d'être unique (pag. 287), et remarque (pag. 289), qu'il existe beaucoup d'animaux qui voient dans une obscurité qui serait pour nous très-profonde, et il cite surtout les chats et les chouettes. Il demande si chez ces animaux la vision ne serait pas produite par des rayons qui pour nos yeux ne seraient que du calorique? Or, il ne mentionne pas la couleur réfléchissante qui tapisse la chambre oculaire des chats et des mammifères, connus pour bien voir la nuit, ou du moins, pour y distinguer mieux que nous les objets.

Voici ce que dit M. Richerand au même sujet (*physiol.*, t. II, p. 45, neuvième édit., 1821): « Réfléchis par cet enduit opaque, les rayons de la lumière doivent en traversant l'œil croiser la direction de ceux qui pénètrent; nuire par conséquent à la netteté de la vision, ou du moins dénaturer l'impression visuelle, d'une manière qu'il nous est impossible d'apprécier. On a dit avec raison que, pourvus de sens moins parfaits et souvent moins nombreux que ceux de l'homme, les animaux doivent avoir d'autres idées de l'univers. N'est-il point également probable qu'à raison du trouble qu'occasione nécessairement dans la vue la réflexion des rayons lumineux, par le tapis, ils se font de la puissance de l'homme des idées fausses et exagérées? Et malgré l'empire des animaux accordé à l'homme par le Créateur, suivant la Génèse, ceux que la nature a doués de forces prodigieuses ou d'armes offensives, obéiraient-ils à leur roi s'ils le voyaient dans toute sa faiblesse, dans sa nudité, en un mot, tel qu'il est? »

On va voir que ce raisonnement ne serait pas concluant, lors même qu'il n'impliquerait pas contradiction dans les termes.

Or, sans recourir à cette cause occulte admise par les physiciens et à l'hypothèse contradictoire des physiologistes, cherchons quels rapports de coïncidence dans certains animaux, lient des forces visuelles connues, à des mécanismes d'organisation, qui leur sont exclusivement propres.

Tout le monde sait que les chats voient mieux la nuit que le jour. Parmi les animaux nocturnes, seuls ils sont certainement nyctalopes. Car il paraît bien certain que les effraies, et plusieurs chauve-souris, se dirigent dans l'obscurité par d'autres sens que celui de la vue. Toutes les espèces de chats, par la grandeur proportionnelle de l'œil, l'emportent sur la plupart des mammifères. L'appareil nerveux de la vision est chez eux dans le même excès. Néanmoins ces proportions n'excèdent pas d'un sixième ou d'un cinquième celles des chiens. Or, la différence la plus grande, c'est la couleur de leur choroïde, la plus réfléchissante de toutes celles des mammifères. Dans l'obscurité la lumière en jaillit comme d'un corps incandescent. Ici donc l'effet perturbateur, admis par les physiciens et les physiologistes, doit être à son maximum, et cependant, nonobstant cette perturbation, qui, si elle était réelle, n'aurait pas de correctif, de compensateur possible, le chat est sans égal pour voir vite et juste. L'existence d'un miroir réfléchissant dans l'œil, n'a donc pas l'effet qu'on lui attribuait. Or, il en a infailliblement un, et même un nécessairement très-grand. C'est à cet effet que l'animal doit justement le pouvoir de distinguer les objets, de juger si bien les distances et les mouvements dans l'obscurité.

On va voir tout-à-l'heure que c'est à la multiplication des contacts de la même image ou du même rayon, avec les surfaces de la rétine au moyen de son plissement, que tous les animaux doués de ce mécanisme, doivent la supériorité de force et de portée de leur vue. L'effet de la réflexion dans les yeux pourvus d'un miroir, est aussi de doubler ces contacts, en faisant retraverser la rétine au rayon. Or, c'est très-sensiblement par les mêmes points que la membrane sera traversée par le rayon réfléchi. Car comme la rétine est très-mince, et juxtaposée à la choroïde, l'angle de réflexion ne peut être sensible.

Dans tous les animaux pourvus de choroïdes réfléchissantes, la faculté de voir dans l'obscurité, ou de plus loin et plus nettement, même pendant le jour, dépend donc justement de cette réflexion. Nous l'avons prouvé pour le chat nyctalope, en voici la preuve pour d'autres animaux.

Pour peu qu'on ait chassé le cerf ou le chevreuil, on sait avec quelle heureuse audace l'animal, lancé par les chiens, franchit au moment même et sans en reconnaître d'avance ni la largeur, ni la berge opposée quelquefois étroite ou inégale, des ravins, des rivières, ou des précipices. On voit le cerf, le cheval, dans les spectacles équestres, franchir au galop des obstacles nombreux et presque linéaires, des rubans, des cordes, sans jamais manquer leur élan, comme il arrive aux voltigeurs de le faire dans ces mêmes exercices. Quand on a voyagé à cheval pendant la nuit, on sait qu'il vaut mieux s'abandonner à sa monture dans les mauvais chemins inconnus, que de prétendre la guider. Enfin, ce qu'on sait de la chasse du bouquetin et du chamois, montre ces animaux bondissants plusieurs fois de suite d'un pic, d'une rampe de rocher à l'autre, n'ayant quelquefois que la place de ramasser leurs quatre pieds. Il atteint à travers l'abîme une base si étroite, par un bond de quinze ou vingt mètres, et sans la moindre halte pour reconnaître la distance, ni mesurer son élan. A l'instant même où il touche le bord d'un précipice, il a jugé la distance de l'autre bord, la direction qui y mène, la mesure de l'effort pour l'atteindre, et déjà il s'est enlevé. Certes, on ne conçoit pas de vue plus juste et plus prompte que celle de ces animaux. Or, encore une fois, leur œil est doué de ce pouvoir réfléchissant dont on a fait une cause perturbatrice.

L'utilité de la couleur éclatante de la choroïde est donc évidente.

Ces correspondances d'action et de mécanisme dans les animaux, décident aussi de l'effet produit dans l'œil de l'homme par les changements de couleur qui s'y opèrent avec l'âge. Chez les vieillards cette couleur gris de lin foncé de la choroïde, passant presqu'au blanc à quatre-vingts ans, est donc un moyen compensateur de l'affaiblissement de la rétine.

Il en est de même pour les poissons. Mais dans cette classe cet effet se combine avec deux mécanismes particuliers de l'œil.

a. Dans les raies (*pl.* I. *fig.* 1) la pupille est fermée par une palmette qui est un prolongement de l'arc supérieur de l'iris. Cette palmette, qui se lève et se baisse comme le rideau d'un théâtre, a son plan perpendiculaire à l'horizon de l'animal. Quand elle est tout-à-fait baissée, il n'y a plus au bas de la pupille qu'une étroite échancrure pour le passage de la lumière. Il n'y a donc que les cônes de rayons ascendants qui puissent pénétrer dans l'œil. Tous les rayons parallèles à l'horizon ou obliques de haut en bas, sont arrêtés. Or, les rayons ascendants, après leur réfraction par le cristallin sphérique, vont sensiblement sur le prolongement de la même droite, traverser la rétine dans quelques points de son segment supérieur. C'est sur ce segment que le pouvoir réfléchissant est au maximum. Les rayons retraversent donc la rétine.

Au contraire, parmi les rayons, soit parallèles, soit obliques de haut en bas, les plus obliques descendants, sont seuls réfléchis, car le reste de ces derniers tombe sur un segment de la choroïde qui est noire, et où, par conséquent, ils s'éteignent. Or, les rayons descendants ayant plus d'intensité, n'avaient pas besoin d'être réfléchis, pour causer une impression visuelle suffisante. Mais cette réflexion était nécessaire, relativement aux rayons plus rares et plus éteints, provenant, soit du fond de l'eau, soit de l'horizon du poisson.

b. Dans l'esturgeon, où l'ensemble de l'appareil optique est bien moins déloppé, il existe un mécanisme compensateur encore plus curieux.

Le nerf optique s'insère à quinze ou vingt degrés de l'iris, à une rétine plissée étalée dans le segment inférieur seulement de la chambre de l'œil, dont tout le pourtour est d'un bel éclat argenté.

Or, tous les rayons descendants, réfractés par le cristallin, traversent deux fois les plis de la rétine.

L'esturgeon, comme les raies, ne reçoit qu'un petit nombre de rayons ascendants, parce que le plan transversal de leur corps, parallèle à l'axe optique, se prolonge beaucoup au-delà de l'œil, et intercepte la vue des objets inférieurs. Mais ils reconnaissent ces objets inferieurs : les raies, au moyen de leurs narines, situées à la face inférieure de la tête, les esturgeons au moyen des barbillons suspendus au-devant de leur bouche.

3°. L'utilité du *plexus choroïdien*, chez les poissons, ne peut être ainsi déterminée par ses propriétés physiques. Mariotte avait attribué à la choroïde d'être le siége de la vision; et comme alors on ne connaissait ni les rétines plissées, ni les miroirs réflecteurs de la choroïde, comme on supposait constamment noire la face antérieure de cette membrane, où par conséquent se terminaient et s'éteignaient les rayons; il y avait peut-être d'assez bonnes raisons d'admettre cette hypothèse. Car là où existe le corps glandulaire dont parle M. Richerand (*physiol.* t. II, pag. 22), il est extérieur à la choroïde, et ne la sépare pas de la rétine, comme on l'a dit récemment encore.

L'effet du plexus choroïdien, s'il est susceptible de turgescence comme les corps caverneux, serait-il de déplacer la rétine, suivant les variations du foyer de l'œil? Car il serait possible que dans les milieux tranparents de l'œil de ces animaux, les aberrations de foyer ne fussent pas corrigées de la même manière que dans celui des mammifères. Au moins ce plexus pourrait alors être l'agent de ce déplacement.

4°. Le seul effet apparent de *l'écran optique* des oiseaux, est d'intercepter tous les rayons projetés sur son plan, et par conséquent de les rendre inutiles à la vision. Et comme il se dirige, dans un plan à peu près vertical, de l'insertion du nerf optique au côté externe du cristallin, les rayons qui, nonobstant la position latérale de l'œil, pourraient parvenir à la fois aux deux organes, des objets fort éloignés, sont nécessairement interceptés. Il en résulte donc pour l'oiseau 1° l'impossibilité de regarder des deux yeux à la fois le même objet s'il est contenu dans un cône dont les côtés seraient compris dans l'angle que forment les plans des deux écrans, et 2° la nécessité de voir et de regarder à la fois deux horizons opposés, et les objets situés sur ces horizons. Quant à la difficulté, pour ces animaux, de voir ces objets à la fois, tirée de ce que cela ne nous est pas possible dans l'état ordinaire de notre vue, outre que dans le strabisme et dans la diplopie on voit réellement les objets doubles, l'objection me paraît bien légère. Car, pourquoi, dans le mécanisme des yeux latéraux qui ne peuvent voir ensemble le même objet, et qui, au contraire, en regardent forcément deux, serait-il plus impossible, de voir deux images à la fois, qu'il ne l'est pour nous de sentir deux odeurs, de goûter deux saveurs, de toucher en les distinguant deux corps inégalement chauds, ou durs? D'ailleurs l'objection tombe devant le fait. Les caméléons regardent à la fois des points situés aux deux extrémités latérales de leur horizon; et en faisant décrire aux axes de leurs yeux des cercles en sens opposés, ils leur impriment des mouvements contraires, suivant la mobilité différente de ce qu'ils regardent. Et il faut que leur œil soit bien juste et bien prompt; car, ne vivant principalement que de mouches pas plus grosses que celles de notre climat, ils ne doivent presque jamais manquer leur coup en les attrapant, puisque j'ai trouvé dans un seul caméléon plus d'un millier de ces insectes.

5°. La *grandeur de la pupille* qui mesure la quantité de lumière employée à la vision, tient à la mobilité de l'iris. Les mouvements de cette membrane donnent lieu à des phénomènes purement physiques, qui ont été étudiés plus haut.

La cause de ces mouvements étant un phénomène nerveux, nous en parlerons dans le deuxième paragraphe.

6°. *Causes de la presbytie et de la myopie.* Ces deux états de la vue tiennent uniquement à des différences de sphéricités des yeux. en-deçà ou au-delà d'une forme moyenne. Ces différences sont presque toujours semblables dans les deux yeux ; de sorte que la convexité de la cornée de l'œil droit est égale à celle de l'œil gauche, etc. Et c'est parce que la forme de l'œil change que les myopes deviennent presbytes dans la vieillesse. M. Fodéra a observé, à la suite d'une inflmamation, une myopie accidentelle de l'œil droit sur un homme de soixante ans qui avait toujours été presbyte des deux yeux, et se servait de verres convexes. Le changement de sphéricité a pu dépendre de l'augmentation des humeurs de l'œil, qui l'auront rendu plus convexe, ou de l'épaississement des membranes transparentes, rendues aussi par-là plus convexes encore, ou de ces deux causes ensemble.

7°. *Causes de cécité naturelle.* Tous les animaux nocturnes ou vivants dans l'obscurité, ne sont pas nécessairement nyctalopes.

Car la taupe et les rongeurs dont j'ai parlé n'ont pas même de nerf optique, et chez le zemni le muscle peaucier double la peau au-devant du vestige d'œil, auquel ainsi la lumière ne peut pas même parvenir. M. Magendie a ôté à des taupes ces vestiges d'yeux, et comme dans les expériences de Spallanzani sur les chauve-souris, les allures de ces animaux n'en étaient point changées. Tout ce que l'on a dit dernièrement pour prouver l'existence de la vue chez les taupes, n'est pas même spécieux. Le nerf ophtalmique conserve chez ces animaux sa fonction relative au toucher.

La plupart des vraies chauve-souris, surtout les rhinolophes, etc., ont l'œil le plus rudimentaire, après les insectivores et les rongeurs souterrains. Cet œil est si peu utile chez plusieurs espèces, que Spallanzani l'a détruit, sans qu'elles fussent moins adroites à se diriger dans les détours de galeries sinueuses.

Enfin dans les effraies, chez les oiseaux de nuit, l'appareil nerveux de la vision est au minimum du développement que je lui ai trouvé sur le reste des oiseaux. Chez les aigles les lobes optiques représentent au moins le tiers de la masse encéphalique; dans l'effraie (strix Flammea) ces mêmes lobes ne représentent pas le vingtième de l'encéphale. Les yeux et les nerfs optiques n'ont guère des proportions plus avantageuses. Mais de tous les oiseaux, ils ont l'organe de l'ouïe le plus merveilleusement construit.

§ II. *Phénomènes nerveux de la vision.*

Ces phénomènes consistent dans l'action de la rétine, du nerf et du lobe optique. Une autre action a été récemment découverte, c'est l'influence de la cinquième paire.

1°. *Action de la rétine.* On n'avait admis jusqu'ici qu'une action purement vitale dans la rétine; et le mécanisme en était complètement inconnu.

Or, le plissement de cette membrane donne lieu à un phénomène purement physique; c'est une multiplication des contacts de la lumière transmise à travers la transparence des plis, contacts dont le nombre dépend de celui des plis.

Voici d'abord quelques faits observés dans les animaux à rétines plissées, et qui leur sont propres exclusivement.

De hauteurs athmosphériques où ils sont presqu'invisibles pour nous, l'aigle, le faucon, le milan reconnaissent d'un regard, sur des horizons de plusieurs lieues, le lièvre, la perdrix, ou le reptile, que leur couleur, confondue avec celle du sol, quand ils sont immobiles, dérobe pourtant à notre vue à demi-portée de fusil. La justesse de la vue de ces oiseaux est démontrée par cette chute foudroyante qui, du plus haut des airs, les précipite sur la plus petite proie. Aussi en fauconnerie cette chute s'appelle *foudre*, et voir vite, juste et de loin. c'est, dit-on en proverbe, avoir un œil d'aigle. Nul autre oiseau n'offre rien de comparable. Car les points de vue des aigles, des faucons, etc., sont pris sur des objets d'une telle petitesse que leur immense distance ne laisse pas concevoir comment leur image peut, de si loin, se former distincte. Quelque chose doit donc suppléer à la petitesse de cette image. Il ne faut pas avoir égard seulement à la hauteur atmosphérique, ou à la distance oblique ou verticale que traverse le rayon visuel, mais au volume réel des objets sur lesquels ce rayon est dirigé. Car dans leurs voyages périodiques presque toutes les espèces du grand genre des canards, les cygnes, les oies, etc., s'élèvent aussi à de très-grandes hauteurs. Mais leurs points de vue, leurs lignes de direction sont de grands lacs, les bassins des fleuves, les larges et réfléchissantes surfaces de leurs eaux qui les dessinent avec éclat, sur le fond obscur environnant; ce sont enfin les grandes chaînes de montagnes, dont les sommets glacés ou neigeux rayonnent aussi par réflexion. Un œil d'aigle n'est pas nécessaire pour reconnaître, même de fort loin, de tels objets. Notre œil, dont nous connaissons la portée, en conserve la vue aux plus grandes hauteurs où parvient l'aéronaute. Or, l'œil des oiseaux dont nous venons de parler, ne diffère du nôtre, pour la structure de la rétine et du nerf optique, que par le plissement.

C'est donc à ce mécanisme que les falco doivent l'immense supériorité de leur vue, puisque c'est là la seule différence de cet œil avec celui des autres oiseaux, sauf, toutefois, le plus grand volume et la plus grande cavité de leur lobe optique.

Or, voici l'explication, évidente pour la rétine, du mécanisme de cette correspondance d'action et de structure.

a. Mécanisme des rétines plissées. Dans tous ces oiseaux, et en proportion de l'énergie et de la portée de leur coup-d'œil, l'amplitude du plissement se fait sur une telle largeur que, vu leur nombre, plusieurs plis, deux ou trois, quatre, par exemple, dans les aigles, sont superposés. Et comme les surfaces de ces plis sont libres d'adhérence, et leur épaisseur, assez transparente pour être traversée par les rayons, il suit que dans sa transmission, jusqu'à la choroïde qui forme la limite de son prolongement, la lumière touche quatre fois autant de surfaces nerveuses qu'il y a de plis. Si l'on admet que l'impression sur la rétine résulte du contact avec les surfaces, lorsqu'il y a quatre plis adossés, il y a seize points de la surface de la membrane, touchés par le rayon, au lieu de deux qui le seraient si la rétine était lisse, comme chez les mammifères, les canards, etc. Or, il est évident que l'impression a lieu seulement aux surfaces. Car si le rayon devait seulement traverser une épaisseur donnée de matière, le plissement serait un mécanisme superflu. Il aurait suffi que l'épaisseur appartînt à une seule lame membraneuse. Il y a plus, il paraît même que dans tous les cas, cette épaisseur ne doit pas excéder une certaine limite. Car, excepté chez la seule lamproie, la rétine a constamment une épaisseur sensiblement égale, depuis le bœuf et l'homme jusqu'à l'aigle, aux canards ou aux gallinacés.

Des phénomènes déjà connus, mais dont les physiologistes n'avaient pas saisi le rapport avec le mécanisme de la vision, donnent une preuve péremptoire de cette explication du mécanisme des rétines plissées.

Durant le jour, par un ciel serein, la lumière des étoiles, qui n'est qu'un soixante-quatrième de l'éclat lumineux de l'atmosphère, est insensible à notre œil. En général, tout corps projeté et immobile sur un plan avec lequel il a ce même rapport d'intensité lumineuse, est invisible. Mais si par un déplacement, soit du corps sur ce plan, soit de l'image des étoiles dans une lunette, on leur fait parcourir un certain arc, répété sur la rétine par le déplacement du foyer de leurs rayons, ce corps ou l'image de l'étoile devient visible.

Or la seule cause de la visibilité, c'est la réitération des impressions portées successivement sur différents points de la rétine, en raison de l'amplitude de l'arc parcouru. La somme d'un certain nombre d'impressions, dans un temps donné, peut donc rendre visible un corps qui ne le serait pas si l'intervalle des impressions était plus grand, ou si leur nombre ne l'était pas assez. Ce qui suppose que l'impression de la lumière n'est pas instantanée. Et c'est ce que prouve une expérience vulgaire, dans laquelle on peut même déterminer la durée de l'impression. Cette expérience consiste à mouvoir circulairement un point lumineux, avec assez de rapidité pour que la circonférence soit une ligne continue de lumière. Car il est clair alors que l'impression, faite par le corps lumineux au point du départ, durant encore lorsque commence l'impression faite par son retour au même point, le diamètre de ce cercle mesurera la durée de l'impression.

L'addition des impressions successives est donc d'autant plus efficace qu'elles se succèdent plus rapidement.

Il n'y a réellement pas de différence pour le mécanisme, entre l'effet d'un nombre donné de contacts, ou d'impressions sur un arc de rétine lisse, et l'effet d'un même nombre de contacts à travers un nombre suffisant d'épaisseurs adossées par les plis d'une rétine plissée. Un objet en repos et d'une très-faible intensité lumineuse, produit donc sur une rétine plissée, et en raison du nombre de ses plis, la même impression qu'un déplacement de ce même objet lui ferait produire, en parcourant un arc suffisant sur une rétine lisse. Il suit en outre de ce dernier fait, qu'il n'y a pas sur la rétine un seul point de sensible, mais que toute la surface en est également ment susceptible.

b. Insensibilité tactile de la rétine. On avait cru que la propriété, en vertu de laquelle la rétine éprouve les impressions de la lumière,

était du même genre que celle en vertu de laquelle les nerfs éprouvent les contacts, les chocs,
etc. ; qu'enfin l'action de la rétine sur la lumière n'était qu'un toucher plus exquis, infiniment plus parfait. L'expérience a démenti cette
supposition chez l'homme, les mammifères et les
oiseaux ; et tout porte à croire qu'il en est de même
chez les reptiles. L'on avait déjà pu remarquer
dans l'abaissement du cristallin, lors de l'opération
de la cataracte, que les pressions de ces corps sur
la rétine ne causent pas de douleurs. M. Magendie,
en opérant plusieurs cataractes, dans la vue de vérifier l'insensibilité de la rétine aux piqûres, aux
déchirements, telle qu'il l'avait déjà constatée sur
les animaux, s'est assuré qu'il en est de même
chez l'homme.

Ainsi donc la rétine, tout en jouissant du pouvoir de sentir la lumière, ne peut pas même toucher les corps les plus durs, et ses déchirements
ne causent pas de douleurs.

Il en est de même du nerf optique. Tout en transmettant l'impression lumineuse, il ne peut être
affecté par aucune irritation mécanique et chimique, excepté chez quelques oiseaux.

Il est donc évident que le nerf optique et la rétine ne jouissent pas à cet égard des mêmes propriétés que les autres nerfs.

c. Paralysies partielles de la rétine. Non-seulement tous les points de la rétine sont susceptibles de recevoir l'impression de la lumière et des images qui y sont projetées, et par conséquent chaque segment que l'on voudra peut être séparément actif, mais une partie, une moitié, par exemple, de la rétine peut être paralysée, l'autre conservant tout son pouvoir. Et cet effet peut être commun aux deux yeux ou particulier à un seul. Plusieurs faits observés sur eux-mêmes par MM. Wollaston et Arago, et un autre plus curieux encore, que nous observons en ce moment sur une personne qui rend compte de ses sensations avec la précision de l'esprit le plus juste et le plus exercé, M. le comte de M***, donnent de ces phénomènes les plus exactes notions.

A dix-neuf années d'intervalles, il est arrivé à M. Wollaston de ne voir les objets que d'un côté de l'axe de la vision. La première fois, la vue était perdue du côté gauche de chaque œil; la seconde, du côté droit, à environ trois degrés du centre de la rétine. Le phénomène ne dura que dix minutes la seconde fois; la première il fut aussi passager.

Des phénomènes analogues ont été observés par M. Wollaston sur deux personnes de sa connaissance. Chez la première ils sont parmanents, et existent du côté gauche dans les deux yeux. Elle voit son écriture, sa plume, mais n'aperçoit pas sa main. La seconde a le côté droit de chaque rétine paralysé, à la moindre indigestion. M. Arago a éprouvé trois fois une altération semblable : les deux premières fois, il ne voyait pas les objets situés à droite de l'axe de vision ; la troisième il ne voyait, au contraire, qu'à droite de cet axe.

Enfin, M. de M***, à la suite d'une fièvre cérébrale, a, depuis un mois, le côté externe de la rétine gauche insensible. De cet œil, il ne voit que les objets situés à gauche du centre de vision. Et comme en même temps cet œil a son axe dévié en dehors par une paralysie du nerf de la troisième paire, d'où résulte aussi une procidence de la paupière supérieure ; quand il regarde des deux yeux, il voit les objets doubles. Mais ce qui est plus singulier encore, c'est que, l'œil droit étant fermé, la perception de l'œil gauche lui fait voir les objets déplacés de vingt à vingt-cinq degrés à droite de leur position. Les objets ne sont donc pas vus dans leur position réelle, uniquement parce que leur image occupe sur chaque rétine une place correspondante.

Dans ce cas, où plus de la moitié de la rétine est insensible, on en peut aisément déterminer l'étendue par l'arc que parcourt, sans cesser d'être visible, un objet en mouvement, l'œil restant immobile.

2°. *Action du nerf optique*. Jusqu'ici le mécanisme du rapport entre l'action et la structure est évident : l'analogie seule va l'indiquer maintenant.

On a vu, dans le livre précédent, que pour tous les organes du système cérébro-spinal, les actions sensitives ou intellectuelles étaient proportionnelles aux surfaces de ces organes; que ces actions conservaient leur intégrité malgré les désordres survenus dans la masse ou la solidité des organes, toutes les fois que les surfaces n'y étaient pas intéressées; et nous venons de voir que pour la rétine, l'intensité de l'impression était en raison, non pas seulement de la masse ou de l'épaisseur de matière, mais en raison des surfaces qui terminent cette matière.

Or, dans ces mêmes oiseaux, où la rétine est ainsi plissée, le nerf optique l'est aussi lui-même, et sur une amplitude d'autant plus grande que la vue est plus étendue et plus nette. Une construction si délicate et si différente de celle qui existe chez les mammifères, serait - elle sans utilité? N'en est-il pas évidemment de ces surfaces libres ou bridées, comme de la multiplication progressive de celles qu'on observe sur les cerveaux des animaux, en proportion de leur intelligence, comme des adhérences ou des brides celluleuses ou membraneuses, qui réduisent plus ou moins l'état de liberté des surfaces cérébrales dans l'espèce humaine, lors des maladies aiguës ou chroniques du cerveau? Et comme dans tous ces cas de physiologie comparative des espèces, ou de physiologie pathologique de l'homme, les phénomènes n'ont aucun mécanisme connu, mais que l'on voit seulement un rapport constant entre ce mécanisme, quel qu'il soit, et l'étendue des surfaces; il nous suffit ici de démontrer cet état des surfaces, et de constater leur correspondance avec l'action connue de l'organe.

On conçoit d'après ce rapport, que la transmission des impressions vers l'organe percevant, est d'autant plus facile et plus parfaite, qu'elle se fait par des surfaces plus étendues et plus libres, et qu'elle est d'autant plus rapide que la distance est plus courte.

Or ces deux conditions existent au plus haut degré dans les falco parmi les oiseaux.

Voici de cette théorie une autre démonstration réciproque à celle que je viens de donner.

On sait que l'inaction absolue d'un organe y détermine une atrophie constante, mais plus ou moins considérable suivant sa texture; par exemple, l'immobilité d'un os de la locomotion, n'y entraîne qu'une diminution insensible de nutrition, et partant de volume et de masse. Mais l'action des organes où les systèmes vasculaires et nerveux prédominent, y produit des amaigrissements dont le degré est en raison de la durée de l'inaction, de la quantité de vaisseaux et de nerfs qui s'y distribuent, et de l'intensité d'action dont l'organe jouissait auparavant. L'activité de la nutrition dans un organe, y est donc d'autant plus grande, que cet organe sert à une fonction où la sensibilité se trouve plus intéressée. Les muscles, et parmi les glandes, les testicules offrent les extrêmes des atrophies, soit pathologiques, soit par simple inaction.

Nœthig et Sœmmering (*De decussatione nervor optic. moguntiæ*, 1786), recommençant, dans le but de savoir si les nerfs optiques s'entrecroisent ou non, des observations déjà faites sur l'homme par Vesale, Rolfink, Morgagni, Isenflamm, etc., ont constaté sur l'écureuil, le cheval, le cochon, le chien, le chat, que la cécité d'un seul œil, l'autre restant sain, cécité dont ils ne déterminent malheureusement pas toujours ni la durée ni la cause, la plupart toutefois provenant de cataractes ou de tayes, déterminent dans l'œil plusieurs changements anatomiques dont on n'avait jusqu'ici aperçu ni les rapports, ni les conséquences principales. 1° Le globe de l'œil perd quelquefois les deux tiers et même les trois quarts de son volume, d'où résulte un rétrécissement équivalent de l'orbite. 2° Le nerf optique, souvent raccourci de plusieurs lignes, n'a plus la moitié du calibre du nerf sain, et cette réduction est uniforme sur toute sa longueur. Le trou ou le canal optique du sphénoïde, comme l'orbite par rapport à l'œil, éprouve un rétrécissement équivalent à l'atrophie du nerf. 3° Outre la diminution de son volume, le nerf perd aussi sa substance blanche, remplacée par une matière grise presque transparente. 4° La consistance du nerf, à la fois atrophié et transformé, est plus dure et presque cartilagineuse, et cette nouvelle matière nerveuse ou ce nouveau nerf, adhère davantage à son névrilemme. 5° Les trois premières altérations se continuent du côté opposé vers la couche optique. M. Magendie (*journ. de physiol.* t. III) vient de constater la proportion et le progrès de ce phénomène chez l'homme. Sur un homme borgne depuis trente ans, le nerf de l'œil était atrophié en avant de l'entrecroisement, mais pas au-delà. Sur une fille borgne depuis sept ans, l'atrophie était à peine sensible. Sur un jeune garçon de quatorze ans, aveugle depuis le quatrième mois de sa naissance, M. Wrolik (*Mém. d'anat. et de physiol.* in-4°, Amsterdam, 1822), n'a pas trouvé aux nerfs optiques derrière l'entrecroisement, et aux couches optiques, le tiers du volume propre à cet âge. Le retrait de l'orbite et du trou optique répondait à une atrophie plus extrême encore du globe de l'œil et du nerf devant l'entrecroisement. Les nerfs optiques étaient en outre dans ce dernier trajet extraordinairement durs, et de couleur grisâtre. Or, il faut observer que l'organe n'avait jamais été exercé, pour ainsi dire, chez cet enfant. Enfin Morgagni (*lib.* 1 *de morbis capitis; epist.* 13, *art.* 10 : *epist.* 52, *art.* 30 : *epist.* 63, *art.* 6) et J. G. Beer (Lehre

der Augenkrankheiten, vol. 2, p. 5o, Wien, 1792)
ont rencontré dans tous les cas de double ou de
simple cécité, par quelque cause que ce fût, le
nerf optique décoloré et changé en une simple
gaîne membraneuse, jusqu'à l'entrecroisement
seulement. Or il fallait que ces cécités fussent
bien anciennes, car les exemples observés par M.
Magendie montrent que l'atrophie ne s'établit que
très-lentement chez l'homme. Les nombreux
exemples observés par Sœmmering chez les mammifères, et où l'atrophie avait enlevé jusqu'aux
trois quarts du volume, prouvent que son progrès
y est beaucoup plus rapide que chez l'homme. Et
M. Magendie lui-même a vu qu'après un an ou même six mois seulement de la perte d'un œil chez les
chiens, les chats, etc., le nerf optique est atrophié
et jaune, mais en-deçà seulement de l'entrecroisement. Or, on vient de voir que tous les animaux
observés par Sœmmering, l'emportent de beaucoup sur l'homme pour l'énergie et la portée de
la vue. Bien plus, M. Magendie vient de démontrer par expérience une rapidité d'atrophie autrement accélérée encore que dans les mammifères.

Dans les oiseaux, par suite de la seule opacité de la cornée, au bout de trente, vingt ou même douze jours, 1° le nerf de l'œil inactif est a-
trophié et jaune, 2° l'atrophie existe au-delà de la
jonction jusqu'au lobe optique, atteint aussi d'a-
trophie, 3° la matière médullaire du nerf a dispa-

ru de la gaîne fibreuse, où un tissu cellulaire jaunâtre la remplace, 4° enfin la lame nacrée rayonnante a disparu de la surface du lobe optique, devenuè également jaunâtre.

Il résulte donc de tous ces faits que l'inaction de l'organe, sans autre altération que l'opacité, soit du cristallin, soit de la cornée, amène l'atrophie du nerf par la disparition de la matière médullaire que remplace un plus petit volume d'une substance grise ou jaunâtre; que dans l'homme, cette atrophie ne s'opère que par un progrès si lent, qu'il faut trente ans pour que l'effet soit bien sensible, et qu'elle ne s'observe que très-rarement au-delà de l'entrecroisement; que chez les mammifères dont la vue est supérieure à celle de l'homme, l'atrophie, bien plus prompte à se faire, se prolonge sur toute la longueur du nerf, et même atteint la couche optique; qu'enfin dans les oiseaux, bien mieux partagés encore que les mammifères sous ce rapport, l'atrophie envahit la totalité de l'appareil optique dans une très-courte durée. Or, puisque l'atrophie est d'autant plus grande et plus étendue, et son progrès d'autant plus rapide, que l'animal jouit d'une vue plus énergique et plus parfaite, et puisque l'observation montre qu'à cette perfection de la fonction correspond constamment une structure elle-même plus perfectionnée, et dont la mesure est représentée par des volumes et des surfaces que diminue la simple privation de la lumière; il s'ensuit évidemment que ces divers mécanismes sont la cause de cette perfection.

Il restait à démontrer que les rétines plissées participent également à ces changements. Et comme leur mécanisme est justement le plus compliqué de tous ceux qui concourent au perfectionnement de la structure de l'œil, comme en outre l'explication physique que nous avons donnée de ce mécanisme lui assigne la plus grande importance dans la vision, cette démonstration va confirmer notre théorie par l'expérience pathologique.

Sur les yeux sains d'un aigle royal, mort à la ménagerie, j'avais observé que la rétine était plissée sur une moindre amplitude que dans des aigles pygargue et même des milans, tués à la chasse, et dont la vue n'avait conséquemment jamais subi de diminution dans son exercice. Et cependant sa vie de montagne assigne à cette espèce une grande supériorité de vue sur les oiseaux de proie de nos plaines et de nos forêts. Mais aussi, sur un autre aigle royal, aveugle d'un œil par ophtalmie suppurée, et de l'autre par simple opacité de la cornée, je trouvai la rétine parfaitement lisse, et sans la moindre ride. Le nerf optique aussi avait perdu les deux tiers de son volume, mais le nombre de ses lames était encore distinct. J'ignore depuis combien de temps l'oiseau était aveugle. Quoi qu'il en soit, les plis qui existaient encore chez l'autre avaient eu le temps de disparaître. Par une inaction absolue, par la privation complète de la lumière et sans autre cause maladive, les plis de la rétine s'étaient donc entièrement effacés. Répugne-t-il d'admettre que chez le premier aigle la petitesse relative du plissement, comparé à celui des aigles pêcheurs, des vautours, etc., tués à la chasse, était elle-même un effet d'atrophie? Car, puisqu'après douze jours de simple privation de la lumière, M. Magendie a obtenu tous les effets de l'atrophie sur des pigeons bien inférieurs aux falco pour la vue (et les atrophies sont d'autant plus grandes et plus rapides, que l'œil de l'animal est plus perçant), n'est-il pas évident qne pour un aigle habitué à des horizons de plusieurs lieues, et à des hauteurs de plusieurs milliers de mètres, l'immense rétrécissement et l'obscurité du champ de la vision, dans une cage de quelques pieds, doivent infailliblement atrophier son œil? Il n'y a de différence entre lui et les pigeons expérimentés, que le degré de la cause agissante, c'est-à-dire de la privation de la lumière. Or, l'on conçoit que les effets accumulés par une longue durée, quand le degré de la privation est aussi grand, puissent égaler ceux que produit en douze jours une privation absolue: l'aigle en question vivait à la ménagerie depuis trois ans.

On peut donc conclure de l'état de la rétine chez ces deux aigles, que dans cette espèce, l'amplitude du plissement de la rétine excède tous les degrés de son existence ailleurs, et que ce plissement disparaît néanmoins par une assez courte captivité de l'oiseau, dans une cage étroite et obscure.

La réunion plus ou moins complette des mécanismes de perfectionnement dont est susceptible l'œil des oiseaux, coïncide donc avec des degrés correspondants d'énergie optique, et peut servir de mesure à ces degrés.

La diversité de la vue chez les animaux s'explique donc sans causes occultes, sans états spécifiques et indéterminables de la matière nerveuse et autres suppositions arbitraires, puisque effectivement chacun des éléments optiques se trouve groupé ou isolé dans des combinaisons différentes, suivant le degré d'énergie de l'organe. Ainsi, les gallinacés, où l'œil est à proportion beaucoup plus petit, le nerf plus mince et plus long, le lobe optique plus petit aussi que dans les canards, en diffèrent-ils sous le rapport de la vue par des habitudes qui toutes s'exercent terre à terre, au lieu de s'élever comme eux dans les airs. Et ç'est ici l'occasion de montrer un exemple admirable de cette loi, que nous avons exposée ailleurs, sur la corrélation des formes dans l'organisation. Dans les gallinacés qui vivent terre à terre, l'organe de la vue est construit pour une aussi courte portée que les ailes. Au contraire, dans les espèces de canards ces deux systèmes d'organe, sans parvenir à leur *maximum*, ont été simultanément accrus dans une proportion bien supérieure. Enfin, chez les falco la plénitude simultanée d'accroissement des organes du vol et de ceux de la vue, achève de démontrer cette nécessité de rapports. Sans ces correspondances de grandeur et de forme entre certains organes, l'harmonie de l'ensemble ne pourrait exister, et le défaut de mesure ou de conformation de l'un rendrait impossibles les actions de l'autre. On sait que la position ou la direction réelle d'un objet situé sous l'eau diffère de la position ou de la direction apparente ; et que, si l'on veut, par exemple, tuer à coups de fusil du poisson, un rat d'eau, une loutre nageant au-dessous de la surface, il faut en pointant tenir compte de la quantité de réfraction déterminée par la profondeur où se trouve l'objet. A plus forte raison conçoit-on que l'œil habitué à un milieu d'une réfringence donnée comme l'air, ne pourrait voir dans un milieu plus réfringent, comme l'eau, si la structure n'est pas modifiée pour ce double exercice. Or, on a vu (liv. III) qu'un segment d'environ la moitié de la rétine est plissée dans le petit plongeon, et que le nerf optique des martins-pêcheurs est plissé comme celui des falco. Malheureusement je ne connais pas l'état de la rétine du martin-pêcheur. Mais le cristallin de tous deux est sphérique, et leur œil est aplati sensiblement. On voit tout de suite la corrélation de la modification de l'œil de ces animaux avec leurs habitudes et leur existence. Le plongeon poursuit ou va chercher sa proie sous l'eau, mais sans que le rayon visuel subisse une double réfraction dans l'air et dans l'eau. Au contraire, l'effet total de la construction de l'œil du martin-pêcheur doit être nécessairement combiné sur ces deux réfractions. Car, sans cesse perché, immobile, sur quelque roseau, guettant avec une patience infatigable l'approche du poisson, il s'élance dessus comme un trait, et le saisit dans l'eau, en décrivant, au-dessous de la surface, une courbe parabolique, comme l'obus dans l'air. Son coup-d'œil est si juste, il a si bien visé, que rarement il manque sa proie.

Cette double modification par l'aplatissement de la chambre antérieure de l'œil et la sphéricité parfaite du cristallin, coïncidant avec des plissements de la rétine et du nerf optique dans les oiseaux, qui doivent voir si vite et si juste dans l'eau, conduit aux poissons par une transition naturelle.

Il est évident que, selon leurs habitudes, les nécessités alimentaires de leur existence, la nature des eaux qu'ils habitent, les poissons doivent offrir, dans la force et dans la portée de leur vue, les mêmes diversités que les animaux a ériens.

Il est encore évident que, pour les poissons où ce sens doit avoir quelque activité (car il ne l'a pas à beaucoup près chez tous) un renforcement d'action, un perfectionnement de l'œil indéfiniment supérieur à celui des animaux aériens pour un égal degré d'effets, est nécessité chez eux par la nature même d'un milieu liquide et en proportion de la densité de ce milieu.

Car d'abord une partie de la lumière incidente à la surface des eaux y étant réfléchie, et la transmission de ce qui y pénètre devenant de plus en plus incomplète, parce que des rayons sont réfléchis par les ondes de courants inférieurs, et d'autres rayons absorbés par des perturbations locales de la transparence des eaux, les poissons, quant à la lumière diffuse qui les entoure, se trouvent réellement dans le cas des animaux à vue nocturne. Et ensuite, cette lumière diffuse étant plus fortement réfractée dans l'eau que dans l'air, d'après les densités et les profondeurs du liquide, il faut que l'œil qui doit agir sur elle, et l'extraire pour ainsi dire de sa sphère d'attraction, soit pourvu d'un excès de force suffisant. L'on ne connaissait chez les poissons d'autres éléments de cet accroissement que l'aplatissement de la cornée et de tout le devant de l'œil, sur une projection à peu près plane, la sphéricité parfaite du cristallin et la petite quantité de l'humeur aqueuse.

Or il existe, chez les poissons comme chez les oiseaux, plusieurs combinaisons différentes du mécanisme de la rétine, du nerf, et en outre de ces feuillets que j'ai décrits au premier livre, dans la cavité des lobes optiques.

1°. Le plissement simultané de la rétine, du nerf et des feuillets du lobe ;

2°. Le plissement isolé, soit du nerf, soit de la rétine, coïncidant ou non avec des plissements dans la cavité du lobe ;

3°. Absence de plissements dans ces trois parties à la fois sans appareil compensateur, résultant, soit du plexus choroïdien, soit du miroir choroïdien ;

Et 4°. absence de ces mêmes plissements, coincidente avec l'un de ces appareils compensateurs.

Dans le cas de la première combinaison sont les spares, les muges, les zeus, les scombres, les belone, les trachinus, les scorpènes, les trigles, etc. ;

Dans celui de la deuxième, les tétrodons, les clupes, les exocets ;

Dans celui de la troisième, les murènes, les silures, les cyprins, les échenéis, les lamproies, les torpilles ;

Dans celui de la quatrième, 1° les gades, les pleuronectes pourvus de glandes choroïdiennes ; 2°. les raies, les squales, les esturgeons pourvus de miroirs choroïdiens.

Or, tous les poissons des deux premières divisions, de la première surtout, sont ou pélagiens ou voyageurs. Le plus grand nombre de ces pélagiens appartient aux mers tropicales inondées de lumière et où ils vivent près de la surface. Tous, excepté les muges, se nourrissent de proies vivantes, qu'ils chassent seulement à vue, puisque chez tous, sans exception, l'odorat est plus ou moins rudimentaire. Il leur faut donc la même portée, la même justesse, la même rapidité de coup-d'œil qu'aux oiseaux de proie dans l'atmosphère. Enfin, tout ce que l'on sait des habitudes de ces poissons leur assigne une atmosphère plus lumineuse.

Dans la plupart de ceux de la première classe le diamètre de l'œil est ordinairement entre le 10e et le 15e de la longueur du corps ; et chez d'autres, le zeus-faber entre autres, il n'est pas plus du 6e au 7e. Toujours alors la longueur du nerf optique est une fraction du diamètre de l'œil. Dans les zeus, les scombres, les muges, etc., cette fraction n'en est pas le quart. En même temps par le grand nombre de feuillets, de lames, ou de cannelures qui existent dans la cavité des lobes optiques, l'étendue des surfaces de cette cavité peut excéder douze ou quinze fois son pourtour sphérique.

Parmi ceux de la troisième classe, les murènes, les lamproies, les cyprins, habitent la vase ou les eaux bourbeuses; beaucoup de silures, les eaux souterraines, et des profondeurs où l'extinction de la lumière est complète. Tous ont pour se guider d'autres sens dont les organes, rudimentaires chez ceux des deux premières classes, sont parvenus, chez eux, à un maximum de développement. Alors le diamètre de l'œil n'est pas quelquefois la soixantième ou la soixante-dixième partie de la longueur du corps ; le nerf optique est de quatre à six fois plus long que le diamètre oculaire, et la matière médullaire ne représente qu'un filet plus ou moins mince dans l'axe d'un névrilemme fort épais et toujours adhérent. Alors aussi le lobe optique est de beaucoup le plus petit de l'encéphale, et l'épaisseur des parois en a presque effacé la cavité.

Les perfectionnements résultant des plissements de la rétine et du nerf optique, tout étant égal d'ailleurs pour l'amplitude de l'œil, produisent donc, chez les poissons, les mêmes accroissements d'énergie optique que chez les oiseaux.

3° *Action du lobe optique.* L'atrophie de la couche optique des mammifères, celle du lobe optique des oiseaux, prouvent assez la coopération de ces parties dans les phénomènes de la vision. Mais c'est surtout le lobe optique où la structure se complique et se perfectionne en proportion de l'énergie des phénomènes chez les oiseaux de proie, et chez les poissons osseux de mœurs semblables. Chez ces oiseaux, ce lobe est relativement cinq ou six fois plus volumineux que dans les oiseaux à vue ordinaire. Or, nous avons démontré que le volume des lobes encéphaliques, et l'amplitude de leurs cavités, croissaient avec l'énergie et la perfection de leur action.

Chez les poissons, dont l'atmosphère peut être si peu lumineuse, l'organe de la perception visuelle a reçu, pour en multiplier l'intensité jusqu'à une conscience suffisante, des accroissements de surfaces bien plus productifs en étendue, que tous ceux qui résultent de mécanismes analogues, soit à la périphénie, soit dans la cavité des lobes encéphaliques, des mammifères mêmes. Et comme, d'après la comparaison des facultés aux structures, l'espèce et le degré d'intelligence dépendent du mécanisme des lobes qui sont développés au maximum, et surtout de l'étendue relative de leurs surfaces, les sentiments, les idées, toute l'existence intellectuelle de ces poissons, doit être principalement concentrée dans leurs lobes optiques. Pour le sens de la vue, c'est la statue de Condillac réalisée. D'après les lois que nous avons exposées, ces poissons ne doivent donc avoir que des sentiments et des idées relatives aux notions que peut donner la vue.

§ III. *Propriétés et influences des nerfs moteurs de l'œil et de l'iris.*

Tous les filets de ces trois nerfs se terminant, sans exception, soit dans les muscles de l'œil, soit dans les fibres de l'iris, il était évident que toutes les actions de ces nerfs étaient uniquement relatives au mouvement.

Et d'abord, quant à la troisième paire, dans l'homme elle excite les muscles élévateur, adducteur et abaisseur de l'œil, l'élévateur de la paupière et le rotateur inférieur de l'œil. Mais comme le rameau qu'elle donne au globe de l'œil est fort petit et passe auparavant par le ganglion ophtalmique, on ne pouvait savoir si elle excite seule les mouvements de l'iris, ou bien s'ils sont produits par le ganglion, ou bien par l'action simultanée du ganglion et des filets correspondants de la troisième et de la cinquième paire.

1°. *Mouvement de l'iris.* L'anatomie comparée donne la solution de ce problème. Il n'y a pas d'iris plus mobile et à fibres plus robustes et plus nombreuses que celui des espèces des différents genres de falco. Or, le nerf qui se rend à l'iris d'un aigle est absolument aussi gros que la troisième paire toute entière de l'homme, et ce nerf est renflé en ganglion à son entrée dans l'orbite. Le nerf de la troisième paire produit donc les mouvements de l'iris, car ici aucun filet de la cinquième paire ne pénètre dans l'œil. Aucun ganglion extérieur au nerf n'y envoie de filets, et les filets de ce nerf s'épanouissent dans l'iris, avec un calibre supérieur à celui des rameaux qui pénètrent dans l'œil de l'homme.

Si l'on coupe le nerf optique sur un chien, sur un chat vivant, la pupille s'élargit et reste immobile. Sur les lapins et les cobaies, au contraire, la pupille se contracte, et puis reste encore immobile. Cela ne prouve pas, comme l'a dit M. Flourens, que la mobilité de l'iris ait sa source dans le nerf

optique ; car la section de la cinquième paire ei
celle de la troisième ont les mêmes résultats. M.
Herbert Mayo a reconnu les mêmes influences du
nerf optique et de la troisième paire sur les pigeons, avec dilatation de la pupille. Comme la
lumière, même concentrée par une lentille sur
l'iris d'un œil sain, n'en excite pas les contractions, et qu'il faut pour cela que la lumière touche la rétine ; comme après la section de la troisième paire, la concentration de la lumière sur la
retine, l'irritation du nerf optique entier, ou de
son bout supérieur quand il est divisé, n'ont
plus d'effet sur la pupille ; comme, enfin, l'irritation mécanique de l'iris par une aiguille à cataracte, n'excite non plus aucun mouvement de cette
membrane : il est évident que l'action de la troisième paire sur l'iris est subordonnée à l'action
même de la vision. C'est donc conséquemment
aux sensations de la vue que, dans l'état ordinaire,
s'exerce sur les nerfs de la troisième paire l'influence qui détermine les mouvements de l'iris.
Dailleurs on a vu que l'exercice de la vue peut
coïncider avec l'immobilité de l'iris si la troisième
paire est parslysée, et réciproquement un œil étant
frappé d'amaurose, l'iris peut continuer de s'y
mouvoir comme celui de l'œil sain. On ne connaît donc pas complètement les lois de la sympathie entre la rétine et l'iris.

On sait d'ailleurs par des expériences de MM. Fowler, Rinhold et Nysten, qu'en galvanisant la troisième paire on détermine la contraction de l'iris.

La mobilité de l'iris paraît proportionnée à la quantité et au volume des nerfs ciliaires ou iridiens. Au moins tous les animaux à pupille très-mobile, les aigles, les chats, etc., ont-ils un grand excès de nerfs iridiens, comparativement aux animaux à pupille peu mobile. Enfin, les poissons osseux, dépourvus de plexus choroïdien, n'ont pas de nerfs iridiens, et leur pupille est immobile. Il est donc certain que c'est par les nerfs de la troisième paire qu'est transmise l'influence motrice de l'iris. Il n'est donc pas probable que dans les animaux où les nerfs iridiens proviennent, les uns du ganglion ophtalmique, les autres directement de la cinquième paire, les uns servent à la contraction, les autres à la dilatation de la pupille, car la mobilité de l'iris coïncide également avec les deux autres combinaisons des nerfs iridiens.

Les mouvements de l'iris ne dépendent donc pas d'une sensation que cause l'impression de la lumière sur l'iris, mais de l'impression sur la rétine. Les nerfs iridiens ne sont donc pas conducteurs du sentiment, ils ne le sont que du mouvement.

Les mouvements que la branche ciliaire de la troisième paire imprime à l'iris, sont involontaires. Les autres branches conduisent-elles la même excitation ou celle de la volonté? Ensuite le nerf ciliaire conserve-t-il constamment sa propriété de transmettre une excitation involontaire? On dit que le perroquet varie à volonté la dilatation de sa pupille. Les aigles en feraient-ils autant, et serait-ce à cela que se rapporterait l'existence d'un ganglion sur le nerf ciliaire? D'ailleurs comme notre pupille se dilate ou se rétrécit suivant que nous regardons le même objet de près ou de loin, il faut bien que la volonté s'exerce dans ce cas à notre insu.

2°. *Mouvements de l'œil.* Les mouvements de l'œil, comme ceux de la face et de la poitrine qui servent à la respiration, se rapportent à deux sortes d'excitation, l'une volontaire, l'autre involontaire. Dans le sommeil, par exemple, l'axe de l'œil est dirigé vers l'arc du sourcil, et l'on voit l'œil osciller vers cette position, chez une personne qui lutte contre le sommeil, qui tombe en syncope, ou qui est aux approches de la mort. C'est un présage funeste, quand ce phénomène arrive dans une maladie.

Enfin chaque passion, une émotion inattendue, donnent à l'œil des mouvements, des positions caractéristiques en harmonie avec l'expression simultanée du reste de la face.

Tous ces mouvements sont indépendants de la volonté, et arrivent même malgré sa résistance.

On sait au contraire avec quelle vitesse la volonté dirige les mouvements de la vue, qu'exécutent les muscles droits de l'œil. Mais on sait aussi que la volonté peut déterminer les mêmes mouvements de l'œil qu'elle ne peut empêcher. Nous en avons la preuve au théâtre dans le jeu physionomique des bons acteurs.

Comme on le verra dans l'histoire de la septième paire, le même nerf peut indifféremment transmettre des excitations volontaires ou non. Et, quoiqu'il y ait des nerfs essentiellement involontaires et sur lesquels la volonté ne peut rien, ou ne le peut que pour très-peu de temps, au moins rien n'implique qu'il soit nécessaire que, partout et toujours, ces deux phénomènes se passent dans des nerfs différents. L'excitation de l'un de ces deux phénomènes n'a donc pour cause que l'espèce d'action inconnue qui se passe dans le système cérébro-spinal.

Ainsi, en posant le doigt sur un œil fermé, on le sent s'élever vers le sourcil dans le moment même que l'on ferme l'autre. M. Ch. Bell l'a démontré en empêchant les paupières de se fermer d'un côté seulement, sur un chien, par la section de la septième paire. L'œil, mis en cet état, ne manque pas de se relever chaque fois que la paupière du côté opposé s'abaisse. Il en est de même dans le clignotement. Ces mouvements opposés de l'œil et de la paupière nettoient plus aisément la surface de l'œil.

Ce mouvement d'élévation involontaire de l'œil, n'est pas produit par le muscle droit supérieur. Car, sur un malade, où un ulcère de la paupière supérieure s'était propagé jusqu'à ce muscle, la pupille était abaissée en permanence. Mais quand l'œil se fermait par l'élévation de la paupière inférieure vers la supérieure, on voyait dans leur intervalle la pupille s'élever, et l'on distinguait la partie inférieure du globe oculaire. Le muscle oblique inférieur pouvait seul évidemment alors produire ce mouvement.

En outre, l'oscillation de l'œil vers le sourcil, dans l'évanouissement, dans l'extase de l'amour, dans la résistance au sommeil, oscillation contre laquelle la volonté est impuissante, dépend évidemment du muscle oblique inférieur. Ce muscle est donc essentiellement involontaire. Cette conclusion est d'accord avec la loi générale, que les muscles involontaires sont les derniers en action dans les affections du cerveau et aux approches de la mort. Car, les oscillations de l'œil sont alors constantes, et ce sont les seuls mouvements qu'il conserve long-temps après qu'il ne peut plus regarder. Eh bien! ce muscle oblique est animé par le rameau externe de la branche inférieure de la troisième paire, branche qui fournit aussi les nerfs de l'iris. Cette branche de la troisième paire est donc conductrice d'une influence involontaire et automatique.

a. La paralysie isolée de la troisième paire, distribuée aux trois muscles droits internes, et à l'oblique inférieur, donne lieu à des phénomènes semblables aux effets de sa section. L'œil est fixé en dehors par la contraction permanente du muscle droit externe, et ne peut changer de direction. L'iris est dilaté et immobile, et la paupière supérieure pendante. Cette paralysie coïncide avec l'insensibilité de la moitié gauche de la rétine, chez M. de M***.

L'action simultanée de deux muscles droits, donne à l'œil des mouvements obliques, dans la vue. Mais cette obliquité de mouvement et de position est différente pour ses causes et son expression de deux autres obliquités que donnent les deux muscles obliques proprement dits. D'ailleurs la section de ces deux muscles sur un singe ne change rien aux mouvements volontaires de l'œil.

6. Le nerf de la quatrième paire, distribué au muscle oblique supérieur de l'œil, offre des différences de volume, qui coïncident avec des facultés ou des penchants déterminés des animaux. Chez les singes, comme Gall l'a déjà observé, il est relativement plus gros que chez l'homme. Il est aussi constamment plus gros chez les carnassiers que chez les herbivores. Et, comme dans la colère, chez l'homme et chez les mammifères, les yeux sont portés en avant, et de plus, en dedans et en bas, dans le mépris, le dédain, etc.; comme ce mouvement ne peut être imprimé que par le quatrième nerf qui se distribue seul au muscle oblique supérieur, les mouvements involontaires de l'œil, dans la colère, le mépris, etc., dépendent donc de la quatrième paire. Et, comme chez tous les animaux qui vivent de proie cette émotion de colère accompagne la chasse ou le meurtre, on voit la raison de la constance, et même très-souvent de l'excès du volume de ce nerf, dans les quatre classes de vertébrés. Le nom de pathétique ne donne donc pas d'idées fausses sur ses fonctions, comme le prétend Gall (page 79); et Sœmmering a mal raisonné, en faisant de son existence constante, chez les mammifères, les poissons et les oiseaux (il aurait pu ajouter les reptiles), une objection contre cette expression des passions, soit de colère, soit de haine ou de mépris, qu'on attribuait à ce nerf chez l'homme. Aussi, sa section faite d'un seul côté, ou celle du muscle oblique supérieur qu'il anime, laisse sans antagonisme l'action du muscle oblique inférieur, qui porte l'œil en haut et en dedans, position qu'il ne quitte plus complètement, même avec les plus grands efforts. L'action réunie des deux muscles obliques porte l'œil en avant : mouvement très-prononcé dans la colère; on dit alors que les yeux sortent de la tête.

c. Le nerf de la sixième paire se rend au muscle abducteur de l'œil et à celui qui ferme la troisième paupière des oiseaux. Les mouvements de ce muscle sont involontaires (1). Le filet de ce nerf, qui

(1) La troisième paupière des mammifères se meut par

va au muscle de la troisième paupière des reptiles et des oiseaux, n'est donc pas conducteur de la volonté. L'autre filet, pour le muscle abducteur, est évidemment volontaire dans ces animaux comme dans l'homme et les mammifères.

Le même nerf n'est donc pas nécessairement conducteur exclusif de l'une de ces actions, et il est très-vraisemblable que les deux actions existent dans les mêmes filets du muscle abducteur, chez tous les animaux. Car, dans la peur, les yeux se tournent instinctivement en dehors.

Les trois nerfs moteurs de l'œil sont également insensibles; piqués, pincés, ils ne causent aucune douleur; contraste bien frappant avec l'extrême sensibilité des moindres filets de la cinquième paire qui se distribuent aux mêmes organes.

Leur seule action consiste donc à exciter la contraction des muscles.

On doit se souvenir que la troisième paire, la quatrième et la sixième n'existent dans aucun des animaux dépourvus de nerf optique.

D'autres iufluences sur les mouvements de l'œil sont exercées par le cervelet et sa commissure.

Par la blessure d'un pédoncule du cervelet, et surtout par sa section complète chez un mammi-

---

un autre mécanisme; sa partie postérieure s'attache à un petit corps élastique. Elle se porte en avant par le refoulement qu'occasione la rétraction du globe de l'œil, sur les graisses environnantes qui pressent le corps élastique.

fère, l'œil du côté blessé est porté en bas et en avant, et celui du côté opposé est fixé en haut et en arrière. La direction des deux yeux est conséquemment inverse.

Le même effet résulte de la section du pont de varole et du bord supérieur du quatrième ventricule. Or, dans les expériences où ces phénomènes étaient à leur maximum, les origines des nerfs moteurs de l'œil étaient intactes.

Il est impossible, dans l'état actuel de nos connaissances, de donner aucune explication de ces phénomènes.

CHAPITRE III.

INFLUENCES ET PROPRIÉTÉS DE LA CINQUIÈME PAIRE.

On a vu la cinquième paire fournir des nerfs à tous les organes des sens, et, chez les poissons, en distribuer même aux cinq extrémités du corps, savoir, aux deux paires de nageoires et à la queue.

Il y a une première remarque à faire sur tous ces nerfs, d'une structure au moins en apparence identique avec celle des nerfs ordinaires, c'est que la presque totalité de leurs rameaux et de leurs filets s'épanouit dans des organes dépourvus de fibres musculaires, et tous incapables de se contracter, excepté l'iris. Or ce n'est que dans uu petit nombre d'animaux parmi lesquels se trouve l'homme, que l'iris reçoit immédiatement des filets de la cinquième paire. Chez les oiseaux de nuit et de proie diurne, chez les poissons, chez les lapins, et même chez les chiens, non-seulement il n'existe pas de nerfs ciliaires directement émanés de la cinquième paire, mais même le ganglion ophtalmique des chiens ne reçoit aucun nerf de cette paire, et ne communique qu'avec la troisième paire. Excepté donc les muscles des mâchoires, et quelquefois ceux des paupières, par exemple, celui de la paupière supérieure dans le lapin, ceux du larynx et de la glotte dans les batraciens, tous les aboutissants externes de la cinquième paire ne sont point organes de mouvement. Par la seule considération de la nature des organes d'épanouissement, l'on est conduit à reconnaître que la cinquième paire est principalement un nerf sensitif.

Quelles sont ces actions sensitives de la cinquième paire? Se rapportent-elles à un ou plusieurs sens? Est-elle agent nécessaire ou principal de chaque fonction sensitive dans tous les cas? Ou bien y a-t-il des cas où, pour le même sens, elle est tantôt agent principal, tantôt accessoire, et où parfois même elle est suppléée par un autre nerf? On va voir que toutes ces conditions sont également réalisées.

Montrons d'abord que là où la cinquième paire n'est pas organe du mouvement, puisqu'elle ne s'épanouit pas dans les muscles, elle est l'organe du sentiment, et toujours à un haut degré.

Les barbillons, des carpes et des barbeaux, etc., reçoivent de très-gros nerfs de la seconde et de la troisième branche de cette paire, et il ne s'y rend pas le moindre filet nerveux d'une autre paire. Or, pour peu que l'on comprime mécaniquement ou que l'on touche avec quelque réactif chimique ces barbillons, on excite dans l'animal les plus vives agitations pour échapper à la douleur.

Il était par-là très-probable que là où la cinquième paire s'épanouit en même temps que d'autres nerfs dans des surfaces où des muscles viennent s'implanter, comme, par exemple, à la face et aux lèvres des mammifères, où les filets du nerf facial croisent dans tous les sens ceux du sous-orbitaire, du frontal et du maxillaire inférieur; les nerfs de la cinquième paire étaient seuls les organes de la sensibilité. En effet, là où il n'y a pas de mobilité à la face, comme chez les poissons, les oiseaux et les reptiles, là il n'y a pas de nerf facial, et le nombre, et le volume des filets de ce nerf croît justement en proportion de cette mobilité. Voilà pourquoi la face humaine est plus mobile que celle d'aucun autre animal. Mais, quoique l'on vît ainsi la mobilité de la face et le nerf facial manquer avec une simultanéité constante, dans les animaux où les volumineux de la cinquième paire faisaient des diverses régions de la face, le siége de sens si délicats, cependant il était possible de concevoir que ces fonctions ne fussent pas ainsi réparties entre ces deux nerfs, là où ils existent simultanément.

L'expérience était donc nécessaire pour constater cette séparation. Or, M. Charles Bell en Angleterre, et M. Magendie en France, en coupant le nerf facial sur des singes, des ânes, des chiens, des chevaux, etc., ont paralysé les mouvements respiratoires et physionomiques de tout le côté de la face correspondant aux nerfs coupés, et la sensibilité n'y était pas altérée. Le nerf coupé n'était donc pas le conducteur de la sensibilité, mais seulement de la contractilité des muscles où il se distribue.

Mais les muscles qui reçoivent à la fois des filets du nerf facial et de la cinquième paire n'étaient paralysés que dans leur action relative à la respiration et a l'expression de la physionomie. A plus forte raison, les muscles qui ne reçoivent que des nerfs de la cinquième paire, tels que l'élévateur de la paupière, le temporal et le masseter, avaient-ils conservé leur mouvement.

Cette expérience prouve donc que les muscles paralysés ne sont pas soumis dans tous leurs mouvements à l'influence du même nerf. Ainsi, par exemple, si le nerf facial est paralysé, son tronc coupé ou détruit par maladie sur un homme, les muscles buccinateur et orbiculaire des lèvres restent immobiles dans les mouvements d'expiration et d'inspiration, pour siffler, éternuer, etc., et dans ceux de l'expression physionomique, pour rire et pleurer, par exemple; de plus, chacun de ces muscles pourra être séparément inerte dans ces actions, si la branche qu'il reçoit du nerf facial a seule été coupée. Un cocher à qui M. Charles Bell, en extirpant une tumeur devant l'oreille, avait divisé la branche qui se rend à l'angle des lèvres, ne pouvait plus siffler ses chevaux Ces mêmes muscles au contraire continuent d'agir pour manger, parler, etc. La jeune Rebecca Tarkins, dont M. J. Shaw a donné l'histoire, a tout le côté droit de la face sans aucun mouvement respiratoire ou physionomique, et c'est du même côté qu'elle mange de préférence. Réciproquement, si la cinquième paire est paralysée, ces muscles, le masseter et le temporal restent flasques en mangeant; la langue conservant, au contraire, toute sa mobilité, quoiqu'elle ne touche plus, ne goûte plus du côté lésé, au-devant de sa base, et quoique la mobilité respiratoire et physionomique de ce côté subsiste dans toute son intégrité. Mais l'on pouvait supposer que la cinquième paire n'était pas conducteur unique de la sensibilité de la face, et que le nerf facial y contribuait aussi; de sorte qu'étant étrangère à la plupart des mouvements de la face, elle aurait eu le nerf facial pour accessoire dans la production des phénomènes de la sensibilité.

Or, la section du tronc de la cinquième paire, faite dans le crâne, le nerf facial et tous les autres nerfs de la tête restant intacts, a prouvé que non-seulement la cinquième paire était l'organe de la sensibilité tactile à la face, mais qu'elle était l'organe unique de cette sensibilité et de toutes les autres encore. Car aucune espèce d'impression mécanique ou chimique n'affecte un animal du côté de la tête où la cinquième paire a été complètement coupée.

Le réciproque de cette expérience serait donné par l'anatomie comparée, si elle démontrait une combinaison de nerfs, où la face ne recevrait pas de nerfs de la cinquième paire, mais seulement le nerf facial ou un nerf analogue par ses effets. Or, on ne connaît pas de combinaison semblable. Elle paraît même nécessairement exclue de l'organisation, puisque chez les animaux la face est la partie du corps où résident le plus grand nombre de sens, et que pas un seul de ses sens ne s'exerce sans la coopération de la cinquième paire. Néanmoins, au défaut de cette combinaison, qui résulterait de l'absence totale de la cinquième paire, coïncidant avec la mobilité de la face, plusieurs espèces de poissons nous ont offert l'absence presque complète de sensibilité tactile à la face ; tels les trigles, les vives, etc., où les

quatre premières branches de cette paire sont réduites à un état presque capillaire, et ne s'épanouissent plus à la surface de la tête, toute entière
revêtue de cuirasses. Elles n'y servent plus qu'au
mouvement des mâchoires et de l'hyoïde.

De cette disparition complète des rameaux ou
des branches superficiels et cutanés de la cinquième paire, dans les animaux où la surface de la tête
n'est plus qu'une cuirasse, et au contraire du développement énorme de ces mêmes branches lorsque la peau de la face, plus molle, plus muqueuse,
plus pénétrée de sang, devient le siége de couches
considérables de tissu érectile sous différentes formes, tel qu'aux lèvres de l'homme et des singes,
au mufle des carnassiers et des ruminants, au boutoir de plusieurs pachydermes et insectivores : l'on
pouvait donc conclure avec une certitude suffisante, que la cinquième paire est l'organe de tous
les degrés du toucher qui peuvent résider à la face;
qu'elle n'y détermine que les seuls mouvements
pour prendre et broyer les aliments; et que tous
les mouvements physionomiques et respiratoires
n'en dépendent pas, puisque ces mouvements et le
nerf facial manquent à la fois dans tous les reptiles,
serpents et oiseaux, sauf cependant les seuls strix
pourvus de conques extérieures à l'oreille, et chez
qui le nerf facial se distribue seulement aux muscles de cette partie.

L'anatomie comparative et pathologique, de

concert avec l'expérience physiologique , détermine donc les usages tactiles de la cinquième paire. Mais des rameaux de la cinquième paire, en conservant des proportions de volume souvent autant, quelquefois même plus grandes que dans les parties de la peau où d'autres rameaux de la même paire servent au toucher, se distribuent à des organes où ils ne peuvent évidemment servir d'instruments à des impressions de ce genre. Tels sont, par exemple, les gros nerfs qui se rendent aux appareils gélatineux si profondément situés des raies; ceux qui se rendent aux fosses préoculaires des serpents à sonnettes et des trigonocéphales, où leurs surfaces d'épanouissement ne peuvent être mises en contact avec des corps solides, etc. Comme on a vu, dans les organes des sens, la délicatesse et l'énergie de la sensation croître constamment avec le volume , l'étendue en surface et le nombre des nerfs, qu'il en est de même dans le nerf optique , la rétine, et le lobe optique, etc., il était donc probable que dans toutes ces distributions à des organes, soit dépourvus de communication au dehors, soit profondément situés, mais communiquant encore à l'extérieur, la cinquième paire était l'agent de quelque sensibilité spéciale. Et, comme la situation profonde des surfaces d'épanouissement, à et plus forte raison la solidité des organes où se terminaient ses nerfs, excluaient la possibilité de tout contact mécanique d'un corps solide ou liquide, il était évident que les sens qui pouvaient là exister étaient différents du toucher, de la vue et du goût.

1°. La possibilité que la cinquième paire fût l'organe d'un autre sens que le toucher est directement prouvée chez les raies par l'épanouissement d'une branche de la quatrième paire dans les ampoules des canaux demi-circulaires et dans le vestibule, où il ne rend pas un seul autre nerf. La cinquième paire peut donc être l'organe actif de l'ouïe ; et nous avons vu que dans les chiens, les lapins, etc., le nerf auditif près de son entrée dans la ceinture de la moelle allongée s'embranche avec le tronc de la cinquième paire.

La cinquième paire n'est donc pas seulement susceptible d'être l'organe du toucher ; elle peut aussi être l'organe du sens de l'ouïe.

2°. Dans les oiseaux, chez les palmipèdes et les scolopax surtout, les nerfs ophtalmique et maxillaire supérieur tout entiers, pourvus d'un volume proportionnellement supérieur à celui qu'ils ont dans les organes du toucher le plus délicat, c'est-à-dire au mufle et au boutoir des mammifères, aux barbillons des poissons, et détournés de leur distribution ordinaire à l'extérieur et à la convexité de la tête, sont déviés vers le plafond de la bouche et s'épanouissent le long du palais, en même temps que le nerf lingual de la même paire est très-développé sur la langue, qui vient battre et presser contre ce palais. L'expérience montre que ces animaux sont très-susceptibles de préférence pour les saveurs. Ces nerfs deviennent donc, chez ces animaux, les organes du goût. D'autres nerfs de la cinquième paire que celui qui ordinairement en est l'organe chez les mammifères, peuvent donc être conducteurs des impressions sapides chez les oiseaux.

Des nerfs de la cinquième paire, organes ordinaires du toucher dans les mammifères et les poissons, deviennent donc organes du goût chez les oiseaux en question. Or, dans l'expérience déjà citée de M. Magendie la langue, tout en conservant sa mobilité, perd non-seulement le goût, mais le toucher ; et l'animal n'a même plus la conscience des déchirements des pressions qu'on y opère.

Voilà donc trois sens ou trois modes d'exercice de la sensibilité qui résident en différents nerfs de la cinquième paire.

3°. Dans les trigono-céphales et les serpents à sonnettes, les fosses préoculaires aussi bien fermées que les narines, et sans communication avec ces cavités, sont tapissées par une membrane mince et très-fine, entretenue humide par des sécrétions muqueuses d'un appareil voisin, et où s'épanouissent plus de nerfs de la cinquième paire que dans les narines d'aucun mammifère où il s'en répand le plus. Or, par leur situation et leur disposition mécanique, ces fosses préoculaires, presque aussi vastes que les narines, ne sont accessibles comme elles qu'à l'air et aux vapeurs ou odeurs dont il peut être le véhicule. Elles ne peuvent donc servir ni au toucher, ni au goût; ni à la vue, un œil très-développé est dans leur voisinage; ni à la l'ouïe, une oreille aussi parfaite que dans aucun autre reptile étant à sa place ordinaire. Servirait-elle à l'odorat? Mais les narines et le nerf olfactif, organes présumés de l'odorat, sont aussi à leur place. A quoi servait-elle donc? C'est ce que les inductions tirées des données de l'anatomie comparée ne pourraient seules déterminer. Car ces inductions n'ont pour motif et pour point de départ que des connaissances positives sur lesquelles nous raisonnons, et ici le raisonnement décide en faveur des narines pour être le siége de l'odorat.

Or, par la section de la cinquième paire toutes les sensibilités résidant à la face sont anéanties, et par conséquent l'odorat. Ici, il faut bien se résigner à la conséquence des faits. Le nerf olfactif existe, la cinquième paire seule est coupée. Par conséquent ceux de ses filets qui se distribuent aux narines étaient seuls conducteurs de l'odorat; ou bien ce nerf olfactif ne peut agir sans leur coopération, puisque ce nerf n'a pas été blessé, et qu'il ne transmet plus l'impression d'aucune odeur.

L'on sent que l'expérience inverse était nécessaire pour donner ici du phénomène une démonstration réciproque, comme on l'avait déjà fait par rapport au nerf facial.

Or, la destruction du lobe olfactif, par expérience ou par maladie, coïncidente avec l'intégrité de la cinquième paire, laisse subsister l'odorat.

Le nerf olfactif n'est donc pas l'organe au moins exclusif de l'odorat. Les branches nasales de la cinquième paire sont donc cet organe. Cette conclusion est irrécusable.

Cela posé, nous voyons maintenant l'usage de la fosse préoculaire des trigonocéphales et des serpents à sonnettes. Elle sert exclusivement à l'odorat, puisque les nerfs qui ailleurs servent à cette action dans les narines sont ici exclusivement épanouies dans les cavités particulières. Les narines sont donc ici isolément le siége d'une action qui, dans les mammifères, y est exercée en même temps que le sens de l'odorat. Mais quelle est cette action? C'est ce que l'on ne saurait dire, ne pouvant avoir de notions physiques que d'après la conscience que le sentiment nous donne des objets extérieurs.

Il résulte donc de cette séparation et des cavités différentes chez les reptiles, du nerf dit olfactif d'une part, et des branches odorifères de la cinquième paire d'autre part, la vérification toute faite par la nature du résultat si extraordinaire donné par l'expérience.

4°. Chez les poissons, la narine ne reçoit plus

que le nerf olfactif seul; aucun filet de la cinquième paire n'y pénètre. Est-ce que chez ces animaux le nerf olfactif suffit à produire l'odorat; ou serait-ce que l'odorat n'y existerait pas, et que cet organe y exercerait ces propriétes, que nous avons supposées dans les nerfs et les lobes olfactifs des mammifères? Ce qui rend la première supposition plus probable, c'est que la proportion de développement des narines et de tout l'appareil olfactif des squales, des raies, etc., coïncide avec l'appétit de la chair, et que ces animaux se nourrissent de cadavres, principalement les squales.

S'il en est ainsi, les nerfs olfactifs, et par conséquent leurs segments cérébro-spinaux, ne conservent donc pas les mêmes propriétés, les mêmes influences dans tous les cas de leur existence : ils suffisent ici à une fonction, dont ils ne sont ailleurs que de simples accessoires.

La cinquième paire, par ses branches nasales dans les mammifères et par ses branches propres à la cavité préoculaire des trigonocéphales et des serpents à sonnettes, est donc l'organe de l'odorat.

5°. La section du tronc de la cinquième paire, dans les lapins, les cochons d'Inde, les chiens et les chats, le nerf optique et celui de la troisième paire restant parfaitement intacts, produit immédiatement 1°. la cécité; 2°. l'immobilité de l'iris, dilaté chez les deux derniers, resserré chez les deux premiers de ces animaux; celle du globe de l'œil; 3°. l'insensibilité de la surface de l'œil; 4°. la cessation de la sécrétion des larmes; 5°. celle du clignement, quoique les muscles n'en soient pas paralysés, car l'introduction subite de la lumière du soleil dans l'œil détermine le clignement. La lumière de la plus forte lampe, même concentrée par une lentille, ne produit pas cet effet, et c'est bien l'action de la lumière qui cause l'impression, car un charbon ardent laisse l'œil immobile; et comme ce mouvement dépend du nerf facial, la cinquième paire exerce donc sur ce nerf une influence analogue à celle qu'elle a sur les nerfs spéciaux des sens.

6°. L'extinction de la susceptibilité de s'enflammer par l'action des irritants mécaniques et chimiques. De l'ammoniaque n'y détermine même aucune injection, tandis qu'il enflamme immédiatement l'œil sain. Les paupières restent mobiles.

Au bout de huit jours, chez les lapins, les humeurs de l'œil ont perdu leur transparence. Elles prennent une opacité blanchâtre et caséeuse : au neuvième jour, la cornée, déjà auparavant exfoliée et ulcérée, tombe hors du cadre circulaire de la sclérotique. Les humeurs de l'œil, transformées en une matière d'apparence de fromage, sont expulsées du globe, qui se rétrécit en un petit moignon. Jusqu'au neuvième jour, chez les chats, il n'y a que cette partie centrale de la cornée, correspondante à l'aire de la dilatation habituelle de l'iris, qui devienne opaque et se sépare. Le cercle extérieur de la cornée perd seulement de sa transparence, mais ne se sépare pas de la sclérotique. De la matière blanche s'est épanchée dans la chambre antérieure de l'œil seulement ; mais ni le corps vitré ni le cristallin n'ont pris d'opacité. Leur transparence est seulement diminuée.

Voici le progrès des altérations physiques de l'œil par les changements que la section de la cinquième paire apporte dans sa nutrition.

Après vingt-quatre heures, la cornée devient opaque ; au troisième jour, la transparence est perdue entièrement ; au cinquième jour, cette membrane est blanche comme l'albâtre.

Dès le deuxième jour, la conjonctive que l'ammoniaque n'irritait pas auparavant, rougit, et secrète une matière laiteuse fort abondante ; les paupières sont immobiles, ou bien largement ouvertes, ou bien fermées et leurs bords adhérents. Et alors la matière laiteuse s'écoule en abondance. Cette occlusion des paupières prouve que les altérations ultérieures ne dépendent pas de l'impression de l'air, ou de l'irritation des corpuscules qu'il pourrait apporter.

A la même époque, les vaisseaux de l'iris se développent, il s'enflamme ; de fausses membranes, ayant aussi une ouverture centrale, se forment à sa surface antérieure. Leur superposition finit par remplir la chambre antérieure.

Il y a donc à la fois inflammation et insensibilité.

Or, dans les lapins, il n'y a pas un seul filet de la cinquième paire qui pénètre dans le globe de l'œil. Tous les nerfs ciliaires viennent uniquement de la troisième paire. Et il n'y a pas même de ganglion ophtalmique sur leur trajet.

Dans les chats, au contraire, où les altérations de nutrition sont beaucoup moindres, les nerfs ciliaires émanent d'un ganglion ophtalmique au moins trois fois plus volumineux que dans les chiens, ou la troisième paire seule le forme, et ce ganglion ophtalmique des chats est formé comme dans l'homme par des filets et de la cinquième et de la troisième paire.

Quelles sont les causes de ces phénomènes? 1° Il est démontré que les altérations de nutrition ne sont pas l'effet de l'inflammation que développerait le clignement moins fréquent de l'œil; car, ni l'ablation des paupières, en laissant l'œil à nu, ni l'ouverture permanente de l'œil par la section du nerf facial, excitateur du clignement involontaire dans le muscle orbiculaire et dans l'élévateur de la paupière, ne produisent ces phénomènes. 2°. Ils ne dépendent pas non plus de la simple suppression des larmes que l'on aurait pu croire indispensable à la transparence de la cornée; car huit jours après l'extraction complète de la glande lacrymale, l'œil n'a rien perdu de sa transparence.

Ils dépendent donc d'une influence purement nerveuse, et en voici la preuve.

Ces altérations de la nutrition de l'œil sont d'autant moins complètes, d'autant moins rapides,
qu'on s'éloigne davantage du point d'embranchement des nerfs de la cinquième paire, et que l'on
coupe, dans le crâne, son faisceau d'origine plus
près de l'insertion ; enfin la section du bord du quatrième ventricule ne produit plus aucune altération. Ces phénomènes tiennent donc à une force
propre au nerf, force qui n'a point sa source dans
le système cérébro-spinal, et qui est même d'autant
plus énergique, que l'on s'éloigne de ce système
jusqu'à une certaine distance.

Ce n'est donc pas par une action locale que la
cinquième paire influe ici sur la nutrition et sur la
sensibilité optique de l'œil ; c'est donc par une action à distance. L'intégrité de la cinquième paire
est donc une condition nécessaire de l'action du
nerf optique. Mais comment concourt-elle à la vision ? Puisqu'il ne se rend aucun de ses filets dans
l'œil ni dans la structure du nerf optique, il paraît
donc que c'est par l'influence mutuelle de son centre d'action, c'est-à-dire du quatrième ventricule,
et des lobes optiques où aboutissent les nerfs vi-
suels.

D'autres phénomènes résultent encore de la section de la cinquième paire. On a vu dans le chapitre Iᵉʳ quels changements survenaient dans l'or-

gane de l'odorat. Le goût et le tact de la langue sont aussitôt détruits : en même temps les muscles qui reçoivent leurs nerfs de la cinquième paire, et surtout le buccinateur, sont paralysés. Non-seulement l'animal ne goûte plus les aliments qui sont dans le côté paralysé de sa bouche, mais il n'y sent plus leur présence et leur séjour. Une partie des aliments broyés séjourne de ce côté entre les dents et la joue; et leur contact finit par ulcérer la membrane buccale. Cette ulcération arrive au bout de quatre ou cinq jours chez les lapins. Elle était déjà ancienne chez le malade où tous les sens de la face étaient paralysés du côté où le ganglion de la cinquième paire était altéré (1).

Si le nerf lingual seul est coupé, il n'y a que le goût et le toucher de la langue de perdu, la sensibilité tactile subsistant du même côté dans les parois de la bouche, ainsi que tous les mouvements ordinaires de la mastication. Quand les deux nerfs de la cinquième paire sont coupés, tous les sens étant paralysés, les effets de ces paralysies s'ajoutent

(1) Chez ce même malade l'iris épaissi par une inflammation chronique, avait contracté adhérence avec la cornée, au moyen de ces mêmes fausses membranes qui se superposent aussi alors dans la chambre antérieure de l'œil, chez les lapins. Le cristallin aussi y était opaque, et la surface de la cornée légèrement ulcérée. Cette ulcération de la cornée avait déjà été observée dans le même cas, par le docteur Macmichaël (voy. un mém. de M. Herbert Mayo, *in Journal de Physiol. Exp.*, t. 3.)

à ceux de la simple cécité. Ne sentant plus les obstacles, l'animal s'obstine, contre durant des heures entières, de manière à s'écorcher bientôt le museau et la face. La langue est alors pendante, quoiqu'il puisse la faire rentrer ; la mâchoire reste aussi abaissée dans les chats et les chiens. Les saveurs continuent d'agir sur le centre et la base de la langue.

7°. Dans les raies, les trois plus gros nerfs de la cinquième paire vont se terminer chacun dans la profondeur d'un organe gélatineux situé au-dessous de la peau et enveloppé de l'espèce de tissu glaireux propre à ces poissons et sans communication avec l'extérieur. Ces nerfs, à proportion du volume de l'animal, sont incomparablement plus gros que les nerfs du boutoir des mammifères où ils sont le plus développé. Il est évident qu'ils ne servent à aucun mouvement. On sait d'ailleurs que ces raies n'exercent aucune action à distance, à la manière des torpilles, sur les animaux ni sur l'homme qui les touche. Cette action ne peut donc être que sensitive. Et, comme il ne peut y avoir de contact entre cet organe et aucun corps, aucune émanation fluide ou gazeuse extérieure, cette action sensitive s'exerce donc à distance. Quelle est la nature de cette action ? La réponse est tout aussi impossible, et par la même raison que pour l'action du nerf olfactif.

8°. On a vu dans la torpille le dernier nerf de la

cinquième paire, correspondant au plus postérieur de ceux dont il vient d'être question chez les
raies, se rendre à la partie antérieure de la batterie
électrique avec un volume proportionnel qui ne
surpasse pas celui de son analogue dans la raie.
Ce nerf est-il électro-moteur à la manière des branches congénères du nerf pneumo-gastrique? Ou
bien, à la manière de ses analogues dans les raies,
est-il, pour les torpilles, l'organe d'un sens à distance? Cette dernière supposition est assez probable,
d'autant mieux que partout on voit la cinquième
paire affectée presque exclusivement, si l'on ex-
cepte quelques mouvements peu nombreux, à des
actions sensitives.

9°. De tous les animaux, ceux où la cinquième
paire exerce les actions musculaires les plus importantes, après celle de la mastication et de la
préhension des aliments, sont les batraciens. Ses
branches, outre le mouvement propre des mâchoires, excitent les muscles de la glotte. Ils sont
donc inspirateurs, et la respiration s'exerce sous
leur influence. Aussi la section de la cinquième
paire sur ces animaux, cause-t-elle une mort
prompte par asphyxie. Tout le monde sait que dans
les mammifères (et l'on verra plus loin qu'il n'en
est pas autrement dans les oiseaux et les reptiles
sauriens, ophidiens et chéloniens), cette fonction
dépend, quant au mécanisme de l'introduction de
l'air, de la huitième paire, et dans cette paire de

ceux de ses rameaux distribués aux muscles du larynx et de la glotte.

10°. Enfin, dans deux genres de poissons seulement, la cinquième paire distribue le long du dos, et jusqu'aux extrémités de chaque paire de nageoire, la sensibilité que partout ailleurs elle n'exerce que dans la tête. Dans tous les poissons à branches libres, sans exception, elle devient autrement que dans les batraciens un des nerfs de la respiration. La cinquième branche ou operculaire, en se distribuant à la membrane branchiale de l'opercule et des rayons branchiostéges, y procure cette même sensibilité tactile relativement au fluide qui la baigne, que les filets du pneumo-gastrique et du plexus pulmonaire exercent relativement à l'air, dans les branchies des animaux aériens.

Constamment, dans tous les animaux, le développement de la cinquième paire est lié pour le degré à celui de la partie antérieure du quatrième ventricule, de l'arcade qui recouvre cette partie dans beaucoup de poissons osseux, et enfin du cervelet médian dans tous les animaux. Cette connexion des développements proportionnels annonçait déjà une correspondance, une dépendance d'action. M. Magendie en a donné la preuve, en produisant par la section du bord du quatrième ventricule, dans les lapins, les mêmes altérations de sensibilité et de mouvement qui résulteraient de la section du nerf correspondant. Ces trois parties cérébrales sont donc l'aboutissant des actions de la cinquième paire. Or, comme la cinquième paire opère principalement ou accessoirement dans toutes les actions sensitives, on voit, en suivant la série des vertèbres, que ce quatrième ventricule, au moins dans la partie antérieure tout à l'heure déterminée, est le siége de la perception de toutes les sensations, excepté celle de la vue. Car des chats, des lapins, des cochons d'Inde et surtout des hérissons, témoignent par leurs mouvements pour s'y soustraire, qu'ils ressentent les impressions un peu fortes portées sur les narines, la langue, les oreilles, la face et le boutoir, lorsqu'il ne leur reste plus que le lobe du quatrième ventricule coupé au-devant de l'insertion de la cinquième paire.

Or, dans les mammifères cités, et même dans les hérissons, le quatrième ventricule est loin d'avoir la proportion de volume qu'il offre dans beaucoup de poissons, et surtout dans les esturgeons, les squales et les raies, où développé en raison de la cinquième paire, il représente, depuis le quart jusqu'à la moitié de tout l'encéphale. On conçoit maintenant que, puisque dans les mammifères, où le cerveau a une proportion de masse si avantageuse, cet organe n'est point le siége des sensations (excepté peut-être la vue pour laquelle il n'est même probablement que l'accessoire des lobes optiques), à plus forte raison ne peut-il l'être dans les poissons osseux où il ne représente plus que le huitième ou le dixième de l'encéphale, et surtout dans les poissons cartilagineux cités, où il n'existe plus du tout. Or, comme l'annonce la proportion de leur cinquième paire, ces animaux doivent être le mieux partagés pour l'action des organes sensitifs et la conscience des impressions qu'ils en reçoivent.

Le degré de développement de la partie antérieure du quatrième ventricule peut donc servir de mesure à celui de la cinquième paire, et réciproquement. Tous deux mesurent aussi le degré d'énergie des sens plus ou moins nombreux, dont la cinquième paire est le conducteur.

La liaison intime des sensations avec la conservation de la vie, et la dépendance où est cette conservation de la respiration et de la digestion, explique le voisinage, et pour ainsi dire la réunion du centre d'action de la cinquième paire avec le centre d'action du nerf pneumo-gastrique.

Le nerf de la cinquième paire est donc l'organe immédiat de tous les sens moins la vue, dans la série des vertèbres. Parmi ces sens il en est au moins un surnuméraire à ceux dont l'expérience nous donne l'idée, celui des organes particuliers aux raies et aux squales. Enfin, ce nerf est dans les mammifères au moins organe accessoire de la vision, puisque la section de ce nerf y abolit immédiatement cette action. De plus, dans les différents animaux les branches ou rameaux de ce nerf peuvent se suppléer mutuellement dans leurs fonctions, ou se réunir pour une fonction commune. Tel est, par exemple, le sens du goût des palmipèdes exercé par le nerf gustatif ordinaire, c'est-à-dire par le lingual, et par le maxillaire supérieur et l'ophtalmique.

Par son importance, on conçoit la raison de l'existence constante de ce nerf. Il existe partout, et souvent d'autant plus développé qu'un ou plusieurs autres nerfs sensitifs le sont moins. Ainsi, par exemple, il est très-gros dans la lamproie; il l'est encore davantage dans le protée aveugle, et, en général, il l'est beaucoup dans les poissons, tous privés de goût, excepté les cyprins.

CHAPITRE IV.

DE L'AUDITION.

Si les lois de la propagation du son étaient aussi bien connues que celles de la transmission de la lumière; la manière si régulière dont l'oreille se simplifie, des mammifères aux oiseaux, puis aux reptiles, puis aux poissons, par la suppression successive de ses parties les plus extérieures, jusqu'à ce qu'il ne reste plus que le vestibule et les canaux

demi-circulaires, et surtout la construction si spéciale de chacune des pièces de cet organe, suffi-
raient pour que l'on pût conclure directement l'u-
sage de chaque partie, de sa position et de sa forme,
et la modification de l'effet total par son action. Malheureusement, il n'en est pas ainsi. C'est, par exemple, chez les chauve-souris, presque muettes, et
vivant dans le silence des nuits et des cavernes, qu'est
construit, avec le plus de délicatesse et de développement, le limaçon, auquel on avait attribué tant d'influence sur les modifications harmoniques du son.
Bien plus, les oiseaux chanteurs n'ont pas réellement de limaçon. Or, il est bien évident que chez ces
animaux la perfection de cette partie ne peut être
relative qu'à l'intensité du son, et non à son timbre,
à ses tons, à son harmonie. On en peut dire autant
des canaux demi-circulaires, si finement construits,
et si amplement développés chez les poissons. D'autre part, l'existence de la conque et la mobilité de la
chaîne des osselets, n'ont encore aucune relation
avec ces mêmes propriétés du son. Car les oiseaux
chanteurs n'ont pas de conque, et le conducteur
osseux du tympan au labyrinthe est chez eux rigide
et d'une seule pièce, au lieu d'être brisé en articulations mobiles. Nous ne pouvons donc saisir le rapport qui pourtant doit nécessairement lier avec ses
phénomènes la structure si bien graduée de cet
organe. L'anatomie est ici stérile en inductions
directes sur l'utilité des parties. Il faut que les ex-

périences, et les maladies, qui sont aussi des expériences, nous instruisent préalablement sur la dépendance où est tel phénomène de telle partie de l'organe. La principale ou même l'unique donnée qui résulte de l'induction anatomique, c'est que le plus grand nombre des pièces de l'oreille consiste en membranes et en lames élastiques.

Or, M. Savart a démontré que toutes les membranes élastiques, sèches ou humides, vibrent et propagent le son quand des vibrations sonores se font entendre auprès de ces membranes, et même quoiqu'elles ne soient pas à l'unisson avec les corps qui produisent les vibrations. Les divers degrés de tension des membranes, leur épaisseur, leur homogénéité, leur degré d'humidité, influent beaucoup sur leur susceptibilité à vibrer par communication. Mais quel que soit leur état, elles vibrent toujours à l'unisson avec le son produit.

1°. *Utilité du pavillon.* La forme de la conque, la direction que les animaux lui donnent, selon celle des bruits qui les affectent, annoncent assez qu'elle rassemble et dirige les rayons sonores vers le conduit auditif. L'on conçoit qu'elle le fait d'autant mieux qu'elle est plus grande, plus élastique, plus saillante au devant de la tête, et l'on a vu avec quelle perfection, quel développement elle est construite chez plusieurs chauve-souris. Or, néanmoins elle peut être enlevée chez l'homme et chez plusieurs animaux, sans que l'ouïe en soit diminuée.

au-delà de quelques jours. A la vérité chez l'homme
et les animaux soumis à cette expérience, la conque, vu la médiocrité de ses proportions et la simplicité de sa structure, est loin d'avoir le maximum
de son influence. L'expérience devrait donc être
faite sur des chauve-souris, par exemple. Cette induction est d'autant plus probable qu'à raison de
son élasticité, qui peut surtout beaucoup s'accroître par l'effet des muscles qui le fixent et le meuvent, le pavillon peut lui-même vibrer **sous** l'influence des ondes sonores. On voit ainsi combien
cette grande mobilité totale et partielle de l'oreille,
dans les chauve-souris, les galagos, etc., doit avoir
d'influence sur les vibrations de la conque, puisque l'expérience prouve que selon qu'une membrane est ou n'est pas parallèle aux surfaces des
corps qui vibrent près d'elle, ces oscillations ont
plus ou moins d'intensité. Or ces animaux ont la
faculté d'établir à volonté ce parallélisme.

2°. La *membrane du tympan*, mince, élastique et d'épaisseur uniforme, quelle que soit la direction de son plan entre le conduit extérieur et
le tambour de l'oreille, peut toujours être ramenée aisément au parallélisme avec les corps actuellement en vibration. Et c'est en effet ce que nous
faisons et ce que nous voyons faire à tous les animaux attentifs à un son, à un bruit faible ou affai-
bli par la distance.

M. Savart a prouvé par une expérience très-simple, que cette membrane vibre surtout par les ondulations sonores de l'air. Si l'on ferme la troncature d'un cône de carton avec une petite membrane, les sons produits près des parois extérieures du cône, ne font que peu vibrer la membrane; mais si on produit les sons à la base du cône de manière à ce qu'ils parviennent par l'air intérieur à la membrane, elle vibre fortement à une distance de 25 à 30 mètres.

L'on conçoit que cette vibratilité du tympan puisse être altérée ou même détruite par la rigidité trop grande, l'ossification ou l'épaississement du tympan devenu cartilagineux, ou seulement si ses membranes extérieures sont épaissies par l'inflammation. Et déjà l'on savait à cette égard, par expérience, que la tension d'une membrane mince au-delà d'une certaine limite, restreint ses vibrations en raison du degré de tension. Car l'excursion des parties vibrantes finit alors par être nulle.

Or, malgré l'intégrité du reste de l'organe, M. Deleau a vu l'ossification du tympan produire une surdité presque complette, guérie depuis par la destruction de la lame osseuse que, sans doute, son épaisseur d'une demi-ligne empêchait assez de vibrer, pour que ce qui subsistait d'ouïe ne fût dû qu'à la propagation des ondes sonores, par les parois mêmes du conduit auditif et de la caisse. Dans un autre cas, l'épaississement cartilagineux du tympan, accompagné d'obstruction du tambour et de la trompe, causait une surdité absolue qui cessa complètement aussitôt après la perforation du tympan.

3°. *Usage des osselets.* L'adhérence du marteau, dans les mammifères, et dans les oiseaux et les reptiles, celle de l'extrémité de l'osselet rigide, avec la membrane du tympan, nécessitent évidemment une influence de ces petits leviers sur la tension de la membrane, par l'effet des muscles ou des brides élastiques qui les mettent en mouvement. La simple flexibilité de l'osselet des oiseaux doit restreindre chez eux cette influence. Or, d'après l'expérience déjà citée, il n'est pas douteux que par le moyen de ces muscles et de ces petits leviers l'animal ne proportionne la tension et par conséquent l'amplitude des excursions vibratoires de cette membrane, à la nature et à l'intensité des sons qui l'affectent; qu'il la relâche pour les sons faibles ou agréables; qu'il la tend pour ceux qui ont trop d'intensité ou d'acuité. Et en effet, l'on s'aperçoit d'un effort dans cet organe, lors de l'impression désagréable que causent des sons trop aigus ou trop voisins.

L'autre extrémité du levier osseux qui traverse le tambour, appuyant sur la membrane qui ferme le vestibule, les mêmes phénomènes doivent résulter de sa tension. Mais comme cette membrane est immédiatement en contact avec le milieu dont les vibrations meuvent le nerf acoustique lui-même, on conçoit que les degrés de tension et de relâchement devaient être ici restreints aux plus petites amplitudes. Et, en effet, n'est-ce que décomposé à travers quatre articulations, que l'effort du mouvement musculaire y est transmis. Et ce qui prouve qu'en effet c'est là l'utilité principale de ce levier, c'est que dans la plupart des sauriens et chez tous les serpents, où il n'y a plus de tympan, l'osselet rigide engagé dans les muscles cervicaux continue de mouvoir son extrémité appliquée sur la membrane du vestibule. Enfin il y a une preuve péremptoire que c'est dans les vibrations imprimées à la membrane du vestibule par l'extrémité correspondante du levier osseux, que réside sa principale utilité. C'est que la perte des osselets, si l'étrier reste en place, ne cause pas la surdité. Car alors cet osselet conserve son influence qu'il doit exclusivement à son muscle propre, ou à ce corps élastique qui remplace le muscle chez la plupart des mammifères. Aussi la surdité suit-elle nécessairement la perte de l'étrier (1).

4°. Le *tambour*, abstraction faite du tympan et des osselets, agit comme simple réservoir d'air. Cet

______

(1) M. Magendie (*Journal de physiol.*, t. I) a découvert que l'homme est le seul mammifère qui ait deux muscles pour le marteau ; que les singes n'ont que l'analogue du muscle interne ; que dans tous les autres mammifères, le muscle de l'étrier et celui du marteau sont remplacés par des corps irrégulièrement sphériques, dont l'un plus volumineux, appartient

air, plus rare par sa température, diminue nécessairement les vibrations qu'il transmet. L'une des utilités de la trompe est même, probablement pour accroître cet effet, de le raréfier encore davantage en en faisant sortir une partie, quand des sons trop violents frappent le tympan. Et en effet la rupture du tympan rend-elle douloureux, dans les premiers temps, des sons qui ne l'étaient pas auparavant.

Enfin, la caisse transmet aussi les vibrations par ses parois. On en a la preuve quand une éponge imbibée d'eau est mise en contact avec toutes leurs surfaces. M. Deleau observe actuellement un homme qui, n'ayant plus de tympan ni d'osselet, est presque sourd; mais au moyen d'une éponge imbibée d'eau, et portée dans la caisse, il entend la parole sans cornet acoustique. Un autre sourd, avec la même utilité, porte au fond de la caisse des germes frais

au marteau, et l'autre à l'étrier. Ces corps sont tendineux par leur côté mobile; leur côté fixe n'offre aucune trace de fibre, il est plutôt globuleux et très-élastique. Ils ne reçoivent aucun filet du nerf facial qui en donne de si distincts aux muscles des osselets chez l'homme. Ils sont recouverts par la membrane qui tapisse le tambour.

La bride élastique du marteau tient tendue la membrane du tympan qui se relâche et se plisse par la section du tendon de la bride.

Celle de l'étrier est dans une tension continuelle. Elle tire en arrière le col de cet osselet et tend par conséquent la membrane du vestibule. Elle ramène aussi à sa position naturelle la chaîne des osselets déplacés par une légère pression.

d'échalottes. Une éponge sèche, du coton sec, ne transmettent pas le son, et ils conduisent d'autant moins bien qu'ils deviennent moins humides.

Cette transmission sera donc d'autant plus efficace que les surfaces seront plus étendues, et que les lames osseuses, qui les constituent, seront plus minces et plus susceptibles de vibrer. Ce fait conduit à reconnaître l'usage des cellules mastoïdiennes des mammifères, et de celles si innombrables qui circonscrivent le crâne des oiseaux de nuit. On conçoit combien le renforcement du son se multiplie par l'addition de tant de vibrations simultanées. On en a un exemple par l'accroissement de l'intensité du bruit d'une montre, que l'on serre entre ses dents.

Si, au contraire, une matière compacte, soit dure, soit molle, remplit la caisse et les cellules affluentes, il n'y a plus de vibration. Aussi la surdité est-elle l'effet nécessaire de l'obstruction du tambour, des cellules et de la trompe, par des mucosités gélatineuses. Cette obstruction peut dater de la naissance, et alors l'enfant est sourd-muet, quoiqu'il possède tous les organes nécessaires à entendre. C'est à un pareil sourd-muet que M. Deleau a donné l'ouïe en évacuant la matière de l'obstruction par des injections poussées dans la trompe. Déjà il en avait guéri deux autres en nettoyant le tambour par des injections poussées par le tympan perforé. L'ouïe subsiste malgré l'obstruction de la trompe, si le tambour reste libre. Mais le seul épaississement inflammatoire de la membrane qui le tapisse, suffit pour reproduire la surdité, car alors les vibrations sont encore interceptées, et ne parviennent pas aux parois osseuses.

Nous venons de constater à la fois et cet obstacle qu'oppose l'obstruction muqueuse du tambour et de la trompe à la propagation du son, et un phénomène sensitif bien singulier. Un enfant de six ans n'entendait pas à la voix ordinaire. Pris de rage six semaines après avoir été mordu par un chien, l'excitation nerveuse lui avait rendu toute la finesse de l'ouïe. Au fort de ses épouvantables souffrances que l'injection de l'eau n'avait pas encore calmées, il entendait à voix basse ; ce qu'il continua de faire quand l'injection de l'eau dans les veines l'eut apaisé. Nous lui avons trouvé les deux caisses tout-à-fait obstruées par une matière gélatineuse. L'excès de la sensibilité du nerf suppléait évidemment ici à la faiblesse des vibrations.

5°. *Usages de l'oreille interne.* On ne sait absolument rien d'exact et de démontré sur l'utilité spéciale des canaux demi-circulaires et du limaçon. Nous avons déjà opposé le défaut d'accord entre les conjectures qu'on a faites sur leur usage chez l'homme, et le degré de perfection ou même d'existence de ces mêmes parties chez les animaux. Ce limaçon si compliqué des chauve-souris n'est certainement pas un organe musical ; et rien ne fait même soupçonner dans quelle partie de l'oreille de l'homme et des oiseaux se modulent les tons des sons harmoniques.

6°. Quant aux *propriétes du nerf acoustique*, il offre le même contraste que celui de l'odorat et que celui de la vue. Il éprouve les moindres ondulations du son, et il est insensible au contact, aux piqùres, à l'écrasement. Enfin, comme les deux autres nerfs, son action est subordonnée à celle de la cinquième paire.

L'influence de la cinquième paire sur l'action du nerf acoustique coïncide, ici, avec l'unité du foyer où aboutissent les actions de ces deux nerfs. On a vu dans le chapitre précédent qu'un animal, un lapin, un hérisson, continue d'entendre quand il ne conserve plus, de tout l'encéphale, que le lobe du quatrième ventricule. Ce résultat était indiqué d'avance par l'anatomie, puisque le nerf acoustique existe au *maximum* chez des animaux qui n'ont plus qu'un vestige de cerveau ou de cervelet, ou qui même manquent de l'un de ces organes ; tels sont, par exemple, les raies et les squales.

Comme les nerfs des autres sens, sa proportion est d'autant plus grande qu'il doit réagir sur des impressions plus faibles, ou que le milieu d'existence de l'animal est moins favorable à la production et à la propagation du son. Voilà pourquoi

le nerf acoustique est vingt fois plus développé,
relativement à la taille de l'animal, chez un poisson
que chez un mammifère ou un oiseau. (Voy. Co-
rol. 20 de mon premier *Mém. sur le syst. ner-*
veux des poissons; Journal de Physiol., t. II,
pag. 135. 1822.)

Nous ne parlerons pas ici de l'activité de ce sens
pour estimer la distance, la direction des bruits,
encore moins parlerons-nous de la justesse, de la
délicatesse de cette action. Tout porte à croire que
ce dernier résultat dépend d'une faculté intellectuelle, et n'est pas un effet de l'impression immédiate
sur l'organe sensitif. Car les musiciens **qui ont les**
oreilles de force inégale n'en apprécient pas moins
la valeur des tons. Enfin il est évident que la mu-
sique ne dérive pas de l'ouïe. Car des composi-
teurs ont continué de composer après être deve-
nus sourds, et chez les oiseaux chanteurs les femelles sont muettes, les mâles eux-mêmes ne
chantant que durant l'amour. Il y a plus, un oiseau chanteur, qui aura été couvé et élevé par un
oiseau muet, ne chantera pas moins bien ni autrement que ceux de son espèce qu'il n'a jamais
entendus.

Nous avons déjà parlé, au chapitre V du livre précédent, de l'association et du concert de ce
sens, avec les opérations de l'intelligence.

CHAPITRE V.

PHYSIOLOGIE DU NERF PNEUMO-GASTRIQUE.

On a vu le nerf pneumo-gastrique inséré constamment au côté de la moitié postérieure du quatrième ventricule, sur les deux cordons de la moelle à la fois, ou à peu près sur la ligne de leur contiguité, se distribuer suivant les espèces aux organes de la respiration, de la voix , de la digestion , du toucher même dans les serpents et probablement dans les lézards, du goût chez les cyprins , de l'électricité dans les torpilles , et à toute la longueur du corps dans la plupart des poissons osseux et cartilagineux. Les actions de ce nerf sont donc plus variées que celles d'aucun autre , et la partie postérieure du quatrième ventricule où il s'insère devient donc, suivant les espèces , le foyer d'où partent et où arrivent les excitations relatives à toutes ces modifications , soit des mouvements, soit de la sensibilité, soit de l'influence que les nerfs exercent sur les phénomènes chimiques de la respiration et de la digestion. En outre, il communique sur différents points de sa longueur avec le nerf facial chez les chiens , les ruminants, etc. , avec le glossopharyngien , l'hypoglosse, le premier ganglion cervical. le nerf maxillaire inférieur des serpents. Il est très-probable que par ces anastomoses il influe également sur les actions des nerfs avec lesquels il communique.

La correspondance d'action du nerf pneumo-gastrique avec la partie postérieure du quatrième ventricule se démontre aisément sur le hérisson. Tout l'encéphale étant retranché, y compris le cervelet, l'animal crie si l'on pince ses lèvres, ses narines, sa langue ; si on agit sur ces mêmes organes avec des alcalis, etc. Enfin, la partie antérieure du quatrième ventricule retranchée, il continue de respirer, ce qu'il fait même encore après la section du segment d'origine du pneumo-gastrique, mais par une circonstance particulière à quelques mammifères et reptiles, le nerf spinal, branche du pneumo-gastrique, s'insérant le long de la partie cervicale de la moelle.

L'excitation du pneumo-gastrique lui est donc imprimée par tous les points du système cérébro-spinal compris entre l'insertion du dernier filet du spinal et celle du premier filet du pneumo-gastrique proprement dit.

Mais, dans les autres reptiles, les batraciens et les serpents, où il n'existe pas de nerf spinal, la mort est la suite nécessaire de la section faite derrière le quatrième ventricule. Ce résultat démontré par l'expérience pouvait déjà se conclure des connexions anatomiques. Il en est de tous les poissons comme des batraciens et des serpents.

Les mêmes effets sur la respiration et la digestion résultent, soit de la section du tronc du pneumo-gastrique, soit de la lésion du point correspondant de son insertion, c'est-à-dire de la partie du quatrième ventricule où il aboutit. On a déjà vu cette réciprocité d'effets par suite de la section de la cinquième paire et de la partie antérieure du quatrième ventricule.

§ Ier. *Influence de la huitième paire sur la digestion.* Pour apprécier l'influence de la cessation de l'action de la huitième paire dans la digestion, il est bon de rappeler le résultat d'autres expériences faites pour estimer l'influence mécanique de la contraction musculaire de ce viscère sur le même phénomène.

a. Influence mécanique de l'estomac dans la digestion. Réaumur et Spallanzani ont fait voir que des aliments renfermés dans des boules métalliques, inflexibles, percées de petits trous, étaient digérés comme s'ils étaient libres dans la cavité de l'estomac. Il est évident qu'alors l'action mécanique des parois de cet organe n'a contribué en rien à la digestion. Or, la nature répète en grand et de toutes les manières cette expérience sur les poissons osseux. J'ai observé cent fois dans l'estomac, si membraneux et si peu contractile des maquereaux, des vives, des trigles, etc., des petits crustacés, des crabes, par exemple, des crevettes, des astéries, etc., à tous les degrés de ramollissement et sans déformation, depuis la dureté naturelle de leur test jusqu'à la dissolution complète. Et cette action chimique, qui s'exerce au contact, dissout le test avant d'entamer les parties molles qu'il protége. Ce qui se passe naturellement dans les poissons, comme chez les mammifères soumis à l'expérience, exclut donc dans l'action de l'estomac **tout** effet mécanique de ses parois.

Cela posé, voici des expériences sur la section de la huitième paire chez des mammifères.

b. Effet de la section de la huitième paire sur la digestion. Après un jeûne assez long pour que leur estomac soit vidé, on fait manger à trois chiens une quantité à peu près égale de tripes cuites coupées en gros morceaux. On coupe aussitôt à l'un de ces chiens les deux nerfs pneumo-gastriques avec perte de substance, de manière que les deux bouts restent écartés ; à l'autre, après l'ablation de la même longueur de nerf, on rétablit la communication des deux bouts, en les engageant dans des cylindres de fil de cuivre tourné en spirale, et on les y fixe en les traversant avec un fil de cuivre plus mince. On réunit les plaies. Le troisième chien reste intact. Au bout de douze heures, la viande, dans l'estomac du premier chien, offre presque le même aspect qu'avant d'avoir été mangée ; la surface de la masse, qui n'est presque pas diminuée, est ramollie et couverte d'une couche mince, de matière pulpeuse et grisâtre. Au centre, les morceaux assez secs ont encore leur couleur et leur forme naturelle. Les parois du viscère sont lisses et sans plis; les vaisseaux chylifères sont vides. Dans l'estomac du chien intact, il n'y a plus qu'une petite quantité de viande très-ramollie et une grande quantité de chyme mêlée à de la bile; les parois de l'organe sont ridées et contractées; les vaisseaux chylifères dilatés et gorgés. Sur le second chien, il n'y a plus qu'un peu de viande altérée et ramollie, et beaucoup de chyme. Les parois de l'estomac sont ridées, et les vaisseaux lactés sont pleins de chyle.

Chez le premier chien, la digestion a donc été de beaucoup ralentie, et, chez le deuxième, elle a été presque aussi complète que chez le chien intact. Dans ce second cas, l'influence nerveuse s'était-elle transmise par le conducteur métallique, ou bien ce métal agissait-il en développant de l'électricité, ou bien seulement en excitant mécaniquement l'extrémité inférieure du nerf? Or, en établissant la communication des deux bouts de la section par des corps non conducteurs, du verre, de la baleine, le résultat est toujours le même. L'influence n'est donc pas transmise à la manière de l'électricité. Le résultat est encore le même, si l'on fait une seconde ablation sur le bout supérieur du nerf vers le cerveau. Il est évident qu'ici il n'y a plus lieu à la transmission d'aucune influence. Le phénomène dépend donc de la seule irritation de l'extrémité supérieure du bout inférieur du nerf. Et, en effet, si ce bout de nerf est excité, soit galvaniquement, soit autrement, les résultats sont encore les mêmes.

MM. Breschet, etc., auteurs de ces expériences, en concluent que l'action des nerfs vagues se borne à faire contracter les fibres musculaires de l'estomac, et que les mouvements ainsi produits achèvent la chymification, en renouvelant la surface du bol alimentaire.

Les expériences de Spallanzani et les faits que j'ai cités prouvent que la seule action chimique des sucs versés dans l'estomac, durant la digestion, suffit à tous ses phénomènes. Et ensuite il est douteux que durant l'expérience l'estomac, sous l'influence des irritations mécaniques auxquelles il est soumis, opère les contractions supposées. Car d'après les expériences réitérées de M. Magendie et de M. Herbert Mayo, si sur un animal vivant ou récemment tué, on pince le nerf vague laissé intact, ou si après une section transversale on pince, on irrite le bout inférieur, l'œsophage se contracte, mais l'estomac reste immobile. Et il en est de même par le galvanisme. Or, on sait d'ailleurs que les contractions de l'œsophage sont la seule force qui pousse, accumule et retienne les aliments dans l'estomac. Et l'on peut estimer l'énergie de cette force par la pression qu'éprouve le doigt introduit par l'estomac dans l'œsophage d'un animal vivant, ou par la résistance qu'on éprouve à refouler les aliments dans ce canal, en comprimant avec les deux mains l'estomac d'un chien vivant. Cette résistance est telle qu'on ne réussira pas à la vaincre dans l'instant de la contraction de l'œsophage qui est alternative. Mais la régurgitation s'opère presque d'elle-même dans l'instant du relâchement. Or, il est bien clair que la section du nerf pneumo-gastrique en paralysant l'œsophage, laissera au moindre effort regorger les aliments par un véritable vomissement. D'ailleurs, M. Breschet convient lui-même qu'un courant électrique à travers l'extrémité inférieure du nerf coupé n'a jamais causé de vomissements, c'est-à-dire de contraction de l'estomac, contraction qui, pourtant alors, n'aurait pas eu d'antagonisme à surmonter. Ce n'est donc que sur la sécrétion des sucs digestifs qu'influent les irritations exercées, dans ces expériences, sur le bout du nerf dirigé vers l'estomac.

On ne peut donc pas conclure de la contraction des fibres de l'œsophage à celles de l'estomac. Celles-là sont aussi contractiles que les autres le sont peu. Aussi sont-elles paralysées après la section de la huitième paire. Or, les moindres pressions des muscles abdominaux suffisent alors pour faire rétrograder les aliments par ce canal dont les parois n'y opposent plus d'obstacle. Et déjà même, dans l'état ordinaire, si l'estomac est plein, un effort assez peu considérable donne lieu à des régurgitations d'aliments.

Ces résultats des expériences coïncident avec l'effet des différents degrés de développement des branches stomacales du nerf pneumo-gastrique. Ces branches sont d'autant plus volumineuses que des sécrétions plus abondantes contribuent à la digestion, ou même sont l'unique agent de ce phénomène, et qu'en même temps des aliments plus durs doivent être digérés. Tels sont les poissons déjà cités; les squales, les raies. Le foie est énorme dans ces derniers. Il est aussi à proportion très-gros, et beaucoup plus que chez pas un mammifère, dans les poissons osseux que j'ai cités. Mais ces derniers ont encore une force chimique supplémentaire, dans les sucs si abondants que fournissent les cœcums de leur pilore, quelquefois au nombre de cent et plus. Cela explique comment le grain qui remplit le jabot de pigeons à qui l'on a coupé la huitième paire, est resté sec et non ramolli.

Ces branches stomacales sont, au contraire, d'autant plus petites que des phénomènes mécaniques contribuent davantage à la digestion; par exemple, la mastication chez les mammifères, et le broiement, la trituration du gésier chez les gallinacés, les palmipèdes, les passereaux, etc. (1).

(1) Un seul poisson, le mugil-cephalus, m'a offert une trituration gastrique par un véritable gésier, tout semblable à

Mais il est très-probable que ces altérations de la digestion dépendent aussi, d'une manière plus ou moins prochaine, des troubles simultanés qui arrivent dans la respiration. C'était pour que l'influence du trouble de la respiration ne compliquât point le phénomène que M. Magendie a fait la section des nerfs pneumo-gastriques immédiatement au-dessus du diaphragme. Ce n'est qu'après cette section qu'il fait manger à l'animal des substances dont la chymification est connue, des corps gras, par exemple. Aussi, après le temps convenable, les substances sont chymifiées, et elles fournissent ultérieurement un chyme abondant.

§ II. *Influence de la huitième paire sur la respiration.* Voici les phénomènes que la section des mêmes nerfs fait naître dans le poumon quand la glotte ne se resserre pas au point que l'animal meurt immédiatement. Et alors il ne meurt qu'après trois ou quatre jours. La respiration est d'abord gênée; les mouvements d'inspiration sont plus étendus, plus rapprochés; la locomotion devient fatigante, souvent même l'animal reste immobile. D'abord la formation de sang artériel continue; mais bientôt, le deuxième jour, par exemple, la respiration s'embarrasse davantage; l'inspiration devient plus difficile. Le sang artériel ne se fait plus aussi ver-

celui des gallinacés. Il n'a pas un seul cœcum au pilore, et sa bouche est entièrement désarmée.

Ce fait était déjà connu d'Aristote.

meil ; il est plus foncé ; sa température baisse. Bientôt, pour respirer, tous les efforts respiratoires sont au maximum ; le sang artériel a presque la couleur du sang veineux, et sa quantité diminue dans les artères. L'animal se refroidit, et bientôt il meurt. On trouve alors les cellules bronchiques, les bronches, et la trachée elle-même, remplies d'un liquide écumeux, quelquefois sanguinolent. Le tissu du poumon est engorgé ; les divisions et même le tronc de l'artère pulmonaire sont distendus par un sang presque noir. Il s'est fait des épanchements considérables de sérosité, et même de sang dans le parenchyme du poumon.

En outre, avec le progrès de cette série de phénomènes, l'animal consomme de moins en moins d'oxigène, et forme de moins en moins d'acide carbonique.

Il est évident qu'alors la mort est l'effet de l'obstacle mécanique par lequel l'altération du poumon empêche l'air d'arriver aux cellules bronchiques, et le sang de passer de l'artère dans les veines pulmonaires, obstacle d'où suit la distension du système veineux, et la vacuité relative des artères avant la mort.

La section d'un seul nerf, ne produisant ces effets que sur un poumon, et l'autre suffisant seul à l'entretien de la vie, ne fait point périr l'animal.

Il n'est pas étonnant que les effets éloignés de

ces phénomènes diminuent ou altèrent la sécrétion des sucs digestifs.

La section de ces nerfs cause, chez les poissons, des phénomènes particuliers dans le mécanisme de la respiration. L'opercule et l'appareil branchiostége deviennent immobiles, quoique tous leurs nerfs viennent de la çinquième paire, et l'animal meurt asphyxié par cette double immobilité si les deux nerfs sont coupés. Les mêmes phénomènes résultent de la destruction du segment d'insertion de l'un des nerfs vagues au quatrième ventricule, ou, ce qui est la même chose, du lobe correspondant quand il y en a de développé, comme dans les carpes, chez les cyprins, dans les murènes, etc. (1).

Cette action, cette influence du pneumo-gastrique sur la respiration et sur la digestion, est commune à tous les animaux vertébrés. Chez tous aussi existe la même corrélation entre cette paire et la cinquième et entre leurs appareils encéphaliques. Ces deux appareils, par leur constance et leur importance, sont les deux centres des deux mécanismes essentiels de la vie de l'animal, le centre

(1) On va voir tout-à-l'heure que les lobes particuliers à la carpe et à quelques cyprins, ne correspondent pas à un *maximum* d'influence sur la respiration, car le trouble du mouvement des opercules n'est pas plus grand, et l'asphyxie n'est pas plus prompte par la blessure ou la destruction de ces lobes, chez les cyprins que chez les poissons qui manquent de ces lobes; par exemple la lote, le brochet, etc. Ces lobes correspondent à un ordre de nerfs sensitifs particuliers.

d'où part l'excitation des phénomènes de la nutrition, et celui où concourent les impressions des
sens.

§ III. *Actions spéciales de la huitième paire.*
Mais selon que ces deux mécanismes se simpli-
fient ou se compliquent davantage, chacun dans
leurs éléments particuliers, le pneumo-gastrique,
comme nous l'avons vu pour la cinquième paire,
multiplie ses nerfs, et chacun de ces nerfs surnuméraires ou bien passe à des fonctions nouvelles et
ailleurs inconnues, ou bien supplée à des nerfs spéciaux qui ne font plus partie du plan d'organisation où il a été introduit.

1°. Et d'abord dans les cyprins, surtout dans la
carpe, un ordre des rameaux de la huitième paire, si considérables, que leur somme surpasse celle
de presque tous les nerfs dorsaux, se porte à la
voûte du palais dans un appareil plus spongieux
encore que la couche supérieure de la langue de
l'homme. Les substances broyées par les meules
pharyngiennes sont en contact avec cette surface
palatine toujours humide, et dont les nerfs sont
bien plus gros, bien plus à nu que ne sont dans
pas un oiseau palmipède les deux branches supérieures de la cinquième paire, à plus forte raison
les terminaisons du nerf lingual des mammifères.

Cet ordre de rameaux est donc l'organe du goût
de ces animaux. Et comme, ainsi que nous en
avons déjà eu tant d'exemples, les centres d'action

des nerfs sensitifs sont infiniment plus développés que ceux de tous les autres nerfs, la carpe, pourvue des plus gros nerfs palatins dans une proportion au moins double de celle des autres cyprins, a les parois postérieures du quatrième ventricule développées en deux voûtes élargies, confluentes sur la ligne médiane, et sillonnées en-dessus. Cette double voûte mesure donc l'excès de matière nerveuse qui correspond à l'excès d'action des nerfs gustatifs de la carpe, comme on a vu dans les trigonocéphales et autres serpents à gros yeux, l'excès de leurs lobes optiques sur ceux de l'amphisbanc mesurer cette quantité d'action qui se passe de moins dans les lobes optiques de ce reptile aveugle, où, par conséquent, les lobes optiques n'ont d'autre action que celle qui y réside partout ailleurs, en sus de la perception visuelle et des déterminations qui peuvent en résulter.

Cette disproportion des lobes gustatifs de la carpe aux lobes encore gustatifs, mais à un moindre degré des autres cyprins, prouve que la quantité de matière nerveuse nécessaire à exciter les actions respiratoires et digestives, toute supérieure qu'elle soit à la quantité employée à l'excitation des muscles, est de beaucoup inférieure à celle qu'exige la perception d'une sensation.

Et, comme la partie postérieure du quatrième ventricule et le nerf pneumo-gastrique des poissons surpassent constamment de beaucoup les organes analogues des animaux aériens, on voit que chez les poissons la quantité d'action nerveuse nécessaire à la respiration (car c'est aux branchies que se distribuent ordinairement les plus gros nerfs de la huitième paire de ces animaux) , est infiniment plus grande que celle qu'exige la respiration des animaux aériens, quoique pourtant, ainsi que l'indique la différence de leur température, la quantité de respiration soit beaucoup moindre dans les poissons que dans les trois autres classes, et surtout que dans les mammifères et les oiseaux.

2°. Dans tous les mammifères et les oiseaux, les muscles de la glotte et du larynx sont animés par des rameaux du pneumo-gastrique.

Dans les mammifères la section du nerf laryngé, inférieur ou récurrent, paralyse les muscles dilatateurs de la glotte, qui ne s'ouvre plus dans l'inspiration; tandis que les muscles constricteurs, animés par le nerf laryngé supérieur, conservent toute leur action et la ferment plus ou moins complètement. Ce dernier nerf se distribue aux muscles arythénoïdiens, crico-thyroïdiens, et à ceux de l'épiglotte. Ces muscles, en fermant la glotte, déterminent, par la durée et l'intensité de leur action, le degré de durée et d'énergie des efforts dont l'animal est susceptible.

Car un effort quelconque ne peut durer qu'autant que les muscles qui l'exécutent trouvent en définitive un point d'appui de leurs leviers sur la poitrine fixée et immobile. Le nerf laryngé supérieur est donc réellement, chez les mammifères, l'agent principal de tous les efforts, soit d'impulsion, soit de résistance. En cessant d'agir il rompt à l'instant le concert des actions de tous les autres nerfs et des muscles qui leur sont soumis.

Les effets de la double expérience sur les nerfs laryngés induisent à croire que dans les lésions isolées de la voix et de la respiration chacune de ces branches peut être séparément lésée.

3°. Dans les serpents, il ne subsiste plus qu'une branche laryngienne et linguale qui offre une particularité fort remarquable. Après avoir animé les muscles du larynx et de la langue, elle participe aux fonctions tactiles de cet organe par les filets qu'elle fournit à l'anastanose avec le nerf maxillaire inférieur.

Dans tous les poissons osseux la langue forme l'axe et la quille d'appui de l'appareil branchiostége; elle en partage le mouvement, qui est excité par la branche operculaire de la cinquième paire. Les filets antérieurs du premier nerf branchial y contribuent aussi.

Comme dans les mammifères, le nerf glossopharyngien par le lieu de son insertion à la moelle et par son adhérence avec le tronc du pneumo-gastrique dans le canal osseux de sortie, peut être considéré comme une branche de ce dernier nerf, on voit que, sous le rapport des actions sensitives

et motrices de la langue qu'il opère dans les serpents, il n'y a réellement rien de nouveau ni d'é-
tranger à ce qui existe dans les mammifères.

Seulement, comme les insertions sont assez
distantes chez les mammifères, on voit que des
causes agissant isolément sur un point d'insertion cérébro-spinal, au lieu de produire dans
les mammifères des effets de tout le nerf, comme
dans les oiseaux et les reptiles, ne produi-
raient que des effets partiels. Ainsi, par exemple, de même que la paralysie de la pointe de
la langue n'est pas nécessairement accompagnée
de la paralysie de la base, de même la langue
peut rester mobile et sensible à sa base où se
distribue le nerf glosso-pharyngien, quoiqu'une
partie ou la totalité des branches du pneumo-gastrique soient atteintes de quelque trouble. C'est
ce qui arrive, par exemple, très-probablement.
dans les asthmes nerveux.

Dans les animaux essentiellement muets ou dépourvus de voix et d'organe vocal, non-seulement
il n'existe plus d'appareil mécanique de la voix,
mais aussi il n'est plus possible de retrouver aucune branche du nerf pneumo-gastrique, qui rappelle les nerfs laryngiens des mammifères et des
oiseaux.

Néanmoins on ne peut pas conclure l'absence de
la voix de l'absence de ces nerfs qu'on a appelés
vocaux ou laryngiens. Car les batraciens n'ont à

leur larynx que des nerfs de la cinquième paire, et cependant tout le monde sait que ce sont des animaux très-criards.

Le nerf pneumo-gastrique n'est donc pas exclusivement le nerf vocal chez tous les animaux.

Et dans les serpents et les lacertiens à langue vibratile, une partie des filets du rameau laryngien devient organe du toucher.

4°. L'on a vu que dans les poissons les nerfs branchiaux avaient constamment un grand excès de développement sur les nerfs pulmonaires des mammifères et des oiseaux, quoique dans ces deux classes les nerfs pulmonaires soient fournis à la fois, et par le pneumo-gastrique, et par le grand sympathique. Cet excès est tel, que dans l'esturgeon, par exemple, le diamètre du tronc d'un seul nerf est au moins triple de celui de la moelle épinière. Or, néanmoins, la quantité de respiration des poissons, en d'autres termes le volume d'oxigène qu'ils consomment dans un temps donné est relativement fort petit, car une tanche en absorbe dans le même temps 50,000 fois moins qu'un homme.

L'excès de matière nerveuse sert-il seulement à l'excès d'action physique et chimique nécessitée par l'adhérence plus grande de l'oxigène à l'eau qu'à l'azote de l'athmosphère; ou bien sert-il seulement à donner aux surfaces branchiales une sensibilité tactile, suffisante pour l'appréciation des qualités de l'eau où se trouve le poisson , et pour celle des petits corpuscules que cette eau aurait pu déposer sur les surfaces branchiales, dépôt dont résulterait la diminution de l'étendue des surfaces respirantes? Comme l'exemple des nerfs optiques et des rétines plissées des poissons, la grandeur de leurs yeux ; celle des narines , chez les squales , les murènes, etc. , montrent que l'affinité plus grande exercée par l'eau sur tous les corps gazeux, ou même impondérables , qui la traversent, nécessite une plus grande action de la part de ces organes ; il nous semble très-probable que les deux phénomènes nerveux supposés , se passent à la fois dans les branchies des poissons. L'influence nerveuse, sur l'acte chimique de la respiration, doit donc y avoir beaucoup plus de force que dans les poumons, et en outre le nerf pneumo-gastrique y devient l'organe d'une sensibilité tactile, très-énergique, semblable à celle qui réside à la glotte des mammifères, des oiseaux et des reptiles. Ce qu'indique d'ailleurs la vive douleur que tout frottement contre les branchies des poissons semble causer à ces animaux.

On a vu que dans le barbeau le nerf collatéral antérieur de la première branchie, était une division de la cinquième paire. La cinquième paire peut-elle donc exciter aussi l'action chimique de la respiration? ou bien donne-t-elle seulement à la branchie cette sensibilité tactile qu'on y observe, et le nerf collatéral postérieur, constamment le plus petit, sert-il seul aux fonctions respiratoires ? ce qui porterait à penser que des deux nerfs collatéraux de chaque branchie, chacun aurait une action propre et distincte; que l'antérieur, toujours de beaucoup plus gros que le postérieur, serait le nerf de la sensibilité ; le postérieur, celui de l'action chimique.

On conçoit que l'expérience résultant de l'abolition de l'une de ces actions par la section préalable du nerf correspondant, pourrait seule démontrer cette induction. Mais elle se conclut de tant de faits concordants, qu'elle a un très-haut degré de probabilité. Ce serait donc principalement avec cette partie des nerfs branchiaux destinée à la sensibilité tactile des branchies que le développement de la partie postérieure du quatrième ventricule, correspondrait si constamment dans les poissons. Et cela expliquerait le petit volume de cet organe dans les mammifères, les oiseaux et les reptiles, où la sensibilité tactile, si faible sur toute l'étendue des surfaces pulmonaires, ne réside pour ainsi dire qu'à l'entrée seulement du canal qui y conduit, à la glotte.

Dans tous les cas, la correspondance d'action de la partie postérieure du quatrième ventricule avec la huitième paire reste démontrée. Cette détermination est fort importante. Car dans ces maladies de la respiration, connues sous le nom d'asthmes nerveux, soit périodiques, soit continus,

où il n'existe aucun signe d'état catarrhal ou inflammatoire, soit du perenchyme pulmonaire, soit
des bronches; où le malade semble menacé d'une
suffocation imminente, et où après la mort, les poumons n'offrent aucune trace d'altération ; il est
très-vraisemblable qu'en examinant la partie correspondante du quatrième ventricule, on y trouverait des altérations d'où dépendirent les phénomènes morbides. On conçoit comment nous ne
pouvons ici produire des faits à l'appui de cette
induction, puisque l'on n'avait pas même soupçonné, jusqu'ici, la correspondance d'action qui
existe entre la respiration et le lobe du quatrième
ventricule.

Plusieurs faits bien remarquables auraient dû
cependant faire soupçonner l'influence de cette
partie du système cérébro-spinal sur les fonctions
les plus indispensables de la vie, la respiration et
la circulation. Car le nerf pneumo-gastrique, directement et par ses rapports avec le grand sympathique et les ganglions, est une des sources des nerfs
cardiaques. Or, on avait l'expérience que la moindre blessure, la moindre déchirure de cette partie
causait une mort instantanée, que c'est ainsi que
l'on tue plusieurs animaux, les canards, les oies,
les lapins, et que même les bêtes de boucherie
sont tuées ainsi en Espagne, avant d'être saignées.
L'on savait que chez l'homme la luxation de la première vertèbre sur la secende a les mêmes effets,

etc. Il est donc fort important de chercher désormais quel est l'état de cette partie cérébro-spinale, dans les maladies de la respiration , surtout dans celles où il n'y a pas d'altération de l'état physique du poumon.

Cette influence sur la respiration, du nerf pneumo-gastrique inséré sur le cordon supérieur de la moelle, éclaire sur les fonctions du nerf spinal. Ce nerf, comme on sait, s'insère au-dessus du ligament dentelé , bien plus près du bord supérieur que du bord inférieur de la moelle , et ses insertions se relèvent davantage à mesure qu'elles sont plus postérieures. Or, nous avons vu , et nous y reviendrons à l'article des nerfs spinaux , que les cordons supérieurs de la moelle ne sont pas excitateurs du mouvement, mais de la sensibilité ; et la distribution de la cinquième paire à toutes les glandes de la tête, savoir, aux lacrymales , parotides , maxillaires , etc. , nous a montré que l'action excitatrice des sécrétions s'alliait à celle de la sensibilité. Il est donc très-probable que le nerf spinal, au lieu d'avoir uniquement pour fonction d'exciter quelques muscles scapulaires , actifs dans la respiration , a aussi pour effet de transmettre , à tout le nerf pneumo-gastrique et par conséquent aux poumons et au cœur , l'influence de toute cette longueur de la moelle sur laquelle ses filets d'origine prennent insertion. Cette extension à une plus grande longueur du système cérébro-spinal de

*48

l'influence qu'il exerce sur la respiration , est une autre raison de ne pas négliger , dans le cas des névroses de cette fonction, l'application des révulsifs à la partie correspondante de la colonne vertébrale.

5°. Dans les torpilles, les quatre premiers nerfs branchiaux se divisent chacun en deux rameaux inégaux dont le plus gros, d'au moins le double, va se distribuer immédiatement dans les disques et les tuyaux membraneux de l'appareil électrique. Je me suis assuré que les extrémités des filets n'étaient pas flottantes dans la pulpe gélatiniforme qui remplit les cellules de l'appareil, ainsi que cela a lieu dans les appareils capsulaires des raies. N'ayant pu examiner que des animaux conservés depuis deux ou trois mois dans l'alkool, mes observations n'ont guère pu être poussées plus loin. Mais j'ai pu constater la proportion du volume de ces nerfs , et surtout leur correspondance et leur connexion avec deux lobes solides qui remplissent la partie postérieure du quatrième ventricule , et naissent de son fond. Comme il se rend en outre dans la batterie électrique un nerf de la cinquième paire correspondant à celui de la plus postérieure des trois capsules des raies ordinaires ; comme tout porte à croire que dans ces poissons ces capsules ne sont que des organes susceptibles de sentir à distance et hors du contact des corps ; et comme la cinquième paire est partout organe de sensibilité, n'est-il pas très-probable que dans la torpille la partie de la batterie animée par la cinquième paire, participe à cette propriété des raies ordinaires, et que l'action électrique par laquelle cette batterie se décharge à distance sur la proie ou sur l'ennemi de la torpille, est exercée uniquement par les branches du nerf pneumo-gastrique?

Quoi qu'il en soit de cette séparation ou de cette identité d'action entre les nerfs de la cinquième et de la huitième paire dans la batterie électrique de la torpille, le volume de ces nerfs et celui des lobes correspondants annonce assez que la quantité d'action est au moins égale à celle des actions sensitives les plus énergiques.

Mais comme dans les gymnotes et les silures, la batterie électrique reçoit des nerfs de toutes les paires spinales, on voit que la faculté électromotrice n'est exclusivement propre à aucune paire de nerfs en particulier.

6°. Quelles sont les propriétés et l'influence de ce nerf de la huitième paire qui règne le long de chaque flanc de presque tous les poissons, jusqu'à la queue? 1ᵉ. Ce n'est pas certainement un nerf sensitif, car on a vu que le plus souvent il était situé dans l'épaisseur des muscles sur toute la longueur de son trajet; et là où il règne à la superficie des muscles, comme dans les cyprins, par exemple, l'épaisseur des écailles exclut encore l'idée d'une action de toucher. Ses fonctions seraient-

elles d'établir un concert entre les mouvements du
tronc et ceux des branchies, comme on l'a dernièrement supposé? Mais les mouvements respiratoires des poissons n'ont besoin d'aucun point
d'appui, et n'ont réellement aucun auxiliaire dans
les muscles du tronc du poisson. D'ailleurs, ce
nerf existe aussi-bien développé dans les squales
et les raies où les branchies sont fixes et sans opercules, que dans les poissons osseux. Nous avons
commencé sur ce nerf des expériences qui ne sont
point encore assez multipliées pour que nous en
déduisions une expression générale.

CHAPITRE VI.

DES MOUVEMENTS RESPIRATOIRES ET PHYSIONOMIQUES DE LA FACE ET DU TRONC.

Que l'on observe les pénibles efforts de la respiration sur un phthysique, ou sur un malade affecté d'hydropisie dans une ou dans plusieurs des
cavités de la poitrine ; que l'on considère le parfait accord pour le résultat, et la parfaite simultanéité pour les temps et les degrés de la contraction, entre les muscles de la face, du tronc et
même des membres, sur un homme ou sur un animal essoufflé par une course accélérée, et l'on sera

frappé de l'harmonie d'un mécanisme si compliqué. Observez ces mêmes malades endormis, ou bien, encore, réveillez une personne en sursaut, et vous verrez toujours enchaînés dans le même ordre ces mouvements *respiratoires*. Ils ne sont donc pas soumis à la volonté. Dans ce même réveil en sursaut, observez d'autres mouvements, qui se répètent aussi lors d'une impression brusque et violente, dans une peur subite, et vous serez encore frappé de la simultanéité, du concert, de ces autres mouvements, caractéristiques de l'état de l'âme, et qu'à cause de cela on nomme *physionomiques*.

Ce système particulier de mouvement dérive, non pas d'un ordre particulier de muscles, mais d'un ordre spécial de nerfs qui animent des muscles, communs d'ailleurs à un grand nombre d'autres mouvements.

Ces nerfs sont : 1° le facial, ou portion dure de la septième paire; 2° le respirateur supérieur extéterne; 3° le respirateur inférieur externe; et 4° le respirateur interne ou diaphragmatique.

1°. *Mouvemens respiratoires et physionomiques de la face. Le nerf facial,* ou portion dure de la septième paire, est, à la face, l'excitateur de mouvements entièrement relatifs les uns à la respiration, les autres à l'expression physionomique de l'animal. Ces deux ordres de phénomènes, qui sont inséparables, et partant les nerfs dont ils dépendent, manquent ou existent nécessairement ensemble. Ils manquent invariablement à tous les poissons et à la plupart des reptiles.

On a vu que chez tous les animaux de ces deux classes, il ne se distribue à la face et au côté de la tête, que des nerfs de la cinquième paire. Toute la face y est complètement immobile, et le plus souvent cuirassée d'écailles ou de plaques osseuses. Aussi les narines et les lèvres y sont-elles étrangères à la respiration. Ce qu'on a nommé nerf facial, dans ces animaux, et qui est une dépendance de la huitième paire, se distribue à la première branchie chez les poissons, à la langue chez les lézards et les serpents, au cou et à la gorge chez les oiseaux. Ce n'est que dans les tortues qu'il existe une vraie portion dure de la septième paire, et elle se distribue toute entière au muscle digastrique. Elle n'a donc aucun rapport, soit à la respiration, soit à l'expression.

Et comme, là où la face n'est pas mobile, la sensibilité peut y avoir des organes spéciaux, tels que les barbillons des poissons, la fosse préoculaire des serpents à sonnettes, etc., organes constamment animés par la cinquième paire, on en pouvait conclure qu'à la face des mammifères et de l'homme, la cinquième paire est l'organe du toucher, et le nerf facial celui du mouvement. Mais tous les mouvements de la face, volontaires et involontaires, dépendent-ils de la septième paire? Voilà ce que l'expérience seule pouvait résoudre.

Or, l'interruption pathologique, ou la section du tronc du nerf facial, détruit complètement tous les mouvements physionomiques et respiratoires de la face sur tous les animaux. Dèslors la narine est immobile dans tous les mammifères, sans exception; si c'est un chien, ses lèvres ne peuvent prendre l'expression de caresse ou de menace, etc. Si l'on tue l'animal par hémorragie, après la section du nerf facial d'un seul côté, ces convulsions, ces spasmes si violents de la bouche, des narines, des paupières et de toute la face, qui arrivent alors, ne se passent plus que du côté sain. Ce même contraste entre ces agitations effrayantes d'un côté de la face, et cette immobilité absolue de l'autre, les deux yeux, au contraire, étant également agités, a été observé sur une femme morte à la suite d'une destruction du tronc du nerf facial. Réciproquement j'ai arrêté sur des lapins ces bâillements convulsifs de l'agonie, par la section de la septième paire, les mouvements convulsifs de la poitrine continuant.

Les mouvements de la face et des lèvres, relatifs à la mastication, à la préhension des aliments, ne sont pas, au contraire, également altérés alors chez tous les mammifères. La jeune Rebecca Tarkins, observée par M. Shaw, a tous les muscles de la face paralysés à droite, pour la respiration et l'expression; elle ne peut fermer l'œil droit quand on feint d'y toucher, et cependant les mouvements de la mastication et de la préhension des aliments subsistent de ce même côté; elle a même l'habitude d'y manger par préférence.

Un âne à qui la septième paire est coupée, n'en ramasse pas moins bien ses aliments avec ses lèvres, ce qu'il ne fait plus au contraire après la section de la cinquième paire. Alors il est obligé de ramasser le grain avec la langue, et il ne peut plus élever ni projeter les lèvres. Sur un chien, ou tout autre carnivore, l'action de prendre les aliments n'est plus aussi bien conservée que chez les herbivores. L'action du facial est donc plus étendue, plus dominante chez les carnassiers. Cette action est aussi plus dominante dans l'homme que chez les herbivores.

La section du facial sur un chien, sur un singe, outre les effets déjà décrits, paralyse la paupière et le sourcil. L'œil reste ouvert quand on en approche brusquement la main, seulement la prunelle se relève alors pour se cacher sous l'orbite. Il en est de même sur l'homme par la destruction maladive. Alors aussi est perdue la faculté de siffler. Sur un chat, cette espèce de jurement par laquelle l'animal menace, le *feutement* ne se fait plus du côté lésé, et l'oreille du même côté qui, alors,

devrait comme l'autre se renverser, reste immobile.

Dans les animaux où l'oreille est mobile, toute
la part que prend cet organe à la physionomie
est donc ainsi supprimée par la section du nerf
facial.

Comme on le verra pour les autres nerfs respirateurs, le facial est un des derniers à agir. Et quand
plusieurs de ceux-ci n'agissent plus, par exemple, le spinal et le respirateur supérieur externe,
dans l'épuisement des longues phthysies, il redouble
d'action. C'est à cela que tient alors ce jeu si
actif des ailes du nez. La vivacité de ce jeu est un
sûr indice de la gravité de plusieurs lésions du
poumon.

Toutes les branches du nerf facial qui se répandent sur le cou, et principalement dans le muscle peaussier, servent à l'expression physionomique. Leur nombre et leur volume sont en proportion de cette expression. Aussi sont-ils bien
plus gros et plus nombreux chez les carnivores,
dont le cou contribue si énergiquement à la physionomie, que dans les herbivores. C'est à ces
branches cervicales que tient le hérissement de
la tête et du cou dans les chiens, le chat, le
lion.

Dans les oiseaux il n'y a plus de mobilité des narines, ni de la face, ni de la bouche, soit pour

l'expression, soit pour la respiration. Tous les mouvements respirateurs se passent dans la glotte; aussi n'y a-t-il pas de nerf facial. Les mouvements physionomiques sont bornés aux côtés du cou et à la gorge. Mais dans ces animaux le nerf qui excite ces mouvements est une division de la huitième paire.

Le nerf facial est plus ou moins insensible, suivant les animaux, aux piqûres, aux pincements, à la section, etc.; mais chez tous, en le comparant à la cinquième paire, la sensibilité y est infiniment moindre.

Quand les narines sont très-prolongées, par exemple, chez le chameau, le cheval; quand elles forment un boutoir, chez le cochon, le coati; une trompe, chez l'éléphant et le desman, les branches du nerf facial qui s'y distribuent, prennent un accroissement proportionné à ce prolongement. Tout le monde connaît la mobilité des narines du cochon et du cheval; on a vu aussi l'expression des lèvres du cheval et du chameau, dans les besoins de la faim, de la soif et de l'amour, dans la colère et dans la peur. C'est dans l'éléphant que la branche labiale supérieure de ce nerf a le plus de volume, à cause de la grande quantité de muscles qu'elle doit animer (1). Et, en effet, toute l'expression physionomique de l'éléphant est dans

(1) Ce nerf a été découvert par MM. Shaw et Mayo.

sa trompe. Ce nerf y est gros comme le sciatique de l'homme. Il diffère du rameau de la cinquième paire par ses ramifications pour chaque muscle le long de la trompe, tandis que ce dernier nerf ne donne point de filets sur son trajet, et, comme les nerfs des doigts de l'homme, ne s'épanouit qu'à l'extrémité de la trompe. Or, la trompe de l'éléphant lui sert à pousser l'air, comme nous le faisons en sifflant, action que l'on a vu dépendre, chez l'homme, de la septième paire. C'est en soufflant dans sa trompe que l'éléphant verse dans sa bouche l'eau qu'il a aspirée.

2°. *Mouvements respiratoires du tronc.* Dans les mouvements spéciaux de la respiration, tels que les soupirs, qui consistent en inspirations prolongées et entrecoupées; dans l'éternuement, l'essoufflement, etc., il y a un concert admirable de mouvements partiels et involontaires dans les narines, les épaules, la poitrine, le ventre, etc. Ces mouvements sont entre eux dans une telle réciprocité, que nous ne pouvons pas dilater les narines en haletant sans en même temps dilater la poitrine par une action très-bien sentie du muscle grand dentelé. Ces mouvements s'observent dans toute leur intensité sur un cheval qui vient de fournir une course forcée. L'action des muscles les plus éloignés correspond parfaitement à celle des muscles dilatateurs des narines. Or, dans les actions soumises à la volonté ces muscles sont séparément mobiles.

M. Bell a résolu le problême de cet accord simultané dans le premier cas, et de cet isolement
dans le second. Voici la solution : les mêmes muscles ne sont pas excités par les mêmes nerfs dans
chacun de ces cas. On a vu comment il l'a prouvé
pour les muscles de la face. En voici la démonstration pour les mouvements respiratoires du tronc.

Si l'on veut faire soulever les épaules à un homme hémiplégique, malgré tous ses efforts, il ne
peut élever que celle du côté sain. Dans le vomissement, dans l'éternuement, au contraire, les
deux épaules s'élèvent avec la même force et la
même vitesse.

Les mouvements volontaires de la poitrine, dans
le côté malade, sont également abolis. Et cependant, si l'on fait respirer fortement un hémiplégique, on sent la poitrine se dilater autant d'un
côté que de l'autre.

1°. L'épaule est élevée, dans ce cas, par les muscles trapèze et sterno-mastoïdien, que l'on voit
se contracter chez les paralytiques. Ces muscles
reçoivent tous les filets du spinal. Or, la section
du nerf spinal, en laissant ces muscles mobiles pour
les mouvements volontaires de la tête et de l'épaule,
les paralyse pour ceux de la respiration. Aussi, M.
Bell appelle-t-il ce nerf, *respirateur externe supérieur*. On conçoit maintenant comment ces
muscles, qui reçoivent beaucoup de filets nerveux

du plexus cervical, sont soumis par ces derniers
à la volonté.

Or, ce nerf manque dans tous les animaux où
les côtes pour s'élever ne prennent pas un point
d'appui sur la tête; ce qu'elles font dans presque
tous les mammifères Et, en effet, le chameau, où les
sinuosités du cou rendaient ce point d'appui impossible, n'a pas de nerf spinal proprement dit, d'après
M. Shaw. Il ne subsiste de ses filets que ceux qui se
réunissent aux nerfs hypo-glosse et glosso-pharyngien.

2°. Le nerf *respirateur externe inférieur,* qui
naît des quatrième et cinquième paires cervicales,
et est souvent uni au nerf diaphragmatique ou
respirateur interne, s'en éloigne en arrière, passe
au-dessus des côtes, et se rend tout entier au muscle grand dentelé, qui reçoit d'ailleurs un grand
nombre de filets des nerfs dorsaux correspondants.
La belle *pl.* 2 de M. Bell (*an exposition of the na-
tur. syst. of the nerv.*) montre que ce nerf et le diaphragmatique s'anastomosent avec la branche cervicale du nerf facial.

3°. Les expériences et la pathologie chirurgicale
ont assez prouvé que le jeu du diaphragme dépend du nerf *diaphragmatique* ou *respirateur
interne.* Or, on sait assez que tous ces mouvements respiratoires s'exercent aussi bien dans le
sommeil que dans la veille. On vient de voir qu'ils

échappent aux paralysies ; ce sont aussi les derniers qui continuent d'agir aux approches de la mort, dans la syncope , etc.

Enfin, ces mêmes nerfs expirateurs du tronc donnent aussi aux muscles qu'ils animent une part dans la physionomie et le jeu des passions. Dans une peur subite, les épaules sont soulevées, la poitrine brusquement dilatée. Le corps est secoué sur les membres inférieurs qui tressaillent, etc.

Aucune circonstance anatomique ne peut rendre raison des propriétés particulières de ces nerfs.

M. Bell a mis le nerf hypoglosse dans la classe des nerfs qu-il appelle *surajoutés à la forme primitive* du corps, et qu'il compose des nerfs des sens et des nerfs respirateurs ; ce n'est que pour n'en pas faire un chapitre distinct que nous les plaçons ici.

Influences et propriétés de la neuvième et de la dixième paires.

1°. Si sur un chien on pince le rameau lingual de la cinquième paire, l'animal souffre et crie, mais la langue reste immobile. Si on excite galvaniquement ce nerf sur l'animal mort, la langue ne s'agite pas ; si l'on pince l'hypoglosse sur un animal qu'on vient de tuer, la langue se contracte. Il en est de même sur l'animal vivant, à un plus fort degré. Enfin la section de l'hypoglosse, sur l'animal vivant, paralyse les mouvements que rien ne peut plus exciter. S'il n'est coupé que d'un côté sur un chien, l'animal peut encore laper ; mais après la section des deux côtés, il ne peut, malgré tous ses efforts, débarrasser son nez enduit de moutarde. Ce nerf hypoglosse est donc l'excitateur des mouvements de la langue.

M. Shaw dit avoir vu, après la section de ces deux nerfs, l'animal pouvoir encore aboyer, laper l'eau, remplir sa bouche d'aliments, mais ne pouvoir avaler.

On se rappelle la disposition des racines de ce nerf relativement aux artères cérébelleuses. Est-ce à la compression de ces racines que tient l'engourdissement, la diminution de la mobilité de la langue à l'aproche des apoplexies, dans l'ivresse, etc. ?

Ce nerf n'existe, hors des mammifères, que dans les tortues. On verra plus loin que la langue de tous les autres animaux est mise en mouvement par un autre nerf.

2°. Sur un âne qui vient de mourir, on excite, en pinçant le glosso-pharingyen, des contractions qui paraissent bornées aux muscles stylo-pharyngiens et aux fibres musculaires de la partie supérieure du pharynx. Un homme de trente-six ans avait tout le nerf gauche de la cinquième paire paralysé. Par conséquent, la vue, l'odorat, le goût et la sensibilité tactile de la langue n'existaient plus de ce côté depuis la pointe jusqu'à la base, quoique cependant on y excitât une légère sensation en pinçant. Mais cette sensation pouvait être transmise par l'hypoglosse même; car, ce nerf, pincé sur un chien ou un chat vivant, excite de la douleur. Le docteur Macmichael observa sur cet homme que le côté gauche de la base de la langue était sensible au toucher et aux saveurs fortes. Du poivre de Cayenne, par exemple, y produisait, après un certain temps, une forte sensation de chaleur, sans perception distincte de saveur particulière; mais du sucre placé au même endroit n'était pas senti.

Ce nerf paraît donc principalement excitateur des muscles où il se distribue, et il est peut-être aussi organe accessoire du goût.

CHAPITRE VII.

PROPRIÉTÉS ET INFLUENCES DES NERFS SPINAUX.

Tous les phénomènes nerveux possibles se passent dans les nerfs encéphaliques. Les uns sont conducteurs spéciaux d'une action sensitive particulière, de la vue, de l'odorat, etc.; un autre, la cinquième paire, est auxiliaire indispensable de toutes les actions sensitives, et de plus, excite encore des sécrétions et des contractions musculaires, et influe sur la nutrition de l'œil. D'autres, enfin, sont exclusivement excitateurs du mouvement; d'autres sont électromoteurs.

Les nerfs spinaux n'offrent pas la même diversité dans leurs phénomènes; chacun d'eux est également destiné à conduire le mouvement et la sensibilité. Mais chacun de ces phénomènes y réside dans des filets séparés.

Commençons par exposer ce que l'on avait admis sur les fonctions de ces nerfs.

§ I. *Hypothèses sur les fonctions des nerfs spinaux.* Frappé de l'excès de volume des origines postérieures ou dorsales sur les origines inférieures ou abdominales, Gall écrivait, il y a 17 ans (op. cit., in-fol., p. 48) : « On a besoin de plus de force » pour se dresser et pour résister à un fardeau que » pour se pencher et se baisser; et l'extension du » corps qui a lieu après la mort, semble même in- » diquer cette prépondérance des nerfs postérieurs.» Quant au ganglion qui se trouve sur le passage des filets provenant de ces racines dorsales, comme on supposait qu'il interrompait la continuité des nerfs, on supposait aussi qu'il avait pour effet de ralentir, de diminuer l'action nerveuse.

En 1823 M. Bellingeri (*de medullâ spinali in act. reg. scient. acad. taurin.* volum. 27) a établi (chap. de l'antagonisme des nerfs) que les filets provenant des cordons antérieurs et postérieurs de la moelle, servaient au mouvement volontaire (1). Admettant l'antagonisme de la sixiè-

(1) M. Bellingeri (op. cit.) admet dans la moelle six cordons, trois de chaque côté; un latéral plus gros, un antérieur, et un postérieur.

me paire avec la quatrième pour les mouvements de l'œil, sé fondant en outre sur ce que dans l'homme, suivant l'expression de Gall, l'excès de volume des nerfs postérieurs coïnciderait avec la contraction plus permanente et plus énergique des muscles extenseurs, il conclut que les racines supérieures servent à l'extension et les racines inférieures à la flexion. Or, la quatrième paire est plus de moitié plus petite que la sixième, et de plus dans tous les poissons osseux la quatrième paire s'insère uniquement à la face inférieure ou abdominale du système cérébro-spinal. Ensuite, les nerfs qui dans l'homme excitent les muscles extenseurs de la colonne vertébrale et qui proviennent des paires dorsales, n'offrent pas réellement plus de volume dans leurs racines postérieures, que dans les antérieures. Ce n'est que pour les nerfs du plexus brachial que cet excès s'observe : or, ces nerfs ne servent nullement à exciter les muscles extenseurs du tronc. Ils sont tous destinés aux membres antérieurs, où certes les mouvements les plus énergiques se font dans le sens de la flexion. Enfin, la plus grande quantité de ces nerfs du bras ne se rend pas dans les muscles mêmes, mais à la peau, soit de la longueur du membre, soit des doigts : puis, au col, les nerfs qui viennent des cordons postérieurs se rendent aussi principalement à la peau. Cela est surtout bien remarquable pour le nerf sous-occipital, le plus considérable de tous, qui donne la sensibilité à la partie postérieure de la tête et de l'oreille, et qui grandit, à cause de cela, comme l'oreille elle-même, dans les chiens, les lapins, etc. Enfin, pour les nerfs de la région lombaire et sacrée de l'homme, ce sont justement les racines antérieures qui forment la plus grande masse, quoique les filets en soient pourtant plus petits individuellement. Mais le nombre y supplée au volume.

Ces seules considérations anatomiques suffisent pour réfuter l'opinion de l'auteur italien qui n'a fait que reproduire celle de Gall. D'ailleurs il ne parle pas de l'influence spéciale du ganglion inter-vertébral. Car s'il admet que ceux des filets d'origine supérieure qu'il dérive de la matière grise, et qui passeraient seuls par les ganglions, sont conducteurs de la sensibilité, cela tient, selon lui, à leur connexion ou même à leur continuité avec la matière grise de la moelle. Et comme cette influence de la matière grise devrait aussi s'exercer sur ceux des filets inférieurs qui, selon lui, en dérivent aussi, il élude la contradiction, en disant qu'il n'en parlera pas, vu que les anatomistes ne sont pas tous d'accord sur cette dérivation.

Quant à un troisième ordre de filets également propre à chaque rang de racine et qui dérive du cordon latéral de la moelle, il lui attribue une action sur les fonctions organiques et sur l'instinct. En quoi il n'a pas, selon moi, rencontré plus juste. Car, en admettant les trois ordres de filets en question dans chaque rang de racines chez l'homme et les deux ou trois espèces de ruminants qu'il a examinés, comme il est bien certain que dans les oiseaux et les reptiles, et surtout dans les poissons, où les racines sont uniques à chaque origine, il n'y a qu'une seule ligne d'insertion pour les racines; comme ensuite chez les ophidiens il n'y a qu'un seul ordre abdominal de racines, uniques pour chaque nerf; comme, enfin, dans ces deux dernières classes il n'y a pas de matière grise dans la moelle, il est bien évident d'une part que les fonctions organiques et l'instinct sont indépendants d'un cordon particulier de la moelle et d'un ordre de racines qui y correspondraient; d'autre part que la sensibilité ne dépend pas non plus de la matière grise de l'intérieur de la moelle, puisqu'à ce titre cette faculté ne devrait pas exister dans les deux dernières classes. Enfin il suppose que les filets des racines antérieures provenant des mêmes cordons latéraux, formeraient en partie le grand sympathique, et en partie encore iraient directement agir sur les phénomènes de la circulation, de la nutrition, de l'absorption, des sécrétions et de la température. De ces deux dernières suppositions, la première est détruite par l'alignement, sur une seule direction, des racines inférieures dans les poissons et les reptiles; et la seconde, par l'expérience qui montre l'absorption et la circulation maintenues dans une portion de membre ou d'intestin qui ne communique plus avec le tronc que par des vaisseaux parfaitement isolés. Cette supposition est enfin démentie par la nature elle-même, dans le canal intestinal des poissons cartilagineux en général, et surtout des esturgeons et des lamproies, où les trois quarts postérieurs de l'intestin ne reçoivent pas de nerfs, étant absolument isolés et flottants dans l'abdomen. Or, la digestion, l'absorption et toutes les autres fonctions organiques ne s'y excécutent pas moins.

Tel était donc en 1823 l'état des connaissances physiologiques sur les fonctions des nerfs spinaux. Et, comme l'on voit, ces connaissances, déduites seulement de faits d'anatomie observés sur un trop petit nombre d'animaux, étaient loin d'être exactes.

§ II. *Lois suivant lesquelles les propriétés et les phénomènes du mouvement et du sentiment sont distribués dans les nerfs.* Pour partir de faits et de rapports un peu certains, voyons ce qui se passe dans l'homme.

Les racines dorsales des nerfs correspondant au plexus brachial, ont à la fois, et sur leurs congénères abdominales, et sur toutes les racines des autres nerfs spinaux, un excès de volume et de surface au moins quintuple, et pour chaque filet individuellement, et pour le faisceau qui en résulte. Les seules racines supérieures des nerfs lombaires offrent ensuite un volume presque égal dans leurs filets. Mais, comme on a vu, elles le cèdent pour la somme en volume à leurs congénères inférieures. Or, l'intégrité de ces racines supérieures des nerfs brachiaux coïncidait dans l'observation de la maladie citée plus haut (pag. 551 et s.), avec la persistance de la sensibilité des bras et des mains, paralysés du mouvement, paralysie qui coïncidait elle-même avec l'altération des racines inférieures. Dans une autre observation, l'altération simultanée de toutes les racines inférieures spinales et de tout le demi-cylindre inférieur de la moelle, coïncidait avec la paralysie universelle du mouvement, et, en même temps, l'intégrité de toutes les racines supérieures et du demi-cylindre supérieur de la moelle, avec la persistance de la sensibilité générale. Ces faits prouvent que des deux sortes de racines, les unes, les inférieures, conduisent le mouvement, et les autres, les supérieures, la sensibilité. Sur ces dernières seules se trouve le ganglion intervertébral, et sur le prolongement des inférieures seules se fait l'anastomose avec le grand sympathique. Les ganglions intervertébraux ne sont donc pas des obstacles ou des causes de ralentissement et de restriction de l'action nerveuse, comme on l'avait supposé depuis Bichat, et les anostomoses du sympathique ne semblent donc avoir aucun rapport à des communications harmoniques ou réciproques de sensibilité. En outre, dans la même paire de nerfs, les filets excitateurs des muscles et le faiseau qui en résulte ont une infériorité constante relativement aux filets conducteurs de la sensibilité, et les nerfs exclusivement sensitifs, tels que l'olfactif, l'optique, l'orbito-maxillaire, etc. , ont un excès constant et quelquefois énorme de volume sur les nerfs musculaires du même animal. *L'excès relatif de volume, et partant de surface , est donc une condition nécessaire de la propriété sensitive.*

L'expérience confirme complètement ces inductions de l'anatomie comparée et de l'anatomie pathologique. Si après avoir enlevé les arcs supérieurs des vertèbres, on coupe, sur un animal vivant, les racines dorsales des nerfs d'un membre, le postérieur, par exemple, la sensibilité y est tout à fait détruite, et le mouvement y est conservé. Et réciproquement si l'on coupe les racines abdominales, le mouvement est paralysé et la sensibilité subsiste. L'influence conductrice du mouvement est si bien concentrée dans les racines abdominales, que si l'on donne de la noix vomique à un lapin , un chien ou un chat à qui on les a coupées, le membre correspondant reste souple et immobile pendant les convulsions du membre opposé, et du reste du corps; et si les racines dorsales sont coupées seules , les contractions sont aussi fortes dans le membre où elles se rendent que si les nerfs en étaient restés intacts.

Si l'on galvanise l'une après l'autre, une racine

dorsale et une racine abdominale qui ne communique plus avec la moelle, on obtient à la vérité des contractions par chaque racine. Mais les contractions par les racines antérieures sont en général plus fortes et plus complètes, que par les racines dorsales. L'application du pole-zinc, ou du pole-cuivre au nerf, ne change rien aux phénomènes.

Les racines dorsales pincées, tiraillées, piquées, causent de la douleur, mais une douleur bien moindre que celle qui résulte de l'irritation de la partie correspondante de la moelle. Alors aussi les muscles correspondants au nerf dont on irrite une racine se contractent, mais ses contractions sont encore moindres que dans le cas de l'irritation même de la moelle. La section d'un faisceau de racines dorsales, cause une secousse de tout le membre correspondant.

Les résultats sont inverses en opérant sur les racines abdominales : leurs piqûres, leurs pincements produisent des contractions plus fortes et convulsives, tandis que les signes de douleur sont presque nuls.

L'isolement des deux propriétés dans chacun des deux ordres de racines, n'est donc pas absolu.

Ces faits démontrent péremptoirement que les mouvements d'extension sont aussi-bien que ceux de flexion excités par les seules racines inférieures.

Car les convulsions et le tétanos déterminés

par la noix vomique se passant exclusivement dans les muscles extenseurs, ces phénomènes ne peuvent arriver que par la distribution à ces muscles des nerfs qui émanent des racines inférieures. Or, il est également démontré directement que ces mêmes racines excitent les muscles fléchisseurs. Il n'y a donc pas de nerfs séparément conducteurs de la flexion et de l'extension. La flexion et l'extension ne sont donc pas des phénomènes nerveux, mais purement mécaniques, et exclusivement dépendants de la direction des os, de la construction de leurs articulations, et du mode d'application des muscles qui en sont les puissances.

Cela posé, s'il se trouve des animaux où la sensibilité tactile soit à peu près nulle sur toute la longueur du corps, et d'autres animaux dans lesquels certains nerfs spinaux soient exclusivement sensitifs, il devra arriver que dans l'un et l'autre cas, ces différents nerfs n'auront qu'une seule racine.

Et, en effet, on a vu que les trois premières paires cervicales des trigles, n'ont qu'un seule insertion à la moelle par un court pédicule médullaire, analogue à celui qui s'observe dans tous les cas où un nerf sensitif acquiert un grand degré de développement et d'action. Tel est le nerf optique, l'olfactif, la cinquième et la septième paire de beaucoup de mammifères et d'animaux des autres classes. De même aucun nerf des sens encéphaliques, n'offre non plus ses insertions étagées l'une sur l'autre. Elles se font sur le prolongement d'une même ligne parallèle à l'axe du système ; et quand il arrive qu'une paire de ces nerfs offre deux étages de filets d'insertion, l'un de ces étages est destiné à une fonction, et l'autre à une autre.

D'autre part, les lamproies et tous les ophidiens ou serpents, animaux essentiellement apathiques, n'offrent aussi qu'un seul ordre de racines insérées à la face abdominale du système. La bifurcation des racines en deux étages correspondants à chaque face de la moelle, n'est donc pas une condition indispensable de l'excitation musculaire, car nous allons voir ces animaux doués des mêmes mouvements que les poissons anguilliformes qui sont pourvus de deux ordres de racines. Toutefois, comme on a vu que la mobilité n'existait pas exclusivement dans les racines abdominales des mammifères, de même les racines abdominales des serpents conduisent les deux propriétés ; et, sans y être très-grande, la sensibilité y existe dans un degré infiniment supérieur à la proportion qu'on y observe chez les mammifères.

Il résulte donc de l'existence d'un seul ordre de racines aux nerfs spinaux des serpents, 1°. la privation pour ces animaux d'une grande susceptibilité tactile qui, apparemment, n'eût pas été en harmonie avec leurs autres conditions d'existence ; 2°. la démonstration permanente et régulière du phénomène de l'excitation musculaire par les racines inférieures des nerfs. Cette démonstration réfute évidemment la supposition de M. Bellingeri sur la dépendance où les mouvements d'extension seraient des racines supérieures des nerfs. Car si cela était les serpents ne devraient avoir que des mouvements de flexion. Or, il n'est personne qui ne sache que l'attitude dans laquelle la vipère exerce sur sa proie son pouvoir stupéfiant, nécessite l'extension verticale de plus du tiers supérieur de son corps. Telle est aussi l'attitude des trigonocéphales et serpents à sonnettes, lorsqu'ils exercent ce terrible pouvoir sur des oiseaux, des singes ou des écureuils réfugiés sur des arbres. Cette extension est bien plus active encore dans cette pose colomnaire que prennent ces mêmes serpents américains, lorsqu'ils se dressent verticalement sur un seul tour de spire auquel la pointe de leur queue sert de pivot et de point d'appui. En outre, M. Moreau de Jonnès m'a assuré que le trigonocéphale ne rampe pas seulement par des ondulations latérales, mais que très-souvent les arcs en sont verticaux.

Il est même assez bizarre qu'on ait imaginé des nerfs pour la flexion et des nerfs pour l'extension. Car la nature du mouvement, ou de la contraction, ne varie pas selon ces deux directions du phénomène, directions qui ne dépendent que du genre d'articulation des leviers osseux. Et si par hasard il arrive, ainsi que je l'ai démontré pour les chauves - souris (voy. ce mot, *Dict. class. d'hist. nat.*) que les leviers des membres soient retournés, les muscles extenseurs deviennent fléchisseurs et réciproquement. Or, on voit clairement, dans ce cas, que non-seulement il n'y a pas de nécessité, mais que même il est anatomiquement impossible que les rapports des nerfs avec les muscles soient changés.

Dans les serpents, eu égard au volume de leur corps, et à la masse des muscles à mouvoir, les nerfs sont d'une petitesse extrême. Dans la lamproie, cette petitesse est rigoureusement microscopique. Or, si ces animaux ne sont pas constamment doués d'une agilité et d'une promptitude soutenues, au moins sont-ils susceptibles momentanément d'une vigueur et d'une rapidité d'élans qui les rend très-redoutables, et que l'on peut difficilement éviter quand on ne l'a pu prévenir. Ensuite si les serpents s'engourdissent dans les zones tempérées, ils sont perpétuellement actifs sous les zones tropicales. Quant aux lamproies, on connaît la brusquerie et la puissance de leurs ondulations à terre. *L'excessive petitesse des nerfs spinaux, exclusivement distribués aux muscles de tous ces animaux, démontre donc par quels infiniment petits conducteurs se transmet l'influence qui excite la contraction musculaire.* Et cette contractilité s'exerce en permanence dans les animaux du tropique.

Cet excès de ténuité des nerfs exclusivement conducteurs du mouvement dans les serpents se retrouve à des degrés différents, mais toujours très-appréciables, en les comparant, dans les différentes classes d'animaux, aux nerfs conducteurs du sentiment. Dans les animaux mammifères et l'homme, l'on voit ainsi que les branches inférieures des nerfs spinaux sont plus petites que les supérieures, et qu'à considérer le volume des nerfs qui se rendent à une surface donnée de muscle et à une surface donnée de peau, les nerfs de la dernière surface l'emportent souvent de plus de cent fois sur ceux de la première. Or on voit de combien cette évaluation doit s'élever en tenant compte de la solidité du muscle. Ainsi, le nerf excitateur de tous les muscles de la trompe de l'éléphant est moins gros que celui qui s'épanouit à l'extrémité tactile de cet organe.

Si l'on examine ensuite quels rapports existent entre la densité du milieu d'existence des animaux et la masse proportionnelle de nerfs qui animent leurs muscles, on verra les nerfs conducteurs du mouvement devenir plus petits non-seulement eu égard à la proportion inverse des nerfs des sens, mais aussi à la proportion des muscles.

On sait que de tous les animaux à vertèbres les poissons offrent la plus grande masse musculaire, c'est-à-dire que, sous le même volume, le corps d'un poisson contient à proportion au moins trois fois autant de muscles que celui de l'oiseau ou du mammifère qui en a davantage. Déjà quelques reptiles où la queue est une longue et forte rame, les monitors, les tupinambis et même les crocodiles, offrent ces mêmes relations inverses entre le système nerveux et le système musculaire. Et l'existence de ces quadrupèdes rentre sous ce rapport dans la même loi que celle des poissons, puisqu'ils sont principalement aquatiques.

Si, en la supposant identique et constante, la force qui anime les nerfs avait dû agir avec une intensité égale dans le phénomène de la sensation et dans celui de l'excitation musculaire, l'on voit d'abord qu'il n'y aurait pas eu cette disproportion de volume entre ces deux systèmes de nerfs dans toutes les classes. Ensuite, si la proportion des nerfs excitateurs des muscles avait été réglée sur la masse même de ces muscles, on voit que cette proportion aurait grandi comme cette masse, et que les reptiles en question, et surtout les poissons, devraient avoir des nerfs du mouvement infiniment plus gros que ceux des mammifères. Or, au contraire, les poissons, eu égard surtout à la masse de leurs muscles, ont les nerfs les plus petits de tous les animaux. L'exemple le plus péremptoire en est offert par la lamproie, où ils sont rigoureusement microscopiques sur des individus de trois pieds de long. Mais, en même temps que *la quantité des nerfs diminue relative-*

ment à la grandeur de l'animal, la masse de ses muscles augmente, et elle augmente d'autant plus que le milieu d'existence a plus de densité, par conséquent qu'il résiste davantage à l'effort pour le traverser, mais en même temps aussi qu'il atténue davantage l'effet de la pesanteur.

Dans l'atmosphère, au contraire, la masse des muscles diminue et le volume des nerfs musculaires augmente d'autant plus, que l'animal prend plus rarement des points d'appui solides pour le repos et l'impulsion, ou même que dans ce dernier cas il doit suppléer à la solidité de l'appui, par la vitesse avec laquelle il choque des surfaces pres que sans résistance. Tel est le mécanisme du vol des oiseaux.

Or, nonobstant cet excès de masse musculaire du poisson, il est immédiatement plus près du terme de l'équilibre avec le milieu liquide où il se meut, que le quadrupède et surtout que l'oiseau avec son milieu aérien. La différence des quantités de matière nerveuse coïncide donc avec ces inégalités d'équilibre ou de force statique. L'excès des nerfs musculaires des animaux aériens paraît donc avoir pour effet de produire une force capable de contrebalancer la pesanteur. Dans le poisson, au contraire, surtout dans les poissons qui par les divers degrés de dilatation de leur vessie aérienne, de leur estomac ou de certains réservoirs qu'ils remplissent d'air avalé, se mettent dans autant d'équilibres différens que l'exige la profondeur des eaux où ils se meuvent, l'action nerveuse paraît seulement employée à fournir une impulsion égale aux espaces à parcourir Or, par l'inégalité des espaces que nous pouvons franchir en sautant, à l'horizon ou verticalement, et par l'excès d'effort ou d'élan nécessaire pour le saut vertical, on voit combien est considérable la quantité d'action nerveuse employée à neutraliser l'effet de la pesanteur. L'excès de matière nerveuse, dans les nerfs musculaires, n'est donc relatif qu'à l'excès de contraction nécessaire à neutraliser cette dernière force ; et la quantité nécessaire à produire une impulsion horizontale, soustraite à l'influence de la pesanteur, est donc infiniment petite. Cet exemple prouve combien, malgré la supériorité de volume des nerfs musculaires d'un oiseau, sur ceux d'un poisson pneumatophore, la quantité d'effort pour le vol doit excéder celle de l'effort pour la nage. Car la différence entre les nerfs des poissons et ceux des animaux aériens n'est certainement pas telle que semblerait le nécessiter l'inégale densité des milieux habités par ces deux classes d'animaux.

Dans les poissons eux-mêmes, quelques espèces qui ont la faculté de décrire dans l'atmosphère une assez courte trajectoire par un élan que soutiennent quelques battements assez violents de leurs larges nageoires pectorales, montrent d'une manière bien évidente le rapport que nous venons d'établir. L'augmentation d'action nerveuse que doit nécessairement entraîner l'excès de l'effort musculaire exercé dans l'air sur celui qui est exercé dans l'eau, ne résulte pas d'un accroissement de volume sensible dans les nerfs. Ainsi, dans l'exocetus exiliens (le plus léger de tous ces poissons volants), où la surface du corps est moindre que la somme des surfaces des nageoires pectorales, les deux premières paires spinales, nonobstant l'excès relatif de volume des muscles, n'ont pas réellement plus de volume que dans le cas des nageoires ordinaires. M. de Humboldt (*Relat. historiq.*, t. Ier) a cru voir un rapport de proportion entre le volume de ces nerfs et l'énergie des actions qu'ils excitent, parce qu'il a observé un excès de volume des nerfs de cette nageoire sur ceux de la nageoire abdominale. Mais il n'a établi ce rapport que parce qu'il n'a pas comparé sans doute ces nerfs de la nageoire pectorale d'un poisson volant aux nerfs de la même nageoire d'un poisson du même genre, simplement nageur, ce qu'il eût fallu faire pour que la comparaison fût concluante. Car, dans tous les poissons pourvus des deux paires de nageoires, les nerfs de la première paire sont constamment plus gros que ceux de la seconde. Dans l'exocet l'amplitude des nageoires volantes et l'excès relatif de leurs muscles n'ont pas réellement amené une augmentation visible de volume dans les nerfs qui s'y distribuent.

Dans les mammifères quadrupèdes, où la peau plus ou moins revêtue de poils qui diminuent en proportion de leur épaisseur la faculté du toucher, ainsi que dans les reptiles écailleux et dans tous les oiseaux, à cause des écailles et des plumes qui déterminent le même isolement, la prédominence des racines postérieures ou dorsales, sur les antérieures ou abdominales, n'existe plus à aucune région de la colonne vertébrale.

Dans les bœufs et les chevaux, par exemple, non-seulement les racines inférieures sont aussi nombreuses que les supérieures dans les régions cervicales et dorsales, mais aux tronçons correspondants aux membres, cet excès de nombre coïncidant avec celui du volume, la somme totale des racines inférieures est, d'au moins un tiers, supérieure à celle des racines dorsales. D'ailleurs la direction et la disposition par faisceaux est la même pour les deux ordres de racines.

Dans les oiseaux et dans les reptiles, où la susceptibilité tactile de la peau est moindre encore que chez les quadrupèdes, l'excès des racines inférieures sur les supérieures est beaucoup plus prononcé ; la différence en sens inverse est presque la même que celle que l'on observe aux origines des nerfs brachiaux de l'homme, surtout chez les oiseaux.

Aucun nerf spinal ne se rend à d'autres organes que ceux du toucher et du mouvement. Il ne faut en excepter que quelques silures et gymnotes. Chez ces poissons, l'organe électrique reçoit des nerfs de presque toutes les paires spinales. Or, nous avons déjà vu que l'appareil électrique des torpilles était excité par des nerfs de la cinquième et de la huitième paire. Tous les nerfs sont donc susceptibles de cette sorte d'action, suivant les espèces. Je n'ai pas eu occasion de disséquer de silure ni de gymnote électrique ; mais d'après le grand excès de volume des nerfs électro-moteurs des torpilles , il est extrêmement probable que les rameaux électro-moteurs des différentes paires spinales des gymnotes offrent un semblable excès relatif de volume.

Les nerfs spinaux, dans l'épanouissement et la distribution de leurs filets, ne subissent pas d'anastomoses entre eux, comme nous en avons vu entre les différents filets des mêmes nerfs de la tête, par exemple, ou entre des filets de paires différentes. Telles sont, par exemple, l'anastomose du rameau descendant de l'hypoglosse avec le rameau du troisième nerf cervical, les anastomoses de la septième paire avec la cinquième, etc. Mais ils offrent constamment près de leur extrémité supérieure une anastomose probablement très-importante.

Dans tous les vertébrés, chaque ganglion sympathique correspondant à un nerf spinal communique seulement avec la branche inférieure de ce nerf, à une distance variable de la séparation de celle-ci d'avec la branche supérieure. Il s'ensuit donc que les rapports harmoniques qu'on attribue à ces communications nerveuses ne seraient communs qu'aux nerfs émanés du cordon inférieur, lequel est exclusivement musculaire, et qu'en conséquence cette harmonie règlerait plutôt l'ordre des mouvements que celui de la sensibilité. Or, on avait justement supposé le contraire. Et ce qui prouve bien que ces communications nerveuses sont, sinon uniquement, au moins très-principalement bornées à des phénomènes mécaniques, c'est que chez les poissons, dans le cycloptère-lump, par exemple, où il n'y a pas de ganglions intervertébraux et où les cordons supérieurs des nerfs spinaux sont également musculaires, les anastomoses du grand sympathique, aussi nombreuses, aussi volumineuses et aussi complètes que chez pas un mammifère, n'en existent pas moins avec les cordons inférieurs, et souvent à plusieurs lignes, au-delà de leur embranchement avec les autres.

§ III. *Mécanisme de la contraction musculaire.* Le mécanisme de la disposition du nerf dans le muscle est maintenant assez bien connu pour que l'on ait pu saisir un rapport entre ce mécanisme et l'acte même de la contraction. « Si, disent

» MM. Prevost et Dumas, l'on examine un nerf à son
» entrée dans le muscle, et qu'on le suive attenti-
» vement, on le verra se ramifier d'abord d'une
» manière peu régulière en apparence, si ce n'est
» toutefois qu'on s'apercevra d'une tendance mar-
» quée dans les rameaux à se diriger perpendiculai-
» rement aux fibres musculaires. Cette observation
» peut se faire aisément sur tous les muscles, ceux
» du bœuf, du chat, etc. Mais elle exige dans ce
» cas des précautions d'éclairement qui la rendent
» pénible et fatigante. Il est, au contraire, très-aisé
» de la répéter sur les muscles minces de la gre-
» nouille.... Après avoir ainsi poursuivi l'une des
» branches nerveuses aussi loin que le permettent
» l'observation à l'œil nu et celle qu'on peut faire à
» l'aide d'une loupe, il devient aisé de fixer le point
» auquel on a été forcé de s'arrêter et de continuer
» l'examen en s'armant de grossissements plus forts.
» Il peut se présenter deux cas, ou bien le nerf se
» dirige parallèlement aux fibres, ou bien sa mar-
» che les coupe à angle droit. Dans l'un et l'autre,
» il montre, au moyen d'un grossissement de deux
» ou trois cents diamètres, un aspect tout particu-
» lier, qui ne permet pas de le confondre avec au-
» cune autre partie du muscle. En effet, à mesure
» que le nerf arrive ainsi à ses dernières ramifica-
» tions, il s'élargit, et ses fibres secondaires se sépa-
» rent, s'étalent précisément comme dans le cas où
» il a été dépouillé de son névrilemme. Ce petit

» tronc nerveux offre alors l'aspect d'une nappe
» fibreuse dont on voit se séparer de temps à au-
» tre quelques filets qui se jettent dans le mus-
» cle perpendiculairement à ses propres fibres.
» Mais ici il arrive plusieurs circonstances qui mè-
» nent toutes au même résultat, bien qu'elles soient
» fort différentes entre elles. Tantôt ce sont deux
» troncs nerveux parallèles aux fibres du muscle
» qui cheminent à quelque distance l'un de l'autre,
» et se transmettent mutuellement de petits filets
» traversant à angle droit l'espace musculaire qui
» les sépare. Tantôt le tronc nerveux est déjà lui-
» même perpendiculaire aux fibres du muscle, et
» les filets qu'il fournit s'épanouissent en conservant
» cette direction, parcourent l'organe et reviennent
» sur eux-mêmes en forme d'anse. Mais, dans tous les
» cas, il y a deux conditions constantes : la première
» c'est que les dernières ramifications nerveuse ses
» dirigent parallèlement entre elles et perpendicu-
» lairement aux fibres du muscle ; la seconde, c'est
» qu'elles retournent dans le tronc qui les a four-
» nies, ou bien qu'elles vont s'anostomoser dans un
» tronc voisin. Mais, dans tous les cas, il paraît
» bien qu'elles n'ont pas de terminaison, et que
» leurs rapports sont les mêmes que ceux des vais-
» seaux sanguins. »

D'après cette description, chaque fibre musculaire se trouve donc avoir sur sa direction deux sé-

ries d'anses nerveuses collatérales. Et comme les auteurs cités ont vu que les flexions de la fibre se faisaient vis-à-vis de ces anses nerveuses, ils en concluent que très-probablement ce sont les nerfs qui se rapprochent et déterminent ainsi le phénomène de la contraction, puisque de la quantité de leur rapprochement dépend alors la grandeur de l'angle de flexion de la fibre, et par conséquent le degré de raccourcissement de celle-ci.

D'après ces idées, le nerf serait à la fois moteur et mobile, et le muscle essentiellement inerte ne représenterait qu'une corde de tirage, qu'un levier flexible angulairement, et sollicité en différentes directions contraires, perpendiculaires à sa longueur. Chaque fibre devrait donc avoir une double série de nerfs collatéraux. Et la quantité de son raccourcissement dépendrait et du nombre et de l'amptitude des angles de flexion, sur une longueur déterminée.

Cela étant, on conçoit, indépendamment des changements dans la flexibilité de la fibre, changements résultants de l'atrophie sénile, la diminution de contractilité qu'amène la veillesse. Car, ainsi que nous l'avons démontré (1er Mém. *de l'état du système nerveux*, etc.), le système nerveux s'atrophiant dans la vieillesse au point que des rameux d'un quart de ligne de diamètre chez l'adolescent ne peuvent plus que difficilement s'apercevoir, on conçoit que ces terminaisons si déliées, inaccessibles à l'œil nu, doivent avoir subi des réductions proportionnelles, et que beaucoup d'entre elles ont dû disparaître. Et comme, par l'effet même du marasme sénile, les fibres plus sèches sont devenues moins flexibles, on voit que par la diminution, tant du nombre des angles de flexion que de l'amplitude des angles restants, le raccourcissement total de la fibre doit se trouver immanquablement réduit d'une quantité souvent considérable. La vitesse des contractions doit être diminuée également par la résistance plus grande de la fibre à se laisser fléchir à cause de sa rigidité augmentée d'une part, et à cause de la diminution de l'énergie de ses moteurs, de l'autre.

Tout en admettant les faits et les rapports précédents déduits d'observations faites dans des mammifères et des batraciens, où les nerfs musculaires ont cet excès de volume dont nous avons parlé, cependant nous ne pouvons nous empêcher d'observer que dans la plupart des poissons pneumatophores, et surtout dans les lamproies (tout dépourvues qu'elles sont de vessie aérienne), l'énorme petitesse des nerfs spinaux, et surtout la disposition isolée des fibres musculaires en lames ou cloisons, que séparent des cavités baignées d'une sorte de fluide oléagineux, ne permet guère de concevoir que , non-seulement chaque fibre, mais chaque lame musculaire, soit flanquée

collatéralement d'une double série d'anses nerveuses. La ténuité des nerfs est même telle qu'à
peine l'imagination conçoit que chaque lame ou faisceau de fibres, soit traversée dans un seul point de
son épaisseur ou de sa longueur par un filament invisible. Il est donc probable que dans ces animaux,
où les mouvements, et par conséquent les rac-
courcissements des fibres, offrent tant de vigueur
et de vitesse, le phénomène dépend d'une propriété inhérente à la fibre musculaire même, propriété susceptible d'être mise en jeu par la moindre excitation nerveuse. Et cette observation s'applique à plus forte raison aux muscles du cœur, où
l'on n'a pas encore clairement démontré qu'il se
rende de filets nerveux.

Nysten a démontré que dans les paralysies la
cause de l'interruption des phénomènes du mouvement est exclusivement bornée aux organes cérébro-spinaux; car, en galvanisant après la mort
les nerfs des membres paralysés, il a obtenu des
contractions aussi intenses que du côté sain. Dans
les paralysies, la fibre musculaire conserve donc
sa contractilité, et le nerf sa conductibilité. Et, en
effet, lors même que l'influence du système cérébro-spinal sur les nerfs, et par les nerfs sur les
muscles, ne doit plus se rétablir, obtient-on constamment, par l'électricité, des contractions des
muscles paralysés.

Il est donc très-probable que la puissance directement excitatrice réside dans le nerf, mais qu'elle ne peut s'exercer sans l'influence du système cérébro-spinal, ou d'une autre cause déterminante, telle que le galvanisme, une irritation mécanique ou chimique.

Tous les nerfs intercostaux, et ceux qui ont été nommés respirateurs, sont involontaires dans les oiseaux et les mammifères : et cependant l'anatomie la plus fine, la plus minutieuse, n'a pu saisir encore la moindre différence de structure entre eux et les nerfs volontaires.

On a vu que la propriété d'être organes du toucher n'était pas exclusive à des nerfs de certaines paires invariablement déterminées sur la longueur du système. Ainsi, dans l'homme, ces nerfs du toucher proviennent depuis la cinquième paire cervicale jusqu'à la première dorsale. Dans les trigles, chez les poissons, ce sont les trois premiers nerfs cervicaux tout entiers. (Dans les polynèmes, il en est probablement de même.) Dans les oiseaux, il ne paraît y avoir de toucher qu'aux pates ; aussi, quoique chez ces animaux, surtout chez les espèces de haut vol, il n'y ait aucune comparaison entre la quantité de mouvement et de masse musculaire répartie entre leurs ailes et leurs membres postérieurs, les nerfs de ces membres sont constamment plus gros, et cet excès coïncide avec l'existence de cette cavité résultante de l'écartement des deux cordons supérieurs de leur moelle dans l'intervalle correspondant à ces nerfs. Ce n'est donc pas à la quantité de mouvement que se rapporte cet excès des nerfs des membres postérieurs sur ceux des ailes, mais à la proportion de sensibilité tactile dont jouissent les doigts de leurs pates, qu'effectivement la plupart des oiseaux emploient à saisir les corps. Enfin, chez les singes, les didelphes et les phalangers à queue prenante, les nerfs sacrés et même coccigiens deviennent aussi susceptibles d'exciter un toucher spécial. Chez les chauve-souris, il en est de même pour les nerfs dorsaux épanouis dans la membrane des flancs. Tous les nerfs, depuis le premier jusqu'au dernier, peuvent donc être les organes spéciaux du toucher. Or, quelque part qu'ils acquièrent cette propriété, ils la doivent constamment aux mêmes modifications : 1° *à un excès considérable de volume ; et 2° à l'existence d'un ganglion à la sortie de leurs racines* et des cordons nerveux dans qui elles se prolongent.

Enfin, de même qu'on a vu le nerf pneumo-gastrique des raies et des squales, l'orbito-maxillaire et l'auditif de plusieurs poissons, exciter les sensations et d'autres phénomènes, sans être continus à la matière même du système cérébro-spinal, mais en communiquant seulement par leurs enveloppes avec les siennes ; de même que dans la lamproie, le plus volumineux des nerfs de l'animal, le pneumo-gastrique, se termine à la manière ordinaire sur la meninge écartée de la surface de la moelle, d'une quantité égale au tiers du diamètre de celle-ci; de même dans ce dernier animal, tous les nerfs spinaux participent à cette disposition. *La force en vertu de laquelle le système cérébro-spinal agit sur la contractilité des muscles est donc susceptible, comme la force en vertu de laquelle le même système agit sur les organes des sens et en reçoit les actions, de s'exercer à distance, du siége où elle réside, vers ses conducteurs.* Il semble donc qu'elle tende à se mettre en équilibre aux dernières surfaces du système. Ces faits sont parfaitement d'accord avec les conditions que nous avons vu opérer les accroissements d'action des nerfs optiques et des rétines, dans les animaux où ces parties, en se plissant, reçoivent des accroissements de surface justement en rapport avec les degrés d'énergie des actions en question.

Manquant de données expérimentales et pathologiques sur les propriétés et les influences du grand sympathique, nous ne consacrerons pas un chapitre aux conséquences négatives que donnent les inductions de l'anatomie comparée, contre toutes les suppositions admises jusqu'ici sur les fonctions de ce système. On a déjà, pag. 504, indiqué quelques-unes de ces conséquences; le lecteur déduira aisément les autres.

FIN.

TABLE

DES MATIÈRES

DE LA DEUXIÈME PARTIE.

***

SUITE DU LIVRE TROISIÈME.

FIN DE LA TABLE.

ERRATA.

Page 13, ligne 19, telle, celle, *lisez* telle est celle.

25, c'est, *lisez* mais.

20, 9, ichtyosaures, *lisez* reptiles.

25, 8, des vertèbres, *lisez* des six dernières vertèbres.

38, 7, risque, *lisez* risquent.

53, 7, par leurs, *lisez* par des.

id. id. par tous leurs, *lisez* par des.

78, 21, en avant, avec la face en arrière, *lisez* en avant avec la face, en arrière avec etc.

81, 7, 1° par les deux branches du maxillaire, latéralement, *lisez* par les deux branches du maxillaire latéralement.

87, La note doit être incorporée au texte.

88, 12, formé, *lisez* formée.

99, 22, évident, dans un même plan, que, *lisez* évident que, dans un même plan.

100, 12, extrémités du cerveau, *lisez* extrémités postérieures du cerveau.

id. 21, qu'elles renferment, *lisez* qu'ils renferment.

125, 29, perdent ces tuniques, *lisez* perdent les deux autres tuniques.

136, 4, ens correspondant, *lisez* sens correspondant.

id. 11, des cavités, *lisez* de cavités.

139, 11, ces animaux, *lisez* les animaux.

143, 3, les deux, *lisez* les doubles.

144, 1, fermé, *lisez* formé.

148, 20, verticulaire, *lisez* vasculaire.

153, 2, préomine chez, *lisez* préomine dans les lobes optiques chez.

167, 28, qu'il n'y a entre, *lisez* qu'entre.

186, 11, d'assembler, *lisez* assemblait.

193, 15, la plus grande, *lisez* la moindre.

Page 207, ligne 25 continue, *lisez* se continue.

219, 12 et 13, et d'un renflement très-considérable dans celle correspondant, *lisez*
et dans celle d'un renflement très-
considérable correspondant.

246, 6, que ce même lobe dans, *lisez* que
dans.

257, 14, il résulte de ce sillon la, *lisez* ce sillon
entraîne la.

269, 29, des cavités. *lisez* de cavités.

282, 3 mais on a vu que cette, *lisez* mais cette.

283, 22, immédiate. *lisez* médiate.

325, 23, taupes. *lisez* coupes.

385, 14. longueur, *lisez* langue.

485, 17, deuxième, *lisez* premier.

502, 6, du ventre et des membres, *lisez* du
ventre.

513, 11, morues. *lisez* murènes.

622, 9, du système nerveux, *lisez* de ce système.

637, 9 de la note, indisposition, *lisez* disposition.

638, 4, de prouver, *lisez* d'éprouver.

id. 13, sens, *lisez* des sens.

641, 13, de pointes, de cornes, *lisez* de pointes
de corne.

672, 10, les pressions de ces corps, *lisez* la
pression de ce corps.

677, 17, déterminent, *lisez* détermine.

696, 3, se fermait par, *lisez* se fermait pour
dormir, par.

705, 13, le réciproque, *lisez* la réciproque.

711, 16, dans les, *lisez* dans des.

id. 22, et des cavités, *lisez* en des cavités.

715, Il ne doit pas y avoir d'alinéa à la
ligne 14.

718, 2, s'obstine, contre, *lisez* s'obstine contre.

id. 9, 7°, *lisez* 6°, et corrigez en conséquence les numéros des paragr. suiv.

720, 7, branches, *lisez* branchies.

id. 16, branchies, *lisez* bronches.

I